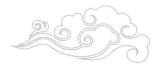

单玉堂

针灸配穴通俗讲话

单玉堂 著

单志华 王立早 整理

U0335430

中国中医药出版社
· 北 京 ·

图书在版编目（CIP）数据

单玉堂针灸配穴通俗讲话 / 单玉堂著 .—北京：
中国中医药出版社，2016.7（2022.11 重印）
ISBN 978-7-5132-3469-6

Ⅰ . ①单… Ⅱ . ①单… Ⅲ . ①针灸疗法—穴位
Ⅳ . ① R224.2

中国版本图书馆 CIP 数据核字（2016）第 131377 号

中国中医药出版社出版

北京经济技术开发区科创十三街 31 号院二区 8 号楼
邮政编码　100176
传真　010 - 64405721
廊坊市祥丰印刷有限公司印刷
各地新华书店经销

开本 710×1000　1/16　印张 17　彩插 0.5　字数 254 千字
2016 年 7 月第 1 版　2022 年 11 月第 5 次印刷
书号　ISBN 978-7-5132-3469-6

定价　49.00 元
网址　www. cptcm. com

服 务 热 线　010 - 64405510
购 书 热 线　010 - 89535836
维 权 打 假　010 - 64405753

微信服务号　**zgzyycbs**
微商城网址　**https：//kdt. im/LIdUGr**
官 方 微 博　**http：//e. weibo. com/cptcm**
天猫旗舰店网址　**https：//zgzyycbs. tmall. com**

如有印装质量问题请与本社出版部联系（010 - 64405510）
版权专有　侵权必究

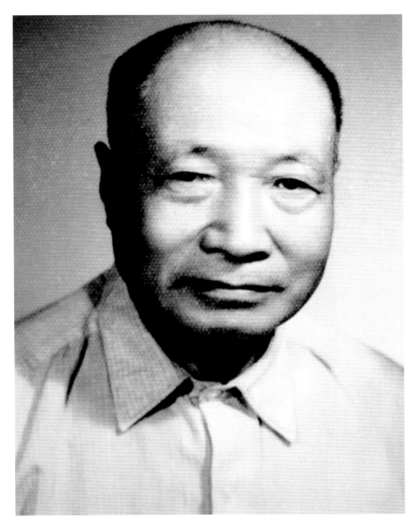

针灸学家单玉堂先生（1902—1983）

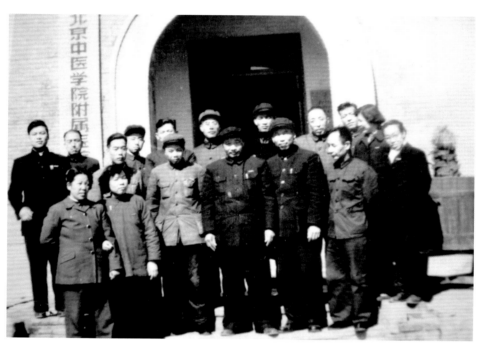

20世纪60年代初期，单玉堂先生（前排右三）在北京中医学院附属医院（今北京中医药大学东直门医院）与于道济院长（前排右二）、针灸学家肖友山先生（前排右一）、针灸学家程莘农先生（前排左三，中国工程院院士）及其他针灸教研组同仁合影

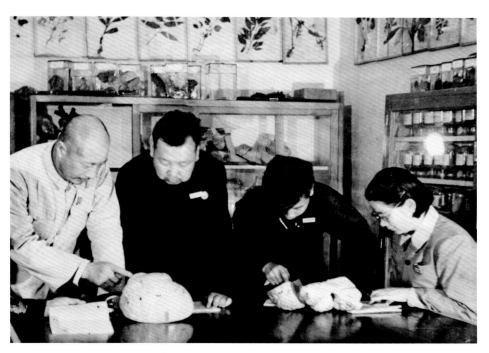

20世纪60年代初期，单玉堂先生（左一）在北京中医学院（今北京中医药大学）与课题组成员一起研究经络问题

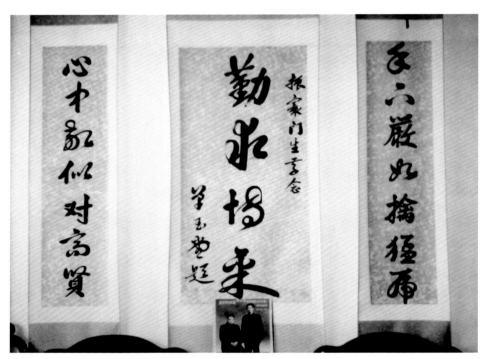

　　单玉堂先生手书联句：手下严如擒猛虎，心中敬似对高贤。正联：勤求博采。联句是要求针灸大夫具备对待患者如待贵人的高尚医德医风；正联反映出先生对张仲景"勤求古训，博采众方"的景仰（弟子许振寰收藏）

振寰门生嘱书

针灸原属共论宝藏多归于军医

电子年发扬传科学进军

今唤起努力钻研

丙申冬
单玉堂题

单玉堂先生 1956 年墨迹（弟子许振寰收藏）

内 容 提 要

　　本书是现代著名针灸学家、北京中医学院（现北京中医药大学）元老单玉堂先生的代表作，全面论述了针灸配穴的"五纲二十五则"，并逐一论述"辨证取穴、循经取穴、按时取穴"的配穴体系，讲解通俗生动，见解深刻独到。单老凭借深厚的中医理论功底与针灸学造诣，联系历代前贤宝贵的配穴经验，结合六十年的医疗、教学实践，全面论述自己一贯的脏腑、经络、气化三者合一的学术思想，并紧密结合临床实践展示出丰富的配穴思路与针刺手法。

　　本书由单玉堂先生之子单志华等进行整理，是对原版《伤寒论针灸配穴选注》前半部分的修订，并大量增补单老留存的未刊手稿笔记内容。尤其是书中还介绍了按时取穴医案 20 则，同时将作者总结的 8 条对危重症针刺救急的宝贵经验首次贡献出来。本书既具有探微索奥的理论视野，又颇切合临床实用，可供中医及针灸临床工作者与研究者、中医院校师生及经方爱好者阅读参考。

针灸学家单玉堂先生简介

　　单玉堂研究员（1902—1983）是我国现代著名针灸学家、北京中医学院（现北京中医药大学）元老、北京中医学院研究子午流注第一人。其所创立的"井经荥合输纳规律"，恰当地解决了被历代子午流注研究家称为"天然之缺陷"的闭时无穴可开的学术难题，填补了自明朝以来"子午流注纳甲法之闭穴"领域的一项空白，从而使子午流注按时取穴内容完整无缺，标志着人体气血流注无有终时之意。这一理论成果已编入全国高等医药院校《针灸学》教材，为当代诸家所从。

　　单玉堂先生系辽宁丹东人，自安东省立师范学校（今丹东师范高等专科学校）毕业后，师从丹东市易学家李爱滨老先生学习中医内科，熟读《易经》《黄帝内经》《难经》《伤寒杂病论》《神农本草经》等经典。后又拜黑龙江省讷河县（今讷河市）针灸专家陈文会为师，学习子午流注与灵龟八法，并亲眼目睹陈翁屡屡用针起死回生的情景，从而激发起强烈的钻研针灸学的愿望。

　　因其扎实的中医功底，先生于1922年顺利通过讷河县中医考试并执业，在讷河县行医时声名鹊起，被当时的县长崔福坤看中，准许参加留学选拔考试，三试均中首额，遂公费东渡日本留学，深造针灸学术。先后在东京高等针灸医学校、东京针灸医学研究所、日本医师会等学习，由于成绩优秀，曾获金质学习奖章一枚和银质学习奖章两枚，于1936年8月学科修满毕业。他的老师柳谷素灵先生（日本近代著名针灸学家）曾挽留他继续深造，但他还是决定回国。回国后在安东（今丹东市）行医讲学，并被推选担任安东市中医学会研究会长及编辑长、中医讲习班伤寒论讲师。

"七七事变"后，日军全面侵华，已成为沦陷区的东北，更是民不聊生。先生居无定所，辗转多地，不得不中断行医与教学，竟一度以卖字为生养家糊口。他目睹日军在我们国家土地上耀武扬威，满腔忧愤不能直言，不甘做亡国奴的良心驱使他又不能不言，于是借医论政，借"人体十二官"以言国事，撰写并发表了《人身一小国家说》，勇敢表达了心系国家、强国如强身的愿望："主权既失，外患必乘，真火消灭，生气将息，国权之不振，内忧外患，相继而生，岂不殆哉！"主张国家必须上下合力，抵抗外敌。"犹如道德忠义，而为一国之真精神也！"

1949年底，先生由沈阳迁入北京执业；新中国成立初期，先后受聘于中国人民大学医院、北京市耳鼻喉科医院（后合并于北京同仁医院）。1953年1月当选为北京市针灸专门委员会委员，同年11月受中央人民政府卫生部派遣，参加抗美援朝针灸医疗队，从事医疗培训与教学工作。1954年11月被北京卫协医师会针灸医师班聘为针灸讲师。后由北京市政府卫生局核准，在北京东四十条开办古典医术针灸传习班，总共八期，授徒约六百人，在一定程度上缓解了新中国成立初期，针灸医生短缺的客观状况。

1956年9月，单玉堂先生加入中国农工民主党。同年12月奉命调入北京中医学院，任针灸教研组副组长，参与组建针灸教研组，并参加编写新中国成立以来第一部高等医药院校《针灸学讲义》，主抓教学与临床工作。

1957年，先生在中医研究院（今中国中医科学院）经络研究所做了题为"针灸子午流注闭穴变开穴"的学术报告，首次提出"井经荥合输纳"（简称一四二五三零）闭穴变开穴规律。

单玉堂先生针灸配穴丰富而灵活，堪称"配穴体系"，且针刺手法独特，对子午流注、灵龟八法有很深的学术造诣，已为中医界人所共知。在其六十年的中医生涯中，针药并行、学验俱丰，在教学中讲授《伤寒论》《中医内科学》《针灸学》，且著述颇丰：编著《针灸图鉴》一部，绘制《十四经新针灸总图》两大幅，绘制《中国针灸正、奇经穴及生理解剖临床取穴教学图》一册，编述《经外奇穴图解》、《子午流注灵龟八法合纂》（正编、补编）、《子午流注启钥》、《伤寒论辑要与针灸处方》、《子午流注灵龟八法古法新解》、《窦太师针经指南"标幽赋"新释》、《针灸钩陶》等多种论著。曾撰写论文《子午流注在临床应用的规律》《针灸配穴法》《汗的辨证及处方》《六味地黄汤临床加减应用》《我对眩晕证治疗的临床体会》《中国经典医学的哲学原理》《医易学说整编》等，有颇多独到见解。

单玉堂先生的代表性论著，已由其子、中医临床专家单志华先生主持编辑为《单玉堂针灸书系》，将陆续在中国中医药出版社出版。

前　言

　　本书是对《伤寒论针灸配穴选注》前半部分的修订。该书第一版由人民卫生出版社于 1984 年发行，三年后再次印刷发行。至 2012 年又以《现代著名老中医名著重刊丛书》的形式再版发行。岁月如梭，从第一版发行至今整整 32 年，作为整理者之一的我当年才二十几岁，如今已年近花甲，不禁感慨系之！

　　当时情景仍历历在目：那是 1982 年刚入夏季的 6 月中旬，父亲单玉堂老先生病重住院，我与王立早主任医师共同承担了这本书稿的整理工作，依据的底本是 1956 年单老编著的《伤寒论辑要与针灸处方》（油印本）。我主要负责伤寒部分的整理，立早君主要负责针灸部分的整理，就这样苦战半年，按照原出版计划如期交稿。

　　如今立早君已年过八旬，精力不济，我只能操觚代笔，勉为其难了。

　　不过以我个人今天的眼光看，这本书不论是对作者学术思想的理解领会，还是对原书内容的体例编排上，均存在一定程度的不足之处。比如在伤寒学理方面，单老一贯主张用脏腑、经络、气化三者一体的学术观点来认识《伤寒论》，强调运用标本中见气化学说深化对伤寒学理的领悟。惜当初整理时未能加以细化和阐释，而给读者带来学术困惑。此其一。其二，原书是伤寒论针灸配穴，然对《伤寒论》中有关针灸条文却未做专题论述，主要是当时整理时间仓促，加上年轻学浅，未来得及于老先生上百万字的书稿笔记中细查筛选，引以为憾。其三，原书宗旨是密切联系伤寒学理讲在针灸方面的辨证、循经选穴、配穴与针刺手法等，尤其是总论部分（原书第一章、第二章），针灸配穴法则论述过简，挂一漏万，直接影响到对各论（六经病辨证与针灸配穴）的理解掌握。其四，单老作为北京中医学院元老、北京中医学院研究子午流注第一人，学术成果有目共睹，其三位一体（指辨证取穴、循经取穴、按时取穴三者高度结合）的针灸配穴特色，早已贯穿在他生前的医疗、教学及科研中，但原书对此一笔带过，未能客观反映。

鉴于以上几点不足，此次修订是在原作基础上的细化与充实。所充实的内容主要从单玉堂先生遗留下的大量书稿与笔记中筛选并撰次整理而成。具体说明如下。

一、关于《伤寒论》六经六气的基本学术思想

单老主张脏腑、经络、气化一体论伤寒学理的观点。学术界都知道，他对子午流注一道续绝补漏、自成一家，而子午流注的理论渊源就是五运六气、干支推算，这是涉及中医深邃学理的一块领域。单老穷毕生精力钻研此道，并努力通过对子午流注针法的研究与临床实践来证实运气学说的合理科学内涵。尝谓："张仲景是讲五运六气的，《伤寒论》这部书历久长存，自汉代以降，无人能超越此范畴，独出心裁，本身就是一个证明。再一个证明就是他的序言：'夫天布五行，以运万类，人禀五常，以有五脏；经络府俞，阴阳会通，玄妙幽微，变化难及，自非才高识妙，岂能探其理致哉？'"

五运六气学说，堪称是中医理论的一颗明珠，不幸长期蒙尘而掩质埋光。其文化渊源最早可追溯到周代，如《周礼·医师》云"察天之五运并时六气"，这是有文献可考的最早记载。到了唐代，著名医学家王冰（号启玄子）受得先师张公《黄帝内经》秘本，遂殚思精研，历十二年注《黄帝内经素问》，并将"运气七篇大论"补入其中。运气学说因其深奥难懂，推演复杂，长期遭到学术界的冷落，甚至被视为"玄学"置而不谈。这种状况的形成有历史和现实的多种原因。亦有少数学者知难而进，数十年如一日探微索奥，终因不得其法而陷入困顿，结果是胶柱鼓瑟远离临床。嗟乎！去圣愈远，此道渐坠。

我在整理遗稿过程中，突出的感觉就是单老对五运六气沉潜其中。故笔

者在这里需要占用一些篇幅，结合《伤寒论》六经辨证，试着谈谈六经名篇顺序的理论依据和六经六气标本中见问题。这是个学术难点，但又无法回避。笔者尽可能地梳理出一个大致轮廓，或许可以减少读者在阅读本书过程中可能出现的学术障碍。

（一）六经名篇次序的理论依据

大家知道，地球绕太阳公转形成一年二十四节气。"六气"就是将二十四节气按照气候特征划分为六大类，是中医特有的一种认识自然界的方式，即所谓"天之六气"。具体是：厥阴风木（大寒至惊蛰）、少阴君火（春分至立夏）、少阳相火（小满至小暑）、太阴湿土（大暑至白露）、阳明燥金（秋分至立冬）、太阳寒水（小雪至小寒）。此时序乃自然气候之常，人禀天地之气生，四时之法成，因此正常的"六气"在人则为生理之常。

学过运气学的人晓得，五运六气有主运、主气，主运即十天干化生的木、火、土、金、水五运，分太过与不及；每年的主运一经确立，则相应的司天、在泉即可确立；而每年的主气是恒定不变的，变化的是客气，客气的产生及其变化来自于司天、在泉的运动。这里将一系列技术性的推导公式从略，我们只说结果，这个结果就是客气的三阴三阳，其顺序是：厥阴（一阴）、少阴（二阴）、太阴（三阴）、少阳（一阳）、阳明（二阳）、太阳（三阳），亦即"阴经的一二三加阳经的一二三"这样一个常规循环运动。

正如《素问·六微旨大论》深刻阐述的那样："上下有位，左右有纪。故少阳之右，阳明治之；阳明之右，太阳治之；太阳之右，厥阴治之；厥阴之右，少阴治之；少阴之右，太阴治之；太阴之右，少阳治之。此所谓气之标，盖面南而待也。故曰，因天之序，盛衰之时，移光定位，正立而待之，此之谓也。"这里论述的"天之序"即：少阳—阳明—太阳—厥阴—少阴—太阴（同样是阳经一二三加阴经一二三之序）。移光定位正立而待之，是古人测天以定节气的方法，后来逐步改进成一种叫"圭表"的天文仪器，据此观察日影投射在圭面的长度，来测知时令节气。

张仲景《伤寒论》的三阴三阳是论"病脉证"的，也就是探讨病理之变的，故从排序上恰与自然之常、人体生理之常相反：首开太阳病篇详论太阳寒水之变,即太阳—阳明—少阳—太阴—少阴—厥阴,终以厥阴病篇厥阴风木之变煞尾。即阳经的三二一加阴经的三二一之序。

这就是张仲景确立"三阳三阴病脉证"框架所遵循的理论依据——五运六气学说,深刻地揭示了百病之法。

《素问·气交变大论》曰:"善言天者,必应于人。"张仲景恰恰是运用包括"阴阳大论"在内的"古训",确切说是深谙气化理论结构的精髓,进而成功演绎出不朽名著《伤寒论》的典范。

任何一种文化的产生都离不开他的历史背景。尤其中医学,文化渊源极深,甚至直接可追溯到河图洛书时代,《灵枢·九宫八风》篇即是明证。古代天文学是中国文化的重要源头,历法则是它的落脚点,即所谓"观象授时"。观《黄帝内经》运气七篇大论,我们不得不惊叹古人的智慧。如果没有运气学说这个晓"天之纪"明"地之理",集天文、历法、物候、气象,乃至人体灾变、处方原则、治病法度等之大成的理论支撑,《伤寒论》欲以"大将建旗鼓"的地位历千年指导临证而不衰,是决然不可想象的。正所谓:"反也者,道之动也。弱也者,道之用也。"(见《老子·第四十一章》)

(二)六经六气标本中见问题

上文引用的是《素问·六微旨大论》的上半段经文,这里引用其下半段,云:"少阳之上,火气治之,中见厥阴;阳明之上,燥气治之,中见太阴;太阳之上,寒气治之,中见少阴;厥阴之上,风气治之,中见少阳;少阴之上,热气治之,中见太阳;太阴之上,湿气治之,中见阳明;所谓本也。本之下,中之见也;见之下,气之标也;标本不同,气应异象。"这两段经文密切连接而文义贯通。上段话是"善言天者"的"移光定位"而讲六气之序,此段话就是"必应于人"。请看:此话正面提出三个基本概念——本气、中气、标气。

"本气"是指三阴三阳各自的本性,即少阳火、阳明燥、太阳寒、厥阴风、少阴热、太阴湿这六种基本属性;"中气"即中见之气,是本气发生转化的载体、媒介;"标气"是三阴三阳表现于外的功能活动。就是说本气不是一成不变的,它需要借助中见之气这个载体来转化,转化的结果就是三阴三阳之标气。换言之，三阳三阴标气的产生是本气通过中见之气作用后的产物。中医属于自然哲学门类，其理论特征具有思辨性。如果我们能从"标本中"的视角来认识《伤寒论》的三阴三阳六经，会有一种豁然开朗之感。甚至可以认为这是张仲景伤寒理论的一大玄机！是解开仲景医学理论框架之谜的一把钥匙！

有了"标本中"的概念，那该如何运用呢？《素问·至真要大论》讲了运用的问题："气有从本者，有从标者，有不从标本者也。……少阳太阴从本，少阴太阳从本从标，阳明厥阴不从标本，从乎中也。"这个"从"，是从属，可以理解为作用趋向。少阳本气为火，火属阳；太阴本气为湿，湿属阴；标本同气，故从本。少阴本气为热，热属阳；太阳本气为寒，寒属阴；标本异气，故或从本或从标。阳明两阳合明又本气为燥，燥亦属阳，必赖湿以济之，方不至太过，故从中；厥阴阴尽阳生本气为风，风亦属阳，"风从火化"，故从中。因为这个"火"属阴尽阳生之少火，厥阴必赖一阳之初生方可转危为安，故从中见少阳之火化。

按照这个格局（或曰运用法则），我们来看《伤寒论》的六经：

太阳本气为寒，本寒而标阳，中见少阴之热。就是说太阳的本寒正是通过少阴热气的蒸发而产生太阳之标热的。换言之，联系脏腑经络，足少阴肾与足太阳膀胱相表里，少阴肾阳温化太阳膀胱之水，外达于体表、布于周身以固表，叫作外出于太阳而主表。表明太阳与少阴的阴阳表里关系，是通过"中气"的气化作用而形成的。清人唐容川列举第 28 条桂枝去桂加茯苓白术汤与第 71 条五苓散做对比，说明太阳寒水与少阴的气化关系，其云："五苓散重桂枝以发汗，发汗即所以利水也；此方（桂枝去桂加茯苓白术汤）重苓术以利水，利水即所以发汗也。实知水能化气，气能行水之故。"由此看来，临床辨证要建立这样的思维：太阳与少阴当表里相和，表不和则里不和；反之，里不和同样可导致表不和。从这个标本中见角度来对比第 28 条与 71 条，则思过半矣。

阳明本气为燥，中见太阴湿气。阳明乃多气多血之经，两阳合明而主燥，必赖阴以制之，故阳明不从标本，而从中见湿气之化。论中阳明经热和腑实证，恰是阳明本气燥热亢盛的表现；而中见湿气之化，如第192条："伤寒，脉浮而缓，手足自温者，是为系在太阴。太阴者，当发身黄，若小便自利者，不能发黄，至七八日，大便硬者，为阳明病也。"这是典型的燥湿转化的病理表现，热蒸湿郁，小便不利，易发身黄；八日阳明主气而燥热转盛，又变为阳明病。观此，仲景将标本中见之理活化于辨脉证的演示令人拍案叫绝！

少阳本气为火，中见厥阴风木。因少阳本火而标阳，标本同气，故从本。如第264条："少阳之为病，口苦、咽干、目眩也。"讲的就是少阳本火为病。此外，少阳者，小阳也。一阳初始而稚嫩，则借助中见厥阴风气，所谓"风从火化"。手少阳三焦、足少阳胆，均为相火游行之地，少阳中见厥阴，厥阴风木作用于少阳相火，则风火之气通行于表里间，而形成少阳标气，以行其枢转之能。

太阴本气为湿，标本同气，故从本，中见阳明燥化。《伤寒论》第273条云："太阴之为病，腹满而吐，食不下，自利益甚，时腹自痛。若下之，必胸下结硬。"太阴从本，为病即从寒湿之变。脾主腹而主运化，湿困脾阳，则见腹满、下利、腹痛等；太阴脾与阳明胃互为中见，太阴寒湿太过的另一面，必是阳明燥化不及，胃阳被寒湿浸渍必胃气上逆而吐、食不下等。仲景言"腹满而吐"，一个"而"字表明，先有脾之寒湿，而后有胃阳受损。故仲景下文直言："自利不渴者，属太阴，以其脏有寒故也，当温之，宜服四逆辈。"太阴的反面是阳明，这层意蕴自当体会。

少阴本气为热，因标本之气不同，故或从本，或从标，中见太阳寒水之化。既然有从本从标之异，则少阴为病必有寒化、热化的不同，理出必然。如第281条："少阴之为病，脉微细，但欲寐也。"此属典型之少阴心肾虚衰证候。第300条："少阴病，脉微细沉，但欲卧，汗出不烦，自欲吐。至五六日，自利，复烦躁不得卧寐者，死。"属少阴阴盛阳脱之危重病。少阴热化之最典型者，当属黄连阿胶汤证。第303条："少阴病，得之二三日以上，心中烦，不得卧，黄连阿胶汤主之。"表明少阴本气太过，肾水亏虚，心火无制而上扰。此外，尚有少阴本气不及，中见太阳寒水之化者，如第316条之真武汤证："少阴病，二三日不已，至四五日，腹痛，小便不利，四肢沉重疼痛，自下利者，此为有水气……"又当温阳利水。

厥阴本气为风，中见少阳火气。因风从火化，故厥阴不从标本而从中见之气。厥阴者两阴交尽也，阴尽则阳生，从阴转阳，故中见少阳之化是其必然。第326条："厥阴之为病，消渴，气上撞心，心中疼热，饥而不欲食，食则吐蛔，下之，利不止。"为什么厥阴病表现为寒热错杂、厥热胜复？关键就是病至厥阴，阴尽则阳生。但这个阳，是一阳之初生，亦即少阳。所以此厥阴病证，若结合看少阳相火为病之"口苦咽干目眩"，则二者如出一辙。均系厥阴少阳风火交扇病证。观第378条："呕而发热者，小柴胡汤主之。"仲景把本条少阳病置于厥阴篇论述，则厥阴与少阳、从阴出阳之意甚明。

这样理解《伤寒论》，是不是渐入佳境，悟出一点"经络府俞，阴阳会通"的感觉了？

客观讲，五运六气是严谨到位地阐发剖析《伤寒论》的一把利器。纵观中医学术源流，凡是有重要建树的医家大多通晓五运六气。如宋·刘温舒的《素问运气论奥》，对运气阐发入微，是步入运气理论的阶梯之作；金·成无己的《注解伤寒论》，做运气图解阐述五运六气主病，六经上下加临补泻病证之图等；金·刘完素的《素问玄机原病式》，就是运用五运六气研究《至真要大论》病机十九条，从而开创出病机学说的全新格局，对后世病机理论影响深远；他如明·汪机的《运气易览》、张景岳的《类经图翼》、李梴的《医学入门》等，都各有侧重地阐发了运气学说；清代医家、浙江钱塘人张志聪力倡六经气化说，所著《伤寒论集注》发挥标本中气理论可谓独树一帜，乃至黄元御、陈修园、唐容川等均奉其说。所以，对运气学说的深入研究，则大大有助于提升六经辨证理论的境界。

观单老原作《伤寒论辑要与针灸处方》，其总论部分大量引证张令韶、陈修园、唐容川等气化之论，三阴三阳开阖枢之理；我的老师、著名伤寒学家刘渡舟教授同样力倡此说，认为"气化学说乃是伤寒学的最高理论"，他在《伤寒论临证指要》中明确指出："气化学说，如树之有本，水之有源，肇始于《黄帝内经》'七篇大论'而以《阴阳大论》为嚆矢。张仲景把经络与气化有机地进行了结合，他在《伤寒例》中一字不漏地引用了《阴阳大论》。不但发扬了气化学说，而且保存了旧论（《阴阳大论》）免于亡失，这是一个伟大收获。"刘老不愧为具有精深理论造诣的中医学家。

《伤寒论》这部书高就高在可俗可雅、可浅可深。换言之，你是什么水平就能悟到什么程度。"欲穷千里目，更上一层楼"，破解《伤寒论》三阴三阳理论框架之谜，若能真正落实到"经络府俞，阴阳会通"这个起点上，才不至宫墙外望，才能逐步厘清《伤寒论》的本来面目。

二、关于《伤寒论》针灸条文的专章分析探讨

此次修订，据单老笔记整理补入"《伤寒论》针灸条文的综合分析"一章。从而对《伤寒论》中的针灸部分具有了一个总体上的视野，并可具体看清六经辨证不可能排除经络，这一点张仲景已经用大量的治疗实例做了肯定。进一步，对《伤寒论》针灸方面的学术特点同样可以有一个清晰的思路。观《伤寒论》全书正面涉及经络、穴位、针刺、灸疗，以及用温针、烧针等火攻误治的条文，总计38条（太阳篇24条、阳明篇4条、少阴篇5条、厥阴篇4条、霍乱篇1条）。这里试举一例：

"太阳病，初服桂枝汤，反烦不解者，先刺风池、风府，却与桂枝汤则愈。"服桂枝汤为对症之治。本不该烦而烦，故曰"反"，何以致此？风邪阻于输也。从仲景用穴看，取风池，乃足少阳与阳维脉交会穴，疏风解热，疏通经气；风府穴位于督脉，督脉总督诸阳，为阳脉之海。《灵枢·岁露论》云："风府无常，卫气之所应，必开其腠理，气之所舍节，则其府也。"此穴位于脑后之督脉，与风池相平而居中。风邪伤人多伤腠理，内应三焦，外合卫气。故凡风病经输不利者多取之。必须承认，仲景此言先刺风池、风府，与《灵枢经》此段的思路如出一辙！则《伤寒论·自序》所言"撰用《素问》《九卷》……"之论，言必有证也。因此，先刺风池、风府，以通"经络府俞"，因诸阳主表，且能治头项强痛，疏泄经输之风邪，以杀其势，做辅助性治疗，继而再投桂枝汤，而风邪必解，可收全功。

此外，本章还立专节研究探讨了张仲景的取穴规则与配穴特点。综合分

析《伤寒论》全书的针灸原文不难发现，张仲景选用针灸穴位有如下四条规则：

1. 强调循经取穴的重要，如第8条、第292条、第343条等。这里，仲景并未明确具体穴位，但明确了经脉，循经取穴的意图非常明显。后世注家纷纷据证候推测是何穴，其实仲景的本意是强调取穴"勿失其经"，大的原则方向明确了，具体选取某个或某几个穴位，则因辨证病情而定。

2. 强调辨证取穴的灵活，就是根据具体病情辨证后异病同治用针。如第147条、第148条、第221条等，尽管有病在太阳、病在阳明及太阳与少阳并病之异，但热邪随肝经上犯脑系机理则同，故辨证取穴——针刺期门，随其实而泻之。

3. 重视局部取穴用针或灸，就是根据病变部位或邻近病变部位取穴。最典型的如第121条："烧针令其汗，针处被寒，核起而赤者，必发奔豚……灸其核上各一壮。""核起而赤"，孤立地看类似针处局部感染，但仲景一句"必发奔豚"，一个"必"字强调了这一局部体征与水寒之邪的联系，由于寒邪凝滞针处不得疏散，加上烧针误汗损伤心阳，诱发水寒之气上逆的奔豚证，故仲景第一步用灸以疏散针处局部寒邪，第二步才用方药。这种重视局部与整体的关系，并且先从局部入手进而内外合治的思想，有很强的示范性。他如第176条，病在太、少两经，故取督脉穴大椎，手足三阳与督脉之会，配膀胱经背俞穴肺俞，疏解太阳表邪，主治颈项强而眩；取肝俞转枢少阳以配合太阳之开，协调肝胆而主治心下硬等，局部取穴甚为典型。

4. 善于断其病传与危重救治，就是利用经脉与三阴三阳开阖枢的关系来阻止病传，并及时救逆促使病情趋向好转。如第8条，太阳表邪于七日太阳本经行尽当自解而愈；若不愈，用针就不能针对头痛，只考虑太阳经或督脉穴，而必须"针足阳明"，以截断其病传。所以断其病传选经用穴，是仲景留给我们的又一条宝贵经验。对于急症，如《金匮要略·杂疗方》有一条针对"卒死而四肢不收失便者"，仲景及时施治："灸心下一寸，脐上三寸，脐下四寸，各一百壮，差。"为了抢救及时，连穴位名称都可以忽略而直接点出灸的确切部位，而且要"一百壮"才可病愈，可见其治疗危重证的经验非常丰富。

在针灸配穴方面，张仲景同样有着鲜明特色。《伤寒论》正面涉及针灸治疗的条文是17条，其中明确穴位名称的是：风池、风府、大椎、肺俞、肝俞、关元、期门，取穴极精简，甚至精简到一穴可疗数病！就取穴部位言，均在头、颈、腹、背；就其病性言，又是急性热病；其运针操作的技术难度可想而知。他如《金匮要略·妇人妊娠病脉证并治》中有"妇人伤胎，怀身腹满，不得小便"，仲景判断："此心气实，当刺泻劳宫及关元，小便微利则愈。"初看大惑不解，细心揣摩后，感叹其治疗选穴竟如同他的方药那样，出神入化，胆识超群。观《伤寒论》中仲景配穴，可归纳如下特点：

1. 注重特效穴的使用。搞针灸的医生都知道，期门穴位于乳头直下第六肋间隙，一般宜斜刺或平刺，且进针不过0.5～0.8寸。故熟练掌握期门穴的针刺且收速效，无疑有一定难度。但仲景频繁使用此穴治疗多种急症、热证，如肝乘脾、肝乘肺、妇人热入血室、太少并病误治等。考期门乃肝之募，足厥阴、足太阴与阴维脉交会穴，又为足厥阴肝经的止穴，针刺泻肝平冲、泻火安神。进一步，阳病可针刺腑募穴以调整经气而引邪外出，恰合《黄帝内经》"阳病治阴"之经旨。又如风府穴，仲景用其治疗太阳中风桂枝证见经输不利者。针刺风府穴同样必须慎重，风府为督脉与阳维脉交会穴，针时当平直或向下斜刺0.5～1寸，不可深刺，因深部为延髓，若无针刺经验，不知深浅，刺中生命中枢，可立即死亡。他如风池、大椎、百会等均为仲景常用之特效穴。由此可见，仲景注重特效穴的使用，从穴位的针刺难度上，反映出仲景高超的针刺技术水平。

2. 注重募穴的使用。募穴在胸腹部，腹为阴，为脏腑之气聚结于体表的部位，是气血运行的枢纽要穴，同样也是病邪由此出入之所。仲景使用频率最多的就是足厥阴肝经期门穴，为肝经募穴。《伤寒论》中针刺期门的原文计有5条：第111条的肝乘脾，第112条的肝乘肺，第147条的太阳少阳并病误汗变证，第148条的妇人中风热入血室证，还有第221条的阳明病热入血室证。此外，《金匮要略》中的妇人伤胎，"腹满不得小便"针泻任脉穴关元，为小肠募穴等。由此可见，仲景使用募穴多用于热证、实证，针刺用泻法，恰恰说明阳病可针刺腹募穴以调整经气的虚实而引邪外出，正与《素问·阴阳应象大论》所言"阳病治阴""从阴引阳"经旨如出一辙。

3. 注重俞穴的使用。俞穴在背部，背为阳，为脏腑经气所输注的孔穴。背俞穴主要位于足太阳膀胱经，张仲景治疗太阳少阳并病，取肺俞、肝俞，既从足太阳膀胱经取穴，又不直接选诸如大杼、风门之单纯疏风解表穴位，而是选择了五脏俞——肺俞、肝俞。因太少并病，"邪气传里必先胸，由胸及胁少阳经"，胸为太阳之里，故首选肺俞穴针刺，宣肺以达表；同时，邪在少阳，针刺肝俞，助其转枢外达。可见，仲景从背俞穴入手，引入里之邪外出，是对《黄帝内经》"从阳引阴"治疗法则的灵活运用。同时，从经脉循行的角度，足厥阴肝经"其支者，复从肝，别贯膈，上注肺"。十二经脉循行至此，一周于身，其气常以平旦为纪，昼夜流行，与天同度，周而复始。肝经为十二经循环的终点，肺经为新一轮循环的起点，故取肺俞、肝俞相配，既是恰合病机之治，更是充分调动周身气血循环的调节机制，使病邪顺利从少阳转出太阳而解。由此可见，仲景在选穴用针方面同样是周密精细，原则性与灵活性高度统一，且富于辨证意蕴。

以上仅言一节之大概。单老针对《伤寒论》中涉及针灸、经络的这38条原文，条分缕析，开辟专章而列出五节讨论：①详辨八纲与经络定位；②三阳宜针与三阴宜灸；③常变结合与治本为主；④取穴规则与配穴特点；⑤误用火攻的危害。其论述之详、阐发之微，诚有前人所不及者。

三、关于针灸配穴与针刺救急的专章专节论述

此次修订，重点在针灸配穴上做了比较深入细致的梳理工作。毋庸置疑，针灸配穴就相当于方药的处方，本身就是一门有体系的学科。所以我们从单老大量遗稿和数十本笔记中（时间跨度是20世纪50至70年代末期）详细筛选、分析，在突出单老配穴特色的同时，结合历代前贤宝贵的配穴经验，系统归纳整理出"针灸配穴的五纲二十五则"，将其分为五大类别：按照人体部位的对应关系配穴；按照经络循行特点配穴；按照脏腑功能特性配穴；按照五行生克规律配穴；按照危重症救急准则针刺配穴。同时注重到针灸配

穴体系与临床运用的高度结合，包括针灸救急立专节做了归纳。

针灸救急危重病证可以说是针灸有别于方药的一大特色。特别是某些突发急证，刻不容缓，或是高热惊厥、神昏谵语，及时恰当地针刺救急可以给下一步治疗赢得宝贵时间，甚至救人一命。修订版将单老针灸救急配穴的八条宝贵经验毫无保留地献给大家。这些救急经验在单老一生的诊疗生涯中，只是其深厚针灸学造诣体现于临证的一个方面，本书此次公开出来以备后学同仁临床参考借鉴（详见第三章"按照危重症救急准则针刺配穴"一节）。

此外，修订版还明显充实了辨证取穴与循经取穴的内容，并在学用结合上做了示范举例，如补入单老撰写的《举例眩晕证治看循经取穴》一文，文中首先据《素问·至真要大论》"诸风掉眩，皆属于肝"之论，将眩晕证定位在肝。继而从经络循行与脏腑关系的角度，详细论述肝与胆、肝与心包、肝与肺、肝与胃、肝与脾、肝与大肠、肝与肾等生理联系与病机影响，并根据其丰富的临床经验逐一给出配穴治疗（详见第四章"经络与循经取穴"一节）。

修订版还从脏腑经络辨证的角度增加了"经络与脏腑病证配穴"一节，本节有别于诸如"肺与大肠"等六对脏腑一般意义上的辨证，而是按照"脏病、腑病、经脉病证"的分类法，增强并细化了辨证意味，判断病位、病性，根据具体病机鉴别虚实，选择恰当的配穴处方，如此落实到配穴治疗，思路是清晰的。这种分类辨证的根据是脏、腑、经络各自的生理病理特点。《素问·五脏别论》云："所谓五脏者，藏精气而不泻也，故满而不能实；六腑者，传化物而不藏，故实而不能满。"《灵枢·本脏》篇云："经脉者，所以行血气而营阴阳、濡筋骨、利关节者也。"强调了脏、腑、经脉各自的生理特征。五脏属阴主里，六腑属阳主表，这种脏腑生理上的表里关系主要是通过经络来实现的。经脉源于脏腑，脏脉络腑，腑脉络脏。人体脏腑与组织器官是靠经络的彼此联络、上下贯通、"离入出合"等形式才构成一个高度统一的有机整体。明确这一点，对临床辨证具有很强的针对性，直接影响到用针配穴与治疗。经脉病证一类，则又积极借鉴《灵枢·经脉》篇记载的十二经"是动、所生病"的证候群，结合临证的实际情况，择其要者，施以针灸配穴。所谓"是动"，是指本经经脉因外邪的引动而发生的病证；"所生病"则是指与本经相连属的脏腑发生的病证。如清·张隐庵讲："夫是动者，病因于外；所生者，病因于内。"此说可从。故此次修订，从脏腑、经络双重角度，对相互络属的六对脏腑证候群逐一探讨，以便针灸医师掌握这些具有规律性的特征，从而审症求因，制定出正确的针灸配穴治疗方案。

四、子午流注"井经荥合输纳规律"的专节论述

单老作为北京中医药大学研究子午流注第一人，对子午流注续绝补漏，自成一家。此次修订，对其所创立的"井经荥合输纳规律"闭穴变开穴学术成果，从理论依据、演化图解、推算常规、临床操作规律等四个方面做了初步梳理，同时补入"子午流注环周补充图"一幅。这里仅就单老发现"井经荥合输纳规律"的理论依据略做说明：

考《灵枢·卫气行》篇云："岁有十二月，日有十二辰，子午为经，卯酉为纬。……阳主昼，阴主夜。故卫气之行，一日一夜五十周于身，昼日行于阳二十五周，夜行于阴二十五周，周于五脏。"又云："阳尽于阴，阴气受矣。其始入于阴，常从足少阴注于肾，肾注于心，心注于肺，肺注于肝，肝注于脾，脾复注于肾为周。是故夜行一舍（宿），人气行于阴脏一周与十分藏之八，亦如阳行之二十五周，而复合于目。"由此可见，卫气在夜间行于阴分，是依据五行相克的规律进行的，即肾水克心火，心火克肺金，肺金克肝木，肝木克脾土，脾土克肾水……所以，卫气在夜间运行的顺序，始于肾，依次由肾—>心—>肺—>肝—>脾，再由脾重复转注于肾，而为一周。如此在一夜中，往复环转行于阴分二十五周，昼夜合共五十周次。

《灵枢·营卫生会》篇中明确指出："营在脉中，卫在脉外，营周不休，五十而复大会。阴阳相贯，如环无端。卫气行于阴二十五度，行于阳二十五度，分为昼夜，故气至阳而起，至阴而止。"复大会，是指营气与卫气的会合。此段经文讲到了卫气运行的起点和终点。从每天的平旦到日落这段时间，阳气出于目，卫气从头上起始；由此依次运行于足太阳、手太阳、足少阳、手少阳、足阳明、手阳明，行于阳经者二十五周，然后至足部前入于阴

分；在合夜至鸡鸣的时段内，阴气合于脉，卫气依次运行于手足阴经的肾、心、肺、肝，而终止于脾经，由脾复至肾，循环不息。

由此可见，人体营卫之气的昼夜运行是由相克到相生，先有克而后有生。所以子午流注井荥输经合五输穴的五行相生是由井经荥合输五行相克规律变化而来。单老发现的"井经荥合输纳"闭穴变开穴规律，其理论来源即本于此。

关于闭时闭穴的形成：以甲子纪时，于六十个时辰之干支相配中，天干循环一周之十数为一旬，一个甲子周计有六旬。每一旬天干之数，配十个地支，余两支由下一旬天干顺补，就是说每日所余两个时辰无当旬天干相配，依天干五行相生之顺序取穴，每日定有两个时辰，无行相生，无穴可开。此即闭时形成之基本原因。又因纳甲法强调经生经、穴生穴之规律，并非每旬轮空二支上无穴可开，而是顺五行相生之后所余二时辰无穴可开，于是在"子午流注环周图"上就出现了甲寅、甲午、乙巳、丙辰、己未、庚午、辛巳、辛酉、壬辰、壬申、癸卯、癸未十二个时辰无穴可开。五日一周有十二个闭时，十日再周则有二十四个时辰为闭时。

如何解决"闭时闭穴"问题？经文已经提示给我们答案：这就是《素问·六节藏象论》所说的"天以六六为节"——换言之，六十甲子就是由六个十天干组成，抓住每一干的"六"，就等于抓住了解决闭穴变开穴的一把钥匙。因此，从六甲（甲戌、甲子、甲寅、甲辰、甲午、甲申）、六乙（乙酉、乙亥、乙丑、乙卯、乙巳、乙未）、六丙（丙申、丙戌、丙子、丙寅、丙辰、丙午）……直至六癸（癸亥、癸丑、癸卯、癸巳、癸未、癸酉），乃顺天运之行度，依五行"反克"规律演变而形成五行相生规律。正如其所云："五运相袭，而皆治之，终期之日，周而复始，时立气布，如环无端。"这就是单老倡导的子午流注闭穴变开穴所必须遵循"六六学说"的理论根据。

根据六甲、六乙……六癸的排列次序，则所配合的"五输"之前，不论阴经、阳经，均构成为井经荥合输纳规律。用数字表示，即井穴为一，经穴为四，荥穴为二，合穴为五，输穴为三，纳穴为零，简称为"一、四、二、五、三、零规律"。

此外，本书还对子午流注、灵龟八法按时取穴及其临床价值，列专章做了简要论述，并整理出按时取穴医案20例，其中有些零散见于单老笔记中的病例，本着尊重历史的态度，概以"单老笔记记录"形式原貌录出。

应当承认，子午流注按时取穴以其无可替代的独特的临床价值而与辨证取穴、循经取穴交相辉映，对《伤寒论》的针灸配穴可起到相辅相成、相得益彰的作用。

五、增设"伤寒六经辨证针灸配穴提要"专章

此次修订增加本章，目的是使读者便于对《伤寒论》六经名篇的学习与针灸配穴有一个提纲挈领的把握。本着单老一贯的以气化学说研究伤寒的学术风格，以标本中见之理来讨论伤寒与用针配穴。正如单老所言："讲六经辨证，这里首先有个结构次序问题，只要我们潜心仔细读一读《素问·至真要大论》，这个问题就像百川归海一样自有归宿。它必须落实到'因天之序'，落实到天时'六气'，落实到人体经络，落实到'五脏元真'，并由此纵横相贯——纵则三焦升降气化、交通阴阳水火；横则内调脏腑、中调气血、外调营卫。如此升降出入、气化周流。这种气化是无形的，它必须有一个依托、一个物质基础，这个依托和物质基础就是经络。昔贤张锡纯有云：'经者，气血流通之处也。人之脏腑与某经相通，即为某经之府。其流通之气血原由府发出，而外感之内侵遂多以府为归宿……手足虽有十二经，其名则分为六经，因手足经之名原相同也。其经有阴有阳，其阳经分太阳、阳明、少阳，其阴经分太阴、少阴、厥阴。'"

《伤寒论》的六经尽管内涵丰富，但它仍是以十二经脉手足同名之经作为六经的物质基础，通过"经络府俞，阴阳会通"的气化（标本中见之化）作用，将六经经气布散、贯通，并通过错综复杂的经络交织，即通过十二经脉脏腑表里间的相互属络，通过十二正经"离入出合"的别行部分，即从四肢肘膝上下的正经离别，再深入胸腹体腔。阳经经别进入胸腹后都与其经脉所属络的脏腑联系，然后均在头项部浅出体表，继而阳经经别合于阳经经脉，阴经经别合于相表里的阳经经脉，故十二经共有"六合"。由此可见，

通过经别离入出合的循行分布，更加强了脏腑之间及脏腑与人体各部分之间的周密联系，再加上十二经筋、十二皮部，其相互配合、协调，有分有合。合则"周身灌体、和内调外、营左养右、导上宣下"(《中藏经》)而布散贯通，构成强大的六经气化功能；分则经气各就各位，开、阖、枢转，形成太阳主表、阳明主里、少阳主半表半里，太阳、太阴主开，阳明、厥阴主阖，少阳、少阴主枢的大一统格局。

考《伤寒论》的方药部分，如晋·皇甫谧在《针灸甲乙经·序》中所言："仲景论广伊尹《汤液》为数十卷，用之多验。"说明是传承《神农本草经》《汤液经》一脉；但其六经辨证的理论体系，客观讲应是建立在《黄帝内经》的理论基础上的，同样是以阴阳、五行、脏腑、经络为基本框架，以"辨病脉证"为主线，进而纵横开阖，展开他庞大的辨证论治体系的。所以，仲景勤求《素问》《九卷》《阴阳大论》等古训，博采《神农本草经》《汤液经法》等众方。成书于战国时期的《黄帝内经》，东汉末年的张仲景不可能视而不见，这一点是肯定的。恰如仲景《伤寒杂病论·原序》中所言："夫天布五行，以运万类，人禀五常，以有五脏，经络府俞，阴阳会通，玄冥幽微，变化难极……"与《黄帝内经》的主旨完全吻合。

如前所述，《伤寒论》的六经有经络这一物质基础，同时又强调人体在疾病状态下的传变特点，以"辨病脉证"的形式灵活而异常丰富地展示出来，客观讲是脏腑、经络、气化的综合体现。《素问·热论》篇的六经，详论经络受邪所产生的热性病证及其传变，联系《素问·六微旨大论》等，专门讨论标本中见六经气化，则脏腑、经络、气化一贯首尾，可以说是《素问》六经的特点。由此可见，《伤寒论》的六经辨证与《黄帝内经》有着深刻的传承关系。

此外，天时的阴阳时刻都在影响着人体的阴阳。自然界春生、夏长、秋收、冬藏，本质上就是阳气的生长与收藏。人体与自然界相呼应，从而决定了人体的阴阳同样是有开有阖地交替循环，并以枢机为转。"三阳"即值阳气生长阶段的开阖枢，"三阴"即值阳气收藏阶段的开阖枢。因而六经三阴三阳的生理机制必然是太阳主开、阳明主阖、少阳主枢；太阴主开、少阴主枢、厥阴主阖。这是三阴三阳的作用趋向，它决定了六经为病的病变部位，也必然是太阳主表、阳明主里、少阳主半表半里。三阴与三阳是相表里的关系，有经络这一物质基础，故从表里关系上论述太阳的开与少阴的枢、阳明的阖与太阴的开、少阳的枢与厥阴的阖，都是互为中见的，气化功能由此产生。

所以当从六经六气的高度认识六经辨证，方不至迷失方向。单老正是在这一学术思想的指导下，系统探讨《伤寒论》针灸配穴体系的。

以上，就修订版（包括修订较大、单独成册的《单玉堂针灸配穴通俗讲话》，以及专论"六经病辨证与针灸配穴"的《单玉堂伤寒论针灸配穴》）所涉及的若干学术问题逐一做了必要的说明。

这里我要提出的是，中国中医药出版社策划编辑刘观涛先生、师承编辑室王琳编辑，对本书的修订给予了大力支持，从策划、报选题、审批，到拿出具体指导意见，都给了我很大的鼓励与帮助，在此深表敬意与谢忱！

最后，我愿依旧引用父亲单玉堂先生在初版前言中的话作为这篇文字的结束：

结合针灸言伤寒之理法实非易事，且限于个人水平和经验，其中纰缪之处，在所难免，有待同道斧正，以期完善。

单志华识于北京潘家园

2016 年 5 月 22 日

目 录
CONTENTS

引 言

　　张仲景的《伤寒论》，在中国医学史上有伟大的价值与崇高的地位。他总结了汉代以前我国医药发展的理论与经验，成功创立出六经辨证模式的中医治疗学体系，得出精华，蔚为大观。自问世一千七百余年来，康济民生，师表后学。历代医家无不倾心折服，亦未见谁能越此范畴，独出心裁。可谓光耀千古，堪称医之瑰宝。

　　《伤寒论》虽是汤液治疗的巨著，而针灸治疗或针药、灸药并用的条文亦不少见，如第24条"太阳病，初服桂枝汤，反烦不解者，先刺风池、风府，却与桂枝汤则愈"；第148条"妇人中风，发热恶寒，经水适来，得之七八日，热除而脉迟身凉，胸胁下满如结胸状，谵语者，此为热入血室也，当刺期门，随其实而取之"；第147条"太阳与少阳并病，头项强痛或眩冒，时如结胸，心下痞硬者，当刺大椎第一间，肺俞、肝俞，慎不可发汗"；第304条"少阴病，得之一二日，口中和，其背恶寒者，当灸之，附子汤主之"等。

　　观《汉书·艺文志·方技略》载有"黄帝内经十八卷，"唐·王冰曰："《素问》即其经之九卷也，兼《灵枢》九卷，乃其数焉。"《灵枢经》中，论针刺、灸疗、经络、腧穴的篇幅占了绝大部分，乃至被后世称为"针经"。《方技略》中载："医经者，原人血脉、经络、骨髓、阴阳表里，以起百病之本，死生之分，而用度箴石汤火所施，调百药剂和之所宜。"唐·王冰注："砭石，谓以石为针也。"考古发现砭石呈各种形状，有剑形、刀形、针形等，多数出自新石器时代到春秋战国时期。说明发展到汉代，针灸已十分盛极。

　　汉有公乘阳庆、仓公（淳于意）、华佗、张仲景，他们虽不以针灸为专科，但无一不通晓针灸。如大家熟悉的《三国志·魏志》中对华佗的记载：

"若当灸，不过一两处，每处不过七八壮，病亦应除。若当针，亦不过一两处……应便拔针，病亦行差。"华佗用针术治疗曹操的头风痛，书中写道："太祖苦头风，每发，必乱目眩，佗针鬲，随手而瘥"；治愈李将军妻子的"死胎不下"，也是针药并施。又如《后汉书·一百十二下·方术列传》记载的涪翁、程高、郭玉等，均为那个时代的针灸名家。

《伤寒论》中还有部分条文未道穴名，如"针足阳明""灸少阴七壮""灸厥阴""可刺""当灸之"等，这说明针灸何穴，对于当时的医生来讲不算是问题。同时也表明，张仲景涉及针药并用的条文，在针灸方面更强调"勿失其经"的经络。

《伤寒论》中的六经，与六气、脏腑、经络息息相关。事实上，六经辨证作为伤寒论辨证论治的理论核心，正是张仲景继承并融合了脏腑、经络、气化学说于治疗的完整体现。若撇开经络气化而言六经分证，则将活泼泼之伤寒论搞得形迹支离，于理法不能贯通，因而大大贬低了《伤寒论》的理论价值，岂不可叹？

有人说：针灸治疗是以十二经为主。这说法固然不错，然十二经是根据六经分为手足形成，而六经之上，更以六气为本。若光讲经脉，不讲六气，犹无本之木、无源之水，何以循经诊断全身疾病？诊断不明，治疗无的放矢，何以致胜？

清人唐容川云："天有六气，人秉之而有六经。六经出于脏腑，脏腑各有一经脉，游行出入，以布其化，而经脉中所络之处，名为中见也。"（见《医经精义》）《素问·六微旨大论》云："少阳之上，火气治之，中见厥阴；阳明之上，燥气治之，中见太阴；太阳之上，寒气治之，中见少阴；厥阴之上，风气治之，中见少阳；少阴之上，热气治之，中见太阳；太阴之上，湿气治之，中见阳明；所谓本也。本之下，中之见也；见之下，气之标也。标本不同，气应异象。"揆度经义，是以六气为本，六经为标，标本中间所络之气，名叫中见。就是说，六经之上，它的主治都是它的本气。本气根于脏腑，是本气居经脉之上，从本气循经而下，其中间所络的是中见之气。而中见之下，经脉外走手足，以成六经，又各有太、少、阳明、厥阴之不同，则又系六气之末，故曰"气之标"。

进一步说，或标同于本，或标同于中，或标本各有不同，因而气化之应，也就有所异。《素问·至真要大论》云："少阳太阴从本，少阴太阳从本从标，阳明厥阴不从标本，从乎中也。故从本者，化生于本；从标本者，有标本之化；从中者，以中气为化也。"如何理解呢？陈修园《伤寒论浅注·读法》解释说："少阳太阴从本者，以少阳本火而标阳，太阴本湿而标阴，标本同气，故当从本；然少阳太阴亦有中气而不言从中者，以少阳之中厥阴木也，木火同气，木从火化矣，故不从中也；太阴之中阳明金也，土金相生，燥从湿化矣，故不从中也；少阴太阳从本从标者，以少阴本热而标阴，太阳本寒而标阳，标本异气，故或从本或从标，而治之有先后也。然少阴太阳亦有中气，以少阴之中太阳水也，太阳之中少阴火也，同于本则异于标，同于标则异于本，故皆不从中气也。至若阳明厥阴不从标本从乎中者，以阳明之中太阴湿土也，亦以燥从湿化矣；厥阴之中少阳火也，亦以木从火化矣。故阳明厥阴不从标本而从中气也。要之五行之气，以木遇火则从火化，以金遇土则从湿化，总不离于水流湿、火就燥，同气相求之义耳。"

欲从基本原理上学懂《伤寒论》，我认为必先知此标本中见气化之理，而后可明邪正之盛衰，表里之传变。因仲景伤寒学理及后世所有温热病之论，全根于此。深悟此道，然后始能深入浅出，见病之源，诊断明确，循经按穴，主治有方而左右逢源。运用《黄帝内经》（以下简称《内经》）标本中见之气的相互关系来认识《伤寒论》的六经辨证，可以看出这样一条规律，即本气是通过中见之气的作用而形成三阴三阳之标的。

至于针灸，则将六经分为手足十二经（注：并非把六经辨证用十二经取代），把人体病证分为十二类证候，见病知源，循经按穴，始能得其要领。盖人体经络配属脏腑，由脏腑外达，网维一身，形成十二经十五络，其自某处行经至某处，而某处之经络，确见某处之病症所在，反映着某经络所属脏腑的病理机制特点，故用针（或灸）在于协调沟通脏腑经络，使之归于平。《灵枢·九针十二原》云："知其要者一言而终，不知其要流散无穷。"此话诚然。假若不然，则迷途误入，覆辙相寻，岂不是无的放矢，盲针瞎刺耶？

欲达到愈病目的，必先了解审病规律，而审病规律，不外乎六经六气。针灸是门操作性很强的技术，谨按规律施术，往往能获良效。仲景《伤寒论》中有六经为病提纲，是将人体分为阳与阴的表、里、半表半里六大病型，每大病型于该篇中均备主治主方，于方药中分君臣佐使，再于相佐相使之药视其兼症而加减之。

单志华按　关于《伤寒论》六经的含义，学术界争论久矣！至今仍远未能统一。争论的焦点之一就是张仲景的六经辨证包不包括经络。诚然，仲景书中没有直接使用"六经""十二经"字眼，而是以"辨太阳病""辨阳明病""辨少阴病"等篇目展开辨证论治的。但纵观全书，运用经络辨证或针某经某穴或灸某经的条文每每出现，这是不容抹杀的。单玉堂老先生对《伤寒论》素有深入的研究，他18岁时用毛笔抄写并背诵的"伤寒论读本"仍保存至今。同时有他早年钻研《内经》《难经》的大量手稿笔记。尝谓："《内》《难》两经乃医家之北斗也；《伤寒》《金匮》乃医家之南针也。"在其60年的医学生涯中，自编教材主讲《伤寒论》，主讲《针灸学》，主讲"六经六气""子午流注、灵龟八法"。因而先生的中医认知结构与针药并用的临床实践，决定其更容易从脏腑、经络、气化三者一体的高度来认识和理解《伤寒论》。关于六经六气、标本中见的奥义，为方便读者理解，我在"前言"中做了一个基本的梳理，可与上文互参。

第一章
伤寒六经为病与配穴主治概要

《伤寒论》的六经分证，较《素问·热论》是大大丰富和发展了。《素问·热论》的六经分证，是以经络为中心，每一经中各有其不同的经络证候，进而据这些证候来随经治疗，原是比较简单的。《伤寒论》则是将脏腑、经络、气化学说等内容有机地融合，进而贯通于"辨证论治"的体系。所以，读《伤寒论》宜从脏腑、经络、气化三者间的联系入手，而对这种联系的深刻认识，又不能离开六经六气。《伤寒论》以六经分篇，分六个阶段，辨六经气化特性，设六个提纲证，而应以主法主方，不是没有用意的。且别出手眼，全书以客观脉证一贯首尾，则于六经六气之旨，可证诸事实，证诸病人。

对待历史的东西，我们要用历史的眼光，或者说要放到一定的历史范畴去看。《伤寒论》已经历一千七八百年，张仲景是在吸收前人的深邃学理（勤求古训）与汤液经验（博采众方）的基础上，进而在自己的医疗实践中实事求是地结合。他的辨证论治，是研究继承和发展创造而形成的体系，他将繁难幽渺的六气标本，主客加临，活化于辨脉证中，将气化原理运用于脉证，又于脉证经验证实气化。《伤寒论》以六经名篇，即昭显六气性质，而六气病变，则又构成六经为病的证型。故伤寒的六经，即是实在的六气，绝非名词代号一类可以概括。

《素问·六微旨大论》云："上下有位，左右有纪。故少阳之右，阳明治之；阳明之右，太阳治之；太阳之右，厥阴治之；厥阴之右，少阴治之；少阴之右，太阴治之；太阴之右，少阳治之；此所谓气之标，盖南面而待也。

故曰，因天之序，盛衰之时，移光定位，正立而待之，此之谓也。"由此可见，三阴三阳最初是由古代测天以定节气、观察日影"移光定位"而来。其顺序是少阳—阳明—太阳—厥阴—少阴—太阴，再回到少阳。张仲景借用了三阴三阳而言六经为病之异，于是反其常态而成：太阳—阳明—少阳—太阴—少阴—厥阴。这是讲排列顺序与定位。至于三阴三阳气化层面的相互关系，《六微旨大论》紧续下文云："少阳之上，火气治之，中见厥阴；阳明之上，燥气治之，中见太阴；太阳之上，寒气治之，中见少阴；厥阴之上，风气治之，中见少阳；少阴之上，热气治之，中见太阳；太阴之上，湿气治之，中见阳明；所谓本也。本之下，中之见也，见之下，气之标也，标本不同，气应异象。"张景岳释云："三阴三阳者，由六气之化为之主，而风化厥阴，热化少阴，湿化太阴，火化少阳，燥化阳明，寒化太阳，故六气为本，三阴三阳为标也。然此六者，皆天元一气之所化，一分为六，故曰六元。"

六气在天，本是个抽象概括之语，然六气作用于自然万物的反映，则是可以体察的。古人以三阴三阳来说明六元之气以虚化实，蕴藏无穷的变化。结合人体，则六经作用于六气之化，六气又本于脏腑功能。二者的关系是经脉为标，脏腑为本，故张景岳十分贴切地比喻道："经脉者，脏腑之枝叶；脏腑者，经脉之根本。"

那么，仲景何以六经分篇而不直言手足十二经脉？查《素问·阴阳离合论》云："是故三阳之离合也，太阳为开，阳明为阖，少阳为枢……三阴之离合也，太阴为开，厥阴为阖，少阴为枢。"显然，就生理上的开阖枢而言，开有阴阳，阖有阴阳，枢有阴阳，于是有三阴三阳的六个范畴，其各自的生理范畴，即所属脏腑的气化功能，是通过经脉的循行联络来实现的。因而病理反映上，便不会越出自身的生理范畴，而须通过一定的病位来体现：或在表，或在里，或在半表半里，从而形成表有阴阳，里有阴阳，半表半里有阴阳的三阴三阳证型。三个病位，各有阴阳两大基本类型，于是有"六"。张仲景正是发现了这一规律，进而结合六经六气的奥义，由生理寻到病理，由病理探到病机，由病机摸出病情，由病情落到病位，创造性地提出六经辨证。以此立论，便从原理上把脏腑、经络及所产生的气化功能，有机地融为一体，通过千姿百态的辨脉证，做了生理病理上的高度概括。这一伟大创举，不仅是临床经验的积累，若非深得六经六气的奥旨，便不可能达到。

所以，张仲景的《伤寒论》，是讲规律法则，是理论与实践的结合，人与自然的统一。

关于六经六气的精义，清末医家唐容川做了有见地的阐释，其云："天有六气，人秉之而有六经，六经出于脏腑，脏腑各有一经脉，游行出入，以布其化。而经脉中所络之处，名为中见也。"这就是说，人体"六气"本生于脏腑，通过经脉的属络，始得阴阳二气沟通（中见之化），进而循经外达手足，表现出交合的结果（三阴三阳之标）。换言之，三阴三阳的化生，是本气通过中见之气而产生三阴三阳之标，由此形成脏腑经络的气化系统。比如太阳之气，太阳本气为寒，一派寒水之气自身无力布化，必须借助于少阴这个"中见"之热，造成热气蒸腾寒水之气，进而布化外达于表，而形成太阳主表的格局。太阳如此，六经皆然。

三阴三阳开阖枢，是六经辨证原理的一大法门，《素问·阴阳离合论》立专篇作为重点讨论，《灵枢·根结》篇更是强调经气相合而始生（根）、经气相将而归结（结），进而由阴阳各自具有的开、阖、枢的作用，来沟通内外表里的关系。其曰："奇邪离经，不可胜数，不知根结，五脏六腑，折关败枢，开阖而走，阴阳大失，不可复取。"这里讲的开、阖、枢，主要反映了三阴三阳的作用趋向，"开"主向上、向外，有开才能与天地之气、四时之序息息相通；"阖"主向下、向内，有阖才能高度协调脏腑气机的功能活动；"枢"者，运转也，具有调和上下、内外的作用，是维系开阖、平衡阴阳不可缺少的环节。机体一切升降出入的生命活动离不开三阴三阳开阖枢的调节。正因如此，故《素问·六微旨大论》云："出入废，则神机化灭；升降息，则气立孤危。故非出入，则无以生长壮老已；非升降，则无以生长化收藏。"

此原理对于针灸临证颇有指导意义，比如少阳主枢，足少阳胆经行身之侧，具有协调表里，使足太阳、足阳明开阖相宜之要用。以头风头痛为例，委中为足太阳膀胱经合穴，阳陵泉属足少阳胆经合穴。按照开、阖、枢的理论，太阳之能开，阳明之能阖，少阳的转枢作用非常重要。风邪袭太阳之表而生头痛，取足太阳之合穴委中，刺络放血，通阳降逆、活血散风；配筋会阳陵泉，足少阳经合穴，降逆以舒筋，更能转少阳之枢以助太阳之开，加强了委中疏风解表之功。

*** 第一节　太阳为病与配穴主治概要 ***

太阳包括手太阳小肠与足太阳膀胱，膀胱为水腑，小肠为火腑，水腑即寒水之腑，火腑即日光之腑，若无日光，则水纯为寒而不能化气。《素问·六微旨大论》说："太阳之上，寒气治之，中见少阴。"太阳寒水，为六气中之一气。言"寒气"者，寒是体性，气是作用；而太阳寒水之化必赖热力，热力之由，一为肾阳之蒸，一为心火之煦。这是因为，手太阳小肠经循行络少阴心而后走头；足太阳膀胱经循行络少阴肾而后走足。通过经脉的络属而得中见少阴之化，方能成太阳之气。太阳为表阳，足太阳膀胱，其经脉与督脉并行于背，督脉统摄诸阳又维系元阳，为一身阳脉之海，故太阳主表，亦须借督脉之阳。盖人鼻吸入天阳，首先入肺，经心火历小肠下达于命门，蒸动膀胱之水化而为气，清阳上升，上膈入肺，化生津液，是为元气；浊阴下降，独出为溺，是为溺气；旁出于腠理毫毛，布护周身，卫外为固，是为卫气。卫气即太阳之气，以行使"温分肉，充皮肤，肥腠理，司开阖"之职。

观以上所论，太阳的生理即是寒水化气的生理，以脏腑经络为体，以气化为用，体用兼备，本末一贯，故太阳为病，不病经即病腑，不病热即病水。仲景设麻黄汤、桂枝汤，是为风寒外袭而病在经、病在表者；设五苓散、桃核承气汤，是为表不解而病在腑、病在里者；设大青龙，是为表不解而阳郁化热者；设小青龙，是为表未解而动犯水气者等。而这些又统关乎表。故麻桂二方是太阳病之主方，解表发汗为太阳病之正法。因而由麻桂二方直接派生出的方剂，便构成太阳病治疗的主体，如麻黄汤类，包括麻黄汤、葛根汤、大青龙汤、小青龙汤、麻杏甘膏汤等；桂枝汤类，包括桂枝汤、桂枝加葛根汤、桂枝去芍药汤、桂枝加附子汤、桂枝去芍药加附子汤等，是纵横交错的。同时，风寒脉证有两两错杂者，又当于麻桂二方互用，如桂枝麻黄各半汤、桂枝二麻黄一汤等。

至于针灸治疗，则本伤寒之理，仲景之法。考前人用针治病，是有规律体系的，不是单纯的穴位问题。诊治当须照顾全面，寻其来踪去路，有层次，有先后，以求掌握整体，始为合法。比如，诊得太阳病之提纲脉证，用针可由手足太阳经与督脉择其要穴，取大椎、风门、后溪、申脉相配，上下兼顾，比较完善。其兼症可选取手足太阳经之五输穴，斟酌局部与远隔，施行治疗。即若兼见心下满，则取少泽，而与至阴相应；见身热，则取前谷，而与通谷相应；见体重节疼，则取后溪，而与束骨相应；见喘咳寒热，则取阳谷，而与昆仑相应；见逆气而泄，则取小海，而与委中相应；又总刺腕骨与京骨，此为定法。又太阳与少阴经脉络属，气息相通，若证兼表里两经，刺宜取腕骨，而与通里相配，或取京骨，而与大钟相配，则脏腑有病悉拔之。此为太阳病加减配穴之大要。

试举例如下：

设病太阳伤寒，见发热恶寒，头项强痛，身痛腰疼，骨节疼痛，无汗而喘，脉浮紧等，证属表实。仲景用麻黄汤发表宣肺。若用针者，可选大杼、风门、肺俞、京骨相配，迎而夺之，令其发表散寒，一汗而愈。

设病太阳中风，见发热、汗出、恶风、脉浮缓等，证属表虚，仲景用桂枝汤和中解肌。若用针者，可选后溪、申脉、京骨、足三里相配，随而济之，或平补平泻，令其表里调畅，营卫和谐则愈。

设病太阳中风，脉浮紧，发热恶寒，身疼痛，不汗出而烦躁者；与伤寒脉浮缓，身不痛但重，乍有轻时，无少阴证者，仲景均用大青龙发表清里。用针可取督脉穴大椎与足太阳郄穴金门，宣表发汗以解外；手阳明原穴合谷与手少阳络穴外关，开郁清里以除烦。若兼表有水湿，可加膀胱俞。

设伤寒表不解，心下有水气，干呕、发热而咳，仲景用小青龙汤宣表蠲饮。用针可取足太阳经之风门、肺俞解表宣肺；取太白与丰隆是为原络相配，更能健中散饮涤痰。

又如太阳病汗后表邪未解，邪气循经入腑，膀胱气化失司，水蓄于下不能布化，见脉浮小便不利，微热消渴等证，是病太阳府之气分者，仲景用五苓散通阳利水。用针可取膀胱与肾之两原穴京骨、太溪，疏调脏腑表里，助膀胱气化；配中渚、膀胱俞，通调水道、水腑，令津气四布，当可痊瘳。

更有太阳随经，瘀热在里，病太阳腑之血分者，见发狂、身黄、脉沉结、少腹硬、小便自利等证，仲景用抵当汤攻下瘀血。用针当深刺关元、中极、四满、中注，加配太冲、合谷、后溪、三阴交等，确有活血逐瘀、泄热平狂之效。

以上仅言其概，学者若能于太阳之证，分清表里虚实、在经在腑、气分血分，则于用针配穴，随证补泻，方能以法中的。最忌虚实不明，表里不清，妄引邪气，坏乱真气，经所谓"损不足而益有余"者，当慎。（详见太阳篇各节）

*** 第二节　阳明为病与配穴主治概要 ***

阳明包括手阳明大肠与足阳明胃。胃与大肠主燥，惟其主燥方能纳谷腐熟，传导化物。胃为燥土，惟禀燥气是以水入则消之使出，不得留于胃中；若胃之燥气不足，则水停谷滞。大肠为燥金，小肠化物所剩之糟粕，乃移入大肠，糟粕得燥金之气，始能形成粪便；若大肠燥气不足则为溏泄。然阳明燥气太过则为结硬等证，又必赖太阴湿气以济之。《素问·六微旨大论》说："阳明之上，燥气治之，中见太阴。"湿为水火相交之气。燥与湿相反，为水火不交之气，言"燥气"者，燥是体性，气是功用，燥湿必须相济，则无太过与不及。此因手阳明大肠经循行络太阴肺而后走头；足阳明胃经循行络太阴脾而后走足，通过经脉的络属始得脏腑气息相通，而表现出中见太阴之化。阳明者两阳合明，为多气多血之经。手阳明从手至头，继接足阳明由头至足，经脉一贯首尾，其气相通，以下行为顺。病则气血壅盛，热势蒸蒸，故阳明之为病，仲景言"胃家实"，确是抓到了纲领。所谓实，惟燥乃实，而燥之化实，不外两端，一是阳明本身上下不调，传导不利，腑气不通，致使燥气过盛；一是阳明与太阴表里不和，湿不济燥，致使燥气过盛；而二者又是相互影响的。这种阳明腑与腑之间及阳明太阴脏腑之间的病理变化，也只有通过经脉的上下衔接和表里络属才得以认识。且"胃家实"，胃而称"家"，即称手足阳明在内。故仲景于阳明之治，主设清、下二法，清是清热，下是通结，即有存津液之义。

至于针治，当从阳明病提纲证入手，掌握整体，始为合法。如诊得阳明经之盛热，见身热、汗自出、不恶寒、反恶热、大渴引饮、鼻干不得卧、脉洪大等，可择取手足阳明经之五输穴，针泻曲池、内庭、合谷（可配复溜）等，清泻阳明，生津止汗。若见潮热、谵语、手足濈然汗出、转矢气、腹胀满、脉沉等，又属阳明腑实。可先点刺商阳、厉兑二井穴，通经泄热；继而泻天枢、大肠俞，为俞募相配，逐秽通肠，消导积滞等。只要配用有方，即为合法。其加减穴，于阳明病之主治配穴外，兼见心下满，则刺商阳而与厉兑相配；见身热，则刺二间而与内庭相配；见体重节痛，则刺三间而与陷谷相配；见喘咳寒热，则刺阳溪而与解溪相配；见逆气而泄，则刺曲池而与足三里相配；又总刺合谷与冲阳，始合规律。又手阳明大肠经与手太阴肺经相表里，刺合谷而与列缺相配；足阳明胃经与足太阴脾经相表里，刺冲阳而与公孙相配，可统治阳明与太阴表里相通之病。若阳明病兼见他经证候者，则宜于他经与本经所联系的穴位求之，始能有条不紊，丝丝入扣。

试举几例配治：

设病阳明外证，见身热、汗自出、不恶寒反恶热，属阳明病独有的热型。针治可取内庭配曲池、内关配合谷，清泄蕴热，调气开郁。

设阳明病法多汗，反无汗、其身如虫行皮中状者，此以久虚故也，针治可取肺俞，清热宣肺，补足三里助正外达为宜。

设阳明病，但头眩不恶寒，故能食而咳，其人咽必痛，不咳者咽亦不痛。此阳明兼手太阴之证，可取合谷配列缺，或太渊配偏历，令其表里相通为宜。亦可取少商、商阳点刺，继而以列缺、照海相配，清泄肺胃之热，润咽生津为治。

设阳明病，汗出不恶寒，身重，短气，腹满而喘，进而潮热，是为里热入腑，化燥成实之象，审燥结之轻重缓急，而酌以大、小承气之治。针法则本通腑调肠，疏经泄热配穴。刺阳明手足两井穴厉兑、商阳，针泻天枢、上巨虚、大肠俞，甚者加泻支沟，补照海等。

设阳明病，见其人喜忘者，必有蓄血，特点是"本有久瘀血"，仲景用抵当汤。针治宜去瘀滞、调血脉、醒神识，取四满、中注、太渊、神门、百会；或宜刺支沟，泻条口，再配关元、气海，令其化瘀生新为良。

设病伤寒六七日，目中不了了，睛不和，无表里证，大便难，身微热者，此为实也，宜大承气汤急下。此阳明燥热，下灼肝肾之阴，上走空窍，直入脑髓而冲目系，实有立即毁败之变。针治当急夺其井穴，再泻其原穴，缓则不及事矣。

设病实则谵语，虚则郑声，郑声者重语也，直视谵语，喘满者死，下利者亦死。此言心气实则神明烦乱而语言多妄，心气虚则神识恍惚而言语重复，谵语当攻，郑声不当攻；谵语多生，郑声多死。实者可取涌泉、少冲以清心降火；虚者可取神门、大钟以益肾养心。其喘满下利又为阳脱阴竭之象，故医者审病，务须详审，不可孟浪从事。窦氏《针经标幽赋》所谓"大患危疾，色脉不顺而莫针"者是也。（详见阳明篇各节）

*** 第三节　少阳为病与配穴主治概要 ***

少阳包括手少阳三焦与足少阳胆。少阳即阳之少者，乃一阳初生，由阴出阳。足少阳胆内寄相火，手少阳三焦为相火游行之地，则少阳气化即体现出相火特性。其所以于五行之外又有相火一气，除有辅相少阴君火义外，更有其自然之理。盖相火一气于天地间，一显一藏则为昼夜，一短一长则为寒暑。朝行于东而光热则照临于西，午行于南而光热则照临于北，暮行于西而光热则照临于东。且值春则与厥阴共启风木之机，值夏则与少阴共行君火之令，值长夏则与太阴共展湿土之能，值秋则与阳明共奏燥金之功，值冬则与太阳共成寒水之化。知天地间增此少阳一气，其功用无所不到，确是游行之火！此火冬令潜藏地下，至建寅月而始出，生阳之火资始充盈，合风气而鼓荡，生生然也。据少阳的本义，引申言医，则胆与三焦之生理病理，确有相通迹象。胆为中正之官，司决断，为十一脏所取决，胆气升则十一脏之气皆升；三焦发源于肾系，为原气之别使，主决渎，主枢机，内连脏腑，外通皮毛，一身上下内外皆为其所行，总领五脏六腑，主持诸经气化。三焦与胆，经脉上下衔接，协调并用，共同主持水火气机的升降。观仲景《伤寒论》，少阳病影响所及，六经皆有。其脉证治疗，太阳篇叙列甚详，阳明篇占一定比例，独少阳本篇叙述甚少，其间义理精奥，十分耐人寻味，所言"口苦、咽干、目眩"，所言"目赤耳聋"，已描述出少阳本经本气为病的征象，确是言简意赅。而少阳经脉网络周身，总领脏腑诸经，病则上下左右内外皆病。换言之，少阳病易犯诸经，诸经病又最易触发少阳。故仲景将少阳病大量变证置于少阳篇外，正是从联系处着眼，道出了少阳本经的网络与本气的游行。少阳言"火气"，火是体性，气是作用，火化为气则成冲和之少阳。而这个转化需要中气，《素问·六微旨大论》说："少阳之上，火气治之，中见厥阴。"少阳与厥阴，脏腑相连，气息相通。唐容川讲："足少阳胆经由胆走足，中络厥阴肝脏；手少阳三焦经，由三焦走手，中络厥阴包络，故少阳经中见厥阴。手少阳三焦，足少阳胆，同司相火，是相火者，少阳之本气也……中见厥阴，是其中有风气居之也。而其标为少阳经，则又主阳气之初动也。"故少阳相火，须赖厥阴风木的条达，若木郁不条，则相火不宁，木火交郁，甚则炎炎，循经上走空窍，发为少阳病。

　　少阳之治，仲景设小柴胡为主方，取其枢达、和解之用。至于针治，即诊得少阳之为病，于手足少阳经择其主穴，如取足少阳之足临泣与手少阳之外关为主，进而随证配治，若兼心下满者，刺关冲与窍阴相配；兼身热者，刺液门与侠溪相配；兼体重节疼，刺中渚与足临泣相配，兼喘咳寒热，刺支沟与阳辅相配；兼逆气而泄，刺天井与阳陵泉相配；而又总刺阳池与丘墟，此为定法。又手少阳三焦经与手厥阴心包络相表里，刺宜先取阳池而与内关配用；足少阳胆经与足厥阴肝经相表里，宜先取丘墟而与蠡沟配用；以统治表里脏腑相通之病。窦氏《针经标幽赋》所谓"经络滞，而求原别交会之道"是也。若见各经与本经合并证候，则求于各经与本经相联系之穴道，庶几如网在纲。

试举几例配治：

设病少阳中风，两耳无所闻、目赤、胸中满而烦者，针刺足临泣、外关、关冲、风池，清火祛风，疏经通络。

设病太阳不解，转入少阳，见胁下硬满、干呕不能食，往来寒热，尚未吐下，脉沉紧。仲景与小柴胡汤。若用针治，取风池、申脉、支沟、阳辅，清热利胆，枢解少阳。

设太阳与少阳合病，自下利者与黄芩汤；呕者用黄芩加半夏生姜汤。若用针治，取天枢、阳陵泉清热调肠，取至阳、委中降逆止呕。

设太阳病，过经十余日，误下后柴胡证仍在者，可与小柴胡汤；若呕不止，心下急、郁郁微烦者，仲景用大柴胡汤。针治可取窍阴、至阳、支沟、外丘，止呕开郁，清热导滞。

设伤寒八九日，下之，胸满烦惊，小便不利，谵语，一身尽重，不可转侧，仲景用柴胡加龙骨牡蛎汤。针治可取足临泣、大陵、外关，于枢解中清泻火郁，潜阳定惊。

凡此，皆为少阳与各经相通之变证，故针治当本"有柴胡证，但见一证便是，不必悉具"的原则，于少阳本经选穴，再于其相联系处循经按穴，寻穴施治，比较合法。（详见少阳篇各节）

*** 第四节　太阴为病与配穴主治概要 ***

太阴，即阴之巨大者。太阴为病，即太阴湿土为病，究源本，这个"土"是有一定含义的。《尚书·洪范》讲："土爱稼穑。"可知稼穑者土之良能，宜稼宜穑者才谓土，不宜稼穑者，纵有土之貌，实无土之能。最早水火木金称"四象"，四象会合于中为土，故火金锻炼为土者，无生机；水木腐化为土者，有生机。无生机者不能成化，惟有生机者方能交感生成万物。引申言医，《内经》云："中央生湿，湿生土，土生甘，甘生脾。"又云："太阴之上，湿气治之。"太阴湿土即"稼穑"之土，无湿气之化则不成太阴，其土自无化生之能。提纲证言"太阴之为病"——"为"字，将病的根源完全写出，始终不离湿的本气，言"腹满而吐，食不下，自利益甚，时腹自痛"，即明确土位中宫，指脾而关联胃肠，则太阴"中见阳明"又知。足太阴经脉属脾络胃，手太阴经脉属肺络大肠，脾与肺一升一降，脾气升则能为胃行津；肺气降方可助大肠传导。一为湿土，一为清金，同谓太阴者，是以无金之清，不能成土之润，化源关系在此。而提纲证的太阴为病，所以言足经不言手经者，不是手太阴不主气化，旨在究本寻源，脾土不能散精则肺金无所输布，二者是母子关系。同时又突出湿气为病。故提纲以实在的证候示人规矩准绳，其大法治要，则"当温之，宜服四逆辈"是也。

太阴为病义概如此。至于针灸，当以提纲证为主，取中脘、脾俞、足三里、阴陵泉，针灸并施。再配治取脾经之五输穴，若见心下满，则取隐白；见身热则取大都；见体重节痛则取太白；见喘咳寒热则取商丘；见逆气而泄，则取阴陵泉，始合规律。这里是言规则，掌握了规律法则，实际运用便自可生出活法，而不是死板的公式。又手太阴肺经与手阳明大肠经相表里，取太渊则宜与偏历相配；足太阴脾经与足阳明胃经相表里，取太白则宜与丰隆相配，又统治太阴与阳明表里见证。

试举几例配治：

设太阴病，脉浮者，仲景用桂枝汤。若针治，可取大都、风府、商丘、列缺，祛风解肌。

设自利不渴者，以其脏有寒之故，仲景示"温之"一法。针灸可重灸足三里、内庭，补漏谷、地机，调中益气。

设太阳病误下见腹满时痛，仲景用桂枝加芍药汤；大实痛者，桂枝加大黄汤。针治可取脾俞、三阴交、后溪、委中，通脾络、调营卫；取公孙、上巨虚，理气调肠行滞。

设伤寒脉浮而缓，手足自温者，系在太阴，太阴当发身黄。针治，可主取公孙、腕骨以祛黄；若脾阳复振，至七八日见暴烦下利日十余行，是腐秽当去之故，可辅以中脘、天枢以助去秽。

观太阴篇后需注意胃气一节，强调脾胃为后天之本，安谷者昌，绝谷者亡。则用针须照顾全面，侧重脾胃调整。而其调整，又须按规则配穴。（详见太阴篇各节）

*** 第五节　少阴为病与配穴主治概要 ***

少阴包括手少阴心与足少阴肾。言少阴必合心肾，始能得其要领。心属火、肾属水，一为阳中之阳，一为阴中之阴，本是水火阴阳的上下两端。然二者是相辅相成，相制相约的关系。心为离火、居上，肾为坎水、居下，上下不交，未济之水火不能生化。惟水上滋以行阳，火下降以行阴，形成水火既济，则阴中有阳，阳中有阴，升降不息，生化无穷。称少阴者，因心为火脏，肾为水脏；心主血，肾藏精；二者皆具阴质，又皆不纯于阴。上滋之水乃水中之热所化，实际是气，以行阳用；下降之火，起亟藏阴，实际是血，以助阴为。故《素问·六微旨大论》云："少阴之上，热气治之。"热是体性，气是作用，"热气"二字点出了少阴根源，为少阴之真谛。所以，少阴心肾，肾为阴阳之根，病及少阴即病及阴阳之根。故仲景于少阴开篇，首揭"脉微细，但欲寐"六字，旨在强调少阴本热为病，这个奥义应当体会。微者肾阳虚，"热气"无力鼓荡；细者心血少，脉体不能充盈。言"微细"不言细微，这一前一后，大有分析，不能顺口滑过。且提纲从病情上强调一笔，曰"但欲寐"，一个"欲"字，道出虚阳内困，入而不出的阴盛阳衰病理，属少阴自身气化为病的反映。

少阴与太阳相表里，手少阴心经中络太阳小肠，足少阴肾经中络太阳膀胱，故中见太阳之气。少阴与太阳，一阴一阳、一里一表、一热一寒，这种在属性、部位、功能上的两两相对，正表明生理病理上是不可分割的整体。若少阴本热不充，必太阳寒水不化，因之表阳不固。观少阴全篇，言"脉微欲绝""脉微细沉""脉不至""脉不出"，或"烦躁四逆""不烦而躁""自利，复烦躁不得卧寐"等，均是从提纲脉证里生出的险候，这是构成少阴为病的主体。同时，还须注意，言少阴即讲水火，或病水，或病火，或水火同病。水无火济则泛，火无水滋则亢。若亢则心烦不眠，口燥咽痛，故少阴病治则有扶阳、育阴两方面，如通脉四逆、附子、真武为一类，黄连阿胶等为另一类。

至于针灸，则宜按少阴病提纲脉证配穴，即诊得脉微细，但欲寐与自利而渴，小便色白等证候，当于关元、气海二穴灸之，复于太溪、大陵二穴补之。若兼见心下满则取少冲而与涌泉相应；见身热则取少府而与然谷相应；见体重节痛则取神门而与太溪相应；见喘咳寒热则取灵道而与复溜相应；见逆气而泄则取少海而与阴谷相应，此乃前人留传之定法。若见本经与他经相联系之证候，则治以本经之穴为主，而与他经之穴配用。又手少阴心经与手太阳小肠经相表里，刺神门而与支正相配；足少阴肾经与足太阳膀胱经相表里，刺太溪而与飞扬相配，可统治少阴与太阳脏腑相通之病。

以下试举几例配治：

设少阴病见口中和，其背恶寒者，仲景言当灸之，并用附子汤主之。可灸大椎、膈俞、关元、气海，补元益火扶阳，输转脏腑精气。

设病少阴寒盛，反汗出亡阳，法当咽痛而复吐利。证属寒甚于下而火浮于上，当灸百会、命门，益命火消阴翳；复针列缺、照海，导浮火润咽喉。

亦可用原络配，取太溪、飞扬，令脏腑之气交贯，即由窦氏所谓"住痛移疼，取相交相贯之径"中取义。

设少阴病，始得反见发热，脉沉。仲景用麻黄附子细辛汤助阳解表。针治可取腕骨、通里，疏经解表；取太溪、飞扬，助阳和里为是。

设少阴病得之二三日以上，火无水制见心中烦，不得卧者，仲景用黄连阿胶汤滋阴降火。若用针，可取少冲、涌泉、照海、郄门为是。

设少阴病、咽痛者，可与甘草汤，痛甚者与桔梗汤。若用针，先点刺少冲、少商，复针照海、承浆，可泻火滋阴，利咽止痛。（详见少阴篇各节）

∗∗∗ 第六节　厥阴为病与配穴主治概要 ∗∗∗

厥阴包括手厥阴心包与足厥阴肝。厥者尽也，厥阴即阴尽之谓。阴寒之气将尽，春阳之气始生，则有东风解冻、草木生发之象。故厥阴者阴尽阳生，阴中有阳，禀春木之性，借风气之流荡，反映了阴阳消长进退的转折。风气善行，木性本直，厥阴风木必赖冲和之阳的调节，方能舒畅、条达。借以说明人体生理病理，则肝与心包，最为贴切。肝膈下连于肾系，借肾水的涵养，是为水生木，而肝主疏泄，性喜条达，故肝为风木之脏；心包为臣使之官，代心行阳，而肝膈上连心包，二者合为一经，又为木生火。故肝与心包的生理，确是"阴中生阳"，恰合厥阴本义。

《素问·六微旨大论》说："厥阴之上，风气治之，中见少阳。"厥阴与少阳为表里，手厥阴心包中络手少阳三焦，足厥阴肝经中络足少阳胆，通过经脉的属络，阴阳二气始得沟通，以成中见之化。胆附于肝，心包以三焦为通路，故肝与心包均内寓相火。相火冲和，风木不郁，则厥阴两脏方能敷布、条达，体阴而用阳，这个"阳"即是中见少阳之化，所谓"厥阴不从标本，从乎中也"。若厥阴为病，则风木失调，相火内郁，而为邪火，提纲证揭示的"消渴、气上撞心、心中疼热"，反映出木火交郁，肝气横逆，夹相火上冲，亢而无制的一面；同时"不欲食，食则吐蛔，下之利不止"，又反映出肝木夹水寒上逆，木克水侮，胃中虚寒的一面。这种上热下寒见证，正是厥阴生理特性在病理上的规律反映，故典型的厥阴病，既非纯寒，又非纯热，而是寒热混淆，阴阳错杂，则厥阴之治，当是阴阳兼顾，寒温并施。

观厥阴篇，厥证占有一定比重，或寒厥，或热厥，或厥与热往来交替等，虽不尽属于厥阴病理，但亦从不同侧面，反映了阴阳二气的消长进退，这对于认识厥阴病机是有辨证价值的。

至于针灸治疗，可先于厥阴两经针其要穴，如诊得厥阴病提纲证，取太冲、内关、大陵，平肝降逆，清火开郁；再取心募巨阙调水火之升降，胃合足三里和中益气、升清降浊等。随后取五输穴，斟酌配治：即若见心下满，则刺大敦而与中冲相应；见身热，刺行间而与劳宫相应；见体重节痛，刺太冲而与大陵相应；见喘嗽寒热，刺中封而与间使相应；见逆气而泄，刺曲泉而与曲泽相应。此为定法。又少阳与厥阴相表里，若兼表里两经见证者，用针于刺井穴之外，又宜兼刺两经之穴，如太冲兼配光明，或大陵兼配外关，令其阴交阳别、表里相通为是。总之，以厥阴经为主，兼见他经之证而配以他经之穴，《针经标幽赋》所谓"明标与本，论刺深刺浅之经；住痛移疼，取相交相贯之径"是也。

试举几例配治：

设病蛔厥者，仲景主用乌梅丸，又主久利。针治可取公孙、内关、中脘、期门，调和阴阳寒热。

设伤寒五六日，不结胸、腹濡、脉虚、复厥者，不可下。此为亡血，证属血虚致厥，针灸可取肝俞、章门、关元、巨阙，生血养血行阳。

设病手足厥寒，脉细欲绝者，仲景主用当归四逆汤；内有久寒宜当归四逆加吴茱萸生姜汤。若配穴可取关元、太冲（重灸），温经养血散寒；取中脘、足三里针灸，温运中宫除饮。

设伤寒误经大下，寸脉沉而迟，厥逆，下部脉不至，咽喉不利，唾脓血，泄利不止者，主用麻黄升麻汤。此为误下致上热下寒重证，可灸涌泉、大敦；针泻内关、太渊。一是温下寒，一是清肺热。

设下利，寸脉反浮数，尺中自涩者，必清脓血。若配穴，可针大陵、外关、合谷、太冲，清心包之热，调三焦之滞。

设厥阴病热利下重者，仲景主用白头翁汤。若配穴可取合谷、上巨虚、曲泉、阴谷，清热利湿，和血调肠。

设厥阴病干呕、吐涎沫、头痛，仲景主用吴茱萸汤。若配穴可取大敦、百会、中脘、足三里，温胃化饮，暖肝降冲。（详见厥阴篇各节）

总之，针灸治疗若能于脏腑经络气化之间贯通起来，则配用有方，始合规律。以上略举几项，聊示端倪，详见六经各篇。

第二章
经络学说指导针灸配穴

　　《灵枢·本脏》篇说："经脉者，所以行血气而营阴阳，濡筋骨，利关节者也。"说明人体气血循环不息，阴平阳秘，皮肉筋骨等组织获取源源不断的营养供给，这一生理过程正是经脉和络脉的运行发挥着重要作用。所以，经络学说是研究人体经络的循行分布、气化功能、病证表现，内属于脏腑、外络于肢节、沟通人体上下表里及其相互关系的学说。反映在病理上，如《素问·皮部论》云："凡十二经络脉者，皮之部也。是故百病之始生也，必先于皮毛，邪中之则腠理开，开则入客于络脉，留而不去，传入于经，留而不去，传入于府，禀于肠胃。"这里明确了邪气伤人的浅深，是由外入里，先从皮毛开始。因足太阳膀胱经是人体最长的一条经，行于脊背，为人体之藩篱，故感邪首当其冲。

　　张仲景正是按照这种先从皮毛开始发病与病传的最一般的规律，而把"辨太阳病脉证并治"作为开篇首先提出。"伤寒论"顾名思义，"伤"者伤于外也，所以这个"寒"不是泛泛地讲什么外邪，而是特指足太阳膀胱经受寒，而表现出"太阳寒水"为病（后有详述）——这样讲出话来才能掷地有声，落实到临床才能效若桴鼓。如果去掉经络这一客观物质存在，则"太阳病""太阳主表"就没有着落，"以太阳随经，瘀热在里故也"就不知所云，"当刺大椎第一间，肺俞，肝俞"更是皮之不存，毛将焉附？

　　《灵枢·刺节真邪》篇说："用针者，必先察其经络之虚实，切而循之，按而弹之，视其应动者，乃后取之而下之。"这就是说针灸在临床运用上与经络学说有不可分割的联系。针灸治病所用的腧穴是经脉流行出入的地方。

故不论在诊病辨证、配穴处方、操作手法等哪一方面，都不能脱离经络学说的指导。而在针灸配穴处方上，无论辨证取穴、循经取穴、按时取穴，或是子母配穴、夫妻配穴、同经配穴、异经配穴、子午流注配穴、灵龟八法配穴等，都是以经络为根据的。而在补泻手法中，如子母补泻、徐疾补泻、提插补泻、迎随补泻、呼吸补泻等，也都离不开经络的顺逆起止而施行。

《灵枢·九针十二原》篇云："欲以微针，通其经脉，调其血气，营其逆顺出入之会……"要明白这段话，必先了解十二经的循行方向，即手之三阳手走头，足之三阳头走足，足之三阴足走腹，手之三阴胸走手。所言"逆顺"，是指针刺时"逆经"或"顺经"而言，也就是施针手法中的"迎随补泻"。所言"出入"，是指十二经中阳经的"井、荥、输、原、经、合"和阴经的"井、荥、输、经、合"等六十六穴的出入而言。此乃十二经之要穴。古人将经脉的"出入"比作水的动态，《灵枢·九针十二原》篇云："所出为井，所溜为荥，所注为俞，所行为经，所入为合。""井"为水的源头，像地下涌出的泉水初出，以此形容脉气初发；"荥"为小水，刚出之水形成微流，脉气稍大；"俞"同输，有运输灌注之意，脉气较盛；"原"，所过为原，为脉气所过之处；"经"为长流，脉气流注，像水在河道中畅行流过一样；"合"为汇合，脉气深大，合流深入，如百川之汇合。

吾于临床治疗，根据疾病的变化，梳理病情，寻出病因，针对证候表现，找出"路线"（指十二经），循经按穴，用本经穴或与它经相联系的穴，随证治之，始合规律。通过针刺（或灸）的作用，达到"营其逆顺出入之会"而循行无阻，是谓经脉之气自此入脏而与诸经相会合也。《素问·皮部论》云："邪客于皮则腠理开，开则邪入客于络脉，络脉满则注于经脉，经脉满则入舍于府藏也。"这是讲病邪的由浅入深，同样以经络为载体而深入脏腑，导致脏腑功能的变化。如心病胸痛，肺病膺痛，肝病胁痛，脾病身体重痛，肾病少腹痛等。为医者，"察其所痛，左右上下，知其寒温，何经所在"（《灵枢·官能》），用针治疗，"必先察其经络之实虚，切而循之，按而弹之，视其动应者，乃后取之而下之"（《灵枢·刺节真邪》）。

✷✷✷ 第一节　针灸配穴的意义 ✷✷✷

　　针灸配穴，就是根据中医理论与治疗的基本大法和腧穴的穴性特点，采用穴位与穴位之间相互配合，互相佐使，而形成特效之功能。犹如处方药物的配伍分君臣佐使一样，针灸也是根据病人的主诉分析其主要病机，脉证合参，采用主穴（大多是恰当地选用特定穴之间的配合），辅以次穴。"论治"必先"辨证"，通过四诊分阴阳、辨表里、别寒热、定虚实，进而做出判断，提出治则治法。

　　指导针灸医生正确地辨证论治和正确地进行针灸配穴，这是本书的一个基本目的。中医大夫辨方证药证，以张仲景的《伤寒杂病论》为依据。针灸临床大夫方药辨证普遍不能算是强项，对《伤寒杂病论》辨证水准的掌握同样存在着不足，这就更要从《伤寒论》为我们提供的辨证思维进行理解，并且恰当地运用好针灸配穴，从而提高辨证论治水平。

　　如同药物处方治病一样，针灸配穴也要选取一些对病证有效的腧穴，根据病人体质的强弱灵活地辨证选穴，同样不能脱离经络学说的指导。方药治病是以药物的性能被人体吸收而产生效果。针灸是以针、艾为操作工具，通过激发人体经气的作用，疏通经络、调和气血，来帮助恢复人体生理功能，所以不能与处方用药的作用简单地等同。比如：药物麻黄发汗，桂枝解肌，大黄攻下，石膏清热，藜芦催吐；而用针，腧穴合谷既能发汗又能止汗；天枢既能泻下又能止泻；内关既能催吐又能止吐，既能治心动过速又能治心动过缓；针合谷、复溜，有汗则止，无汗则发；针足三里、三阴交、合谷、曲池、百会等穴，既能升压又能降压；泻三阴交补合谷可流产，反之可安胎。这是腧穴具有双向性、多向性之不同效应决定的。所以，不可能用方药的汗、吐、下、和、温、清、消、补来归纳。这是针灸的特点决定的。

　　针灸配穴必须掌握要穴，精简取穴。所谓"要穴"，就是用一穴多能的腧穴治病，执简驭繁，纲举而目张。在这方面，古人积累了丰富经验，编成了许多针灸歌诀，如"四总穴歌""马丹阳天星十二穴治杂病歌""井荥输原经合六十六穴歌"；急性病选取十六郄穴；筋、脉、骨、髓、脏、腑、气、血八类选取八会穴等，都非常精简，是为取穴宜精而忌繁的代表。

我一向认为，著述不在搜罗富有以多为胜，而要反博为约，执简驭繁，提纲挈领，才可通一毕万。针灸配穴取穴同样不在以多为胜，要力求少而精。《灵枢·小针解》篇强调的是"粗守形""上守神"，"粗守关""上守机"。《孙子兵法·兵势》所谓"凡战者，以正合，以奇胜"，"奇正相生，如循环之无端，谁能穷之哉！"针灸配穴需要有此种境界。在这方面，古代大医家给我们树立了榜样。如三国名医华佗，精于方药，处剂不过数种，心识分铢，针灸不过数穴，"佗针鬲"而立效曹操的头风病；战国时期的扁鹊仅针"三阳五会"一穴，使虢太子的"尸厥"立甦；东汉张仲景取风池、风府穴治疗太阳病，"刺期门"治妇人热入血室而"谵语"；唐代孙思邈治疗孕妇难产"泻三阴交，一穴救二命"等，这些都是取穴精简高效的佳话。

历代针灸歌赋中取穴少而精者，如《肘后歌》《玉龙赋》《席弘赋》《百症赋》《通玄指要赋》等，足资后人取法。比如《肘后歌》中的"头面之疾针至阴""腰膝强痛交信凭"，验之临床，点刺足太阳膀胱经井穴至阴，治疗感冒初起之风寒头重、头痛、鼻塞、目痛、生翳等颇效。原理是太阳主一身之表，足太阳膀胱经"起于目内眦，上额交颠"，"其直者，从颠入络脑，还出别下项"；足阳明经"起于鼻之交頞中，旁纳太阳之脉，下循鼻外"；交信属足少阴肾经穴，少阴经"上腨内，出腘后廉，上股内后廉，贯脊，属肾络膀胱"，所以刺交信穴治疗腰膝痛颇效。

在取穴少而精这一点上，我们以《伤寒论》为例，做具体分析。《伤寒论》第148条："妇人中风，发热恶寒，经水适来，得之七八日，热除而脉迟身凉，胸胁下满，如结胸状，谵语者，此为热入血室也，当刺期门，随其实而取之。"这条经文是一个病案：某女，患太阳中风表虚证赶上来月经，一周后表证已解。但由于月经期间血室空虚，表邪乘虚而入形成"热入血室"证候，突出的表现就是胸胁下胀满，进而病情加重而谵语。这是个急症，仲景首先选择用针刺救急，随证之实而取穴救治，因病在血分而出现脑系的精神症状，仲景针刺肝经募穴期门以泻其实。我们从针灸的角度分析：期门是肝经募穴，还是足厥阴、足太阴与阴维脉交会穴。"募"穴是脏腑经气聚集在胸腹部的腧穴，募为阴，是阳病行阴的重要处所；"俞"穴是脏腑经气输注于背部的腧穴，俞为阳，是阴病行阳的重要位置。《素问·阴阳应象大论》云："善用针者，从阴引阳，从阳引阴。"仲景针泻期门穴，正是阳病针刺腹募来调整经气的虚实而引邪外出，是为"从阴引阳"的治疗法则。再从经络和气化角度看：足厥阴肝经"过阴器、抵小腹""上出额、与督脉会于颠"，肝主藏血。表邪化热侵入肝脉，在下"热入血室"（厥阴主阖之故），在上热在血分循经犯脑而见"谵语"。仲景仅用此期门一穴来救治热入血室之谵语证，为我们树立了取穴少而精的典范。

　　总之，针灸配穴讲究少而精，具体用何种配穴当视病情而定。需要强调的是，留心某些经验穴的使用，并不是说就可以代替针灸配穴法则的。换言之，不是简单的某穴一定医某症，或某症一定针刺某穴的单纯穴位观点，必须在四诊辨证的基础上谈针灸配穴问题，在针灸配穴的治疗原则下考虑经验穴的使用。古人讲"无规矩无以成方圆"，要立下针灸配穴这个规矩，练好基本功，养成习惯，用时"脱颖而出"。即《内经》所谓："神而明之，存乎其人。"

*** 第二节　针灸配穴的原则 ***

　　针灸是通过针刺或艾灸腧穴的形式来治病的，这就涉及针灸配穴的原则问题。针灸是门注重操作性的技术，手法多种多样，但不出补泻两端，而临床上的补泻针法是根据八纲来运用，阳证多表、实、热，阴证多里、虚、寒。表里指受邪部位的浅深言，如病在经络属表，病在脏腑属里；虚实指正气与病邪的强弱言，是决定针灸补泻的关键；寒热指病性，寒证表现为阳气的衰减，如畏寒蜷缩、喜温喜按、肢冷便溏等，热证表现为火热亢盛或津液不足，如面红目赤、大渴饮冷、恶热喜凉等。一般原则上，三阳证用针而宜泻，三阴证用灸而宜补。当然，临证中具体情况比较复杂，虚实寒热错杂，甚至真寒假热，或真热假寒者，必须详细辨证求因，分经推究经络属性，运用八纲辨证。如病在表，针宜浅刺；病在里，宜深刺；体虚而又必须用针者，宜少针轻刺，多灸；体壮邪气盛者，宜多针重刺，少灸；沉寒痼冷者，少针多灸，深刺久留；阳热壅盛者，刺络放血或浅刺疾出，不留针等。

针刺的原则，《灵枢·九针十二原》篇云："凡用针者，虚则实之，满则泄之，宛陈则除之，邪胜则虚之。"而灸法的原则是："寒者温之，虚者补之，陷下则灸之。"凡是实证、热证及阴虚发热证均忌灸。《伤寒论》有明训："微数之脉，慎不可灸，因火为邪，则为烦逆，追虚逐实，血散脉中，火气虽微，内攻有力，焦骨伤筋，血难复也。"

病证有轻有重，原发继发，症状表现有主有次，则针灸当分标本缓急。《素问·标本病传论》云："知标本者，万举万当；不知标本，是谓妄行。"明察标本很重要。标本是个相对的概念，以脏腑经络言，则脏腑为本，经络为标；以患病的先后言，则先病者为本，后病者为标；以治病的规矩言，急则治其标，缓则治其本；以治法与疾病的关系言，有病在标而刺其本、病在本而刺其标的逆刺法，有病在标即刺其标、病在本即刺其本的从刺法。认识了标本与逆刺、从刺法的分别，治疗时就可以考虑应取哪一条经络，宜用深刺或浅刺哪一种手法，可权其轻重，量其缓急，来进行治疗。

在一般情况下，应根据"治病必求其本"的原则，先治疗本病，后治标病。因本病多属原发病，标病多是由本病变化派生而来，本病得不到控制，则标病亦不能解除，即使暂时缓解，亦不能根治。然而在标病相当急迫，不先解决很可能导致病情危重的情况下，宜"急则治其标"，比如《素问·标本病传论》中明确指出："先热而后生中满者治其标……小大不利治其标。"腹胀满与大小便不通，虽属后生之标病，但因胃肠乃受盛、化物与传导的要道，"六腑以通为顺"，如果闭塞不通，必生他变甚至危及生命，所以必须先通利大小便，急则治标。大小便通利，则中满可除，进而热降神清，为下一步治疗本病创造了条件。

对于患有多种慢性病又体质虚弱者，应精简取穴，抓主证治疗。切忌繁复取穴，多病同治，会引起病人疲乏不堪，加重病情。例如：患者原有慢性肾病，症见腰膝酸软，精神困顿，畏寒肢冷，舌淡，脉沉细弱。辨证：肾阳不足，命门火衰。治法：温补下元灸法操作，取肾俞、关元以治本。但若出现脾肾两虚，土不制水，水湿泛滥，见不思饮食、小便不利，甚则周身浮肿，当急则治其标，取三焦俞、水道、三阴交、阴陵泉，利水化湿以治标。若更因感受外邪，见咳逆气喘、泛恶欲呕等水寒射肺的症状，是为标本俱急，随取列缺、中脘、关元、阴陵泉，宣上导下，温阳化气利水，是为标本同治。

再举一例：原有脾胃病，脘腹隐痛、纳少便溏，取脾俞、胃俞、中脘、足三里，温运中宫以治本；值感冒后宜先解表以治标。这就是有缓急之分，若置表证于不顾而仍施温补，则易闭门留寇，表邪凝滞，使中焦脾胃纳化更为不利，人为造成病情复杂。还有如初起感冒，寒邪直中即见腹泻下利，表邪内陷，则须先取大肠俞、天枢、上巨虚、下巨虚等穴，急当救里，待泻利止后再行解表；若感冒久延，肺脾俱虚，见干咳少痰、形瘦、纳呆、便溏等，当培土生金，肺脾同治，取太渊、肺俞、脾俞、足三里等穴调治。

*** 第三节　论针刺得气与补泻手法 ***

一、针刺得气的意义

针刺得气的意义，《灵枢·九针十二原》篇说："刺之而气不至，无问其数。刺之而气至，乃去之，勿复针……气至而有效；效之信，若风之吹云，明乎若见苍天。"《针经标幽赋》引申其义说："气速至而速效，气迟至而不治。"凡此足以说明候气的重要性。

针刺必须得气而有效，所谓"得气"，就是医生运用各种针刺手法，致使针下产生经气传导的感应，也叫气至，现在临床一般称"针感"。如果针感向远处传导叫作"感传"。得气的表现分医、患两方面来看。在医者言，会感到针下沉涩而聚，如《针经标幽赋》所说："轻滑慢而未来，沉涩紧而已至。"并形象地比喻说："气之至也，如鱼吞钩饵之浮沉，气未至也，如闲处幽堂之深邃。"这是讲进针后，通过手法的操作，以求达到某种针感。如觉针下虚滑，必须持针留捻，或留针片刻再捻，至觉针下沉涩，是谓得气之候。然后可根据脉证的不同而施行补泻手法。从患者言，经气已至就是针刺引起患者机体组织的一种即时性反应，如感觉酸、困、沉、重、胀、热、凉、烧灼、麻木、触电样传导感等。

得气是针刺取效的关键，也是判断体质强弱、正邪盛衰、施行补泻手法的标志。一般情况下，只要机体的神经系统反射正常，取穴准确，深浅适宜，手法得当，针刺时就会发生气至现象。《素问·宝命全形论》曰："凡刺之真，必先治神，五脏已定，九候已备，后乃存针……手动若务，针耀而匀，静意视义，观适之变，是谓冥冥，莫知其形，见其鸟鸟，见其稷稷，从见其飞，不知其谁，伏如横弩，起如发机。"是说针刺气至之时，好像鸟一样集合；气盛之时，好像稷禾之繁茂；气之往来，正如见鸟之飞翔，无从捉摸其行迹的起落。故用针之法，于气未至时当留针候气，如横弩之待发；气至后，当迅速起针，如弩箭疾出。候气的意义既然如此重要，针刺手法就是根据脉证的不同，施以"虚则补之，实则泻之"。

总之，得气迅速则疗效较好；若得气慢或不得气则疗效较差，甚至无效。针刺能否取效，得气是关键。

二、针刺补泻手法

针灸之要，首在配穴，配穴之要，尤重手法。古今研究手法者，其说不一，然掌握其重要关键，不外补泻两端。《灵枢·九针十二原》篇指出："凡用针者，虚则实之，满则泄之，宛陈则除之，邪胜则虚之。"意即虚证用补法来充实；实证用泻法来疏泄；有邪瘀滞的就当除去；邪气偏盛的就要削弱它。《金针赋》曰："观夫针道，捷法最奇，须要明乎补泻，方可起于倾危。"这都充分说明了针刺补泻的重要。大凡补法针刺宜轻宜浅，泻法针刺宜重宜深，故《难经·七十六难》说："当补之时，从卫取气；当泻之时，从荣置气。"

这里所说的荣卫，是指部位的深浅。大凡针刺能促进人体衰减的机能恢复和提高的手法即是补法；反之，能祛除病邪，使机体摆脱病理性亢进状态，从而恢复生理之常的手法即是泻法。

补泻手法的种类繁多。归纳总结不外两大类：单式手法与复式手法。单式手法中临床常用的，主要有迎随补泻法、提插补泻法、捻转补泻法、呼吸补泻法、徐疾补泻法、开阖补泻法六种。复式手法主要有阳中隐阴与阴中隐阳法、烧山火与透天凉法、苍龙摆尾法、白虎摇头法、龙虎交战法、赤凤摇头法等。这方面历代针灸医家多有论述，此处不赘。

我过去带毕业生实习时曾多次说过：针刺补泻手法一定要经常练习，熟练掌握。补泻不明，何似盲人瞎马乎？这里仅就个人临床体会常用的五种补泻手法，因其疗效显著做一简单介绍，愿与同道交流：

（一）迎随补泻及其用法

用针之法，多本诸经络之顺逆起止。迎随补泻，即顺其经之去路随而济之是谓补；逆其经络之来路迎而夺之是谓泻。进针后，虚证是顺着该经气血的走向转针，即随而济之；实证是逆着该经气血的走向转针，即迎而夺之。同时还需要视其病证的虚实来分别针刺的先后。《灵枢·终始》篇说："阴盛而阳虚，先补其阳后泻其阴而和之；阴虚而阳盛，先补其阴后泻其阳而和之。"大意是：阴经太过则阳经不及，阳经太过则阴经不及。太过是实，宜泻；不及是虚，宜补。但补泻的先后是先补而后泻。阳虚当先补阳，而后泻阴以和之；若阴虚当先补阴，而后泻阳以和之。

欲知迎随之补泻，先明经络之逆顺。手之三阴，从胸走手；手之三阳，从手走头；足之三阳，从头走足；足之三阴，从足走腹。针下之时，随其经脉长短，以息计之，取其气至病所为度。逆顺既明，左右当分，左手阳经与右手阴经同法（逆时针）；左手阴经与右手阳经同法（顺时针）；左足阴经与右足阳经同法（逆时针）；左足阳经与右足阴经同法（顺时针）。手足之外，胸背各异，左为阳，为升，为呼，为出，为提，为男子之背；右为阴，为降，为吸，为入，为插，为男子之腹。女子者反之。医者刺手（右手持针）拇指之前后捻转依经脉之逆顺而行补泻，亦当分男女，男子左手阳经，以医者拇指前捻为补，向后为泻，阴经反之。左手阳经与右足阳经同法，阴经反之。男左（左手右脚）女右（右手左脚），开始时均以左右交叉掌握为便。人体之经络，上下一贯，周而复始，循环无端，左与右不同，胸与背有异，男女上下，凭腰分之。

（二）呼吸补泻及其用法

呼吸补泻，即呼气时进针，吸气时出针为补；吸气时进针，呼气时出针为泻。《针经标幽赋》云："补泻之法，非呼吸而在手指。"其意当是，完善的补泻手法，不但要注重呼吸，而且要讲究手指的配合。是呼吸与手指并重，而呼吸尤在补泻之先也。然学者遂以为补泻之法，是专用手指，而不在呼吸。致此手法，得其妙用者盖寡。临床上，我常手指与呼吸同时并用而施补泻，解决偏盛偏虚之疾甚多，今不揣谫陋，介绍于下：

当补之时，候气至病所，更用生成之息数，令病人鼻中吸气，口中呼气，病家自觉温热；当泻之时，令病人口中吸气，鼻中呼气，病家自觉清凉。余初以为语多夸诞，非敢信以为真，及运用在临床上，始知其法确切不移。又如少阳病寒热往来，头晕目眩，目赤耳聋，胸下痞满，郁郁微烦。此等证候，手法用补泻兼之呼吸，其人便蒸蒸而振，发热汗出而解。临床时呼吸出入与补泻手法必须同时并用，收效始大。其手法操作，比如左手阳经，针合谷穴而用泻法，令病人口中吸气，鼻中呼气，医者左手按穴，右手下针，食指向前，拇指后退，紧提慢按，徐进疾退，以得气为度；用补法，令病人鼻中吸气，口中呼气，医者左手按穴，右手下针，拇指向前，食指后退，慢提紧按，疾进徐退，以得气为度。

以上所言迎随、呼吸两法，用针在腹部时，宜用呼吸补泻；在四肢时，宜用迎随补泻。

（三）捻转补泻及其用法

此法的要领是将针捻动，依前捻后捻之次数而定补泻。常与疾徐、提插同时运用。故凡"龙虎交战""龙升虎降""子午捣臼""阴中隐阳""阳中隐阴"等复合式补泻手法，均是依捻转阳九、阴六之数而定的。

《灵枢·官能》篇提出"补必用方，泻必用圆"的操作方法。元·窦汉卿在《针经指南》中论述道："捻针之法有左有右，何谓之左？何谓之右？答曰：以大指次指相合，大指往上进，谓之左；大指往下退，谓之右。"这是除《内经》外最早最明确记载的捻转补泻手法。即拇指、食指捻转针体，拇指往上（外）推，顺时针捻转针体为补；拇指往下（内）退，逆时针捻转针体为泻。至于"捻针之法有左有右"，正如《素问·阴阳应象大论》所云："左右者，阴阳之道路也。"阳气行于左，阴气行于右，针刺捻转时，拇指往上，顺时针左转从阳，是为补；拇指往下，逆时针右转从阴，是为泻。

可见捻转补泻，一是按照经脉的循行顺逆走向，顺经而转，随济补其不足；逆经而转，迎夺泻其有余；一是拇指捻转的上推（顺时针转动）与下退（逆时针转动）操作，即左转顺阳为补，右转逆阴为泻。

临证中当与呼吸补泻配合运用，如用补法，男子针向左转随呼为补（左转属阳，呼气进针）；如用泻法，针向右转随吸为泻（右转属阴，吸气进针）。女子反之。若结合提插补泻，则针左转插之为热为补；针右转提之为寒为泻。同样是"阳下之为补，阴上之为泻"的道理。

（四）提插补泻及其用法

此法施针的要领是依腧穴之深度分为天、人、地三部。提者，自地部提至人部、天部；插（按）者，自天部插至人部、地部。紧提慢按谓之泻，可祛邪盛气滞之病而引阴外出，因此有清凉之感，为泻法；紧按（插）慢提谓之补，可补真元之亏虚，能导阳内入，阳气充实于腠理而有温热之感，为补法。

《难经·七十八难》云："得气因推而内之是谓补，动而伸之是谓泻。"推而内，即重插推阳入内（紧按慢提），是为补法；动而伸，即引提而提阴外出（紧提慢按），是为泻法。提插补泻法，也叫浅中深补泻法，古人称为"三才法"。此法操作有两种：一是升阳法，即将针刺透皮后直接刺入要求之最深层，然后分三次做阶梯状的提出；二是降阴法，针刺透皮后分三次做阶梯状刺入，由皮肤浅层至中层，再至肌肉的深层，最后由肌肉深层迅速提至皮下并出针。

总之，提插补泻以"紧按"（推而内之）为补，使阳气固秘（下阳）；以

"紧提"（动而伸之）为泻，使病邪宣散而出（上阴）。

（五）烧山火与透天凉法

歌云："烧山之火能除寒，一退三飞病自安，始是五分终一寸，三番出入慢提看。"余善用此法，取热之效应甚为迅速，常反复 1～2 次即得。

歌云："透天凉法能除热，一进三退冷冰冰，吸气一口鼻出五，须臾热毒自然轻。"此法与上法恰成一对，上法为补，此法为泻。

1. 烧山火施术法　先浅后深，凡九阳而三进三退，慢提紧按，热至，紧闭插针，以疾徐、提插、九六、开阖四法的补法为主，配合捻转法的补法组成。操作程序是：先进针至天部（腧穴深度的上 1/3 处），慢提紧按 9 次，按针时左转；次进针至人部（腧穴进度的中 1/3 处），提插，捻转如前数；再进至地部（腧穴深度的下 1/3 处），施术同前；然后从地部一次退至天部，这样为一度。反复三度，倘热至，出针揉闭孔穴。如无热感，可反复再施，直到热至。

2. 透天凉施术法　以徐疾、提插、九六、开阖四法的泻法为主，配合捻转法的泻法组成。先深后浅，用六阴而三出三入，紧提慢按，徐举针。操作程序是：进针直至地部，在该部紧提慢按六次，提针时右转；次退至人部，同前提插，捻转六次；再退至天部，亦同前法施术；这样一进三退，称为一度。操作三度，若凉生，则可出针，并摇大其孔，不闭其穴。如无凉感，反复再施，直至凉生。

如果三度施术目的未达时，结合 10～15 分钟的留针，往往可以提高疗效。留针在烧山火与透天凉的意义，正如《灵枢·终始》篇所说："刺热厥者，留针反为寒；刺寒厥者，留针反为热。"烧山火法能补益经络脏腑之元气，治疗一切虚寒性疾患；透天凉法能疏泄偏盛的阳气和病邪，可治疗一切实热性疾患。例如，胃寒腹痛，针中脘、足三里穴用烧山火法，使胃脘部有温热的感觉，腹痛立愈。再如急性结膜炎所致结膜和眼睑的红肿热病，针中封穴施透天凉手法，患者不仅足踝部有凉感，而且眼部亦有清凉的感觉，此时症状减轻，病可速效。

针刺手法直接关乎疗效已不言而喻，其与针灸配穴相提并重。若能熟练掌握、灵活运用补泻手法，临床自能通权达变，左右逢源。

第三章
针灸配穴五纲二十五则

前已述及，经络学说指导针灸配穴。配穴是针灸治病的处方，根据病情来辨证识机，在其所属或相关经络上选穴处方。"工欲善其事，必先利其器。"针灸配穴是针灸治病的重中之重，本章联系历代前贤宝贵的配穴经验，结合本人临证体会，总结归纳出用针配穴的五大纲要，共计二十五法则，现简述如下：

*** 第一节　按照体表部位对应关系配穴 ***

一、局部与邻近配穴法

即在病痛的局部和邻近的部位取穴，是最为简单直观的取穴法。多用于局部症状比较明显者。对于各种急、慢性疾患或体内深部病患均可单独使用，也可配合应用。临床多用于经脉、经筋、组织器官、四肢关节等部位的病痛。如：腹痛腹泻，取天枢、气海；头痛，取百会、太阳、风池；眼疾，取精明、攒竹、丝竹空、瞳子髎，或取内迎香、球后穴等；脚气取悬钟；胃病取中脘、梁门等。所谓邻近取穴，即在患处的邻近部位选穴，如眼疾配风池穴，遗尿配次髎穴，胃痛配章门穴，鼻炎针迎香配合谷，膝关节痛针内、外膝眼配足三里、阳陵泉等。此外，病患局部属于禁针处，或患处红肿溃破不宜进针者，如果需要针刺，可在邻近部位取穴。

二、远道配穴法

远道配穴法，即根据经络学说，在距离病痛较远的部位取穴的方法。如：背痛取人中、委中，腰痛取昆仑，胃痛取公孙、内关、足三里，肩关节寒痛不得抬举取条口透承山（烧山火手法），阑尾炎取阑尾穴或上巨虚，脱肛或阴挺灸百会穴，催产或流产取至阴，落枕取后溪或绝骨，牙痛取合谷、二间，胆囊炎或胆结石取胆囊穴等。此外，前人还有"上病下取，下病上取""左病取右，右病取左""背痛取腹穴，腹痛取背俞，中痛旁取"等。历代针灸医家以歌赋的形式留下不少远道取穴的宝贵经验，如《肘后歌》载："头面之疾针至阴，腿脚有疾风府寻，心胸有病少府泻，脐腹有病曲泉针。"他如阴经的荥输主五脏病，阳经的荥输主六腑病，均属远道取穴范围。

此外，明代针灸家徐凤在《针灸大全》中载有《四总穴歌》："肚腹三里留，腰背委中求，头项寻列缺，面口合谷收。"这些是经过反复验证后筛选的特效穴，后人根据实践所得又增添了内关、阳陵泉、三阴交、太冲穴等四穴，可称为"八总穴"。这些穴位都在肘、膝以下，属远道取穴，既安全又高效，很值得学习。

三、同肢相合配穴法

同肢相合配穴法，即取同一侧上肢或下肢的穴位，两穴相互配合的取穴法。

以《马丹阳天星十二穴主治杂病歌》配穴为例，其曰："三里、内庭穴，曲池、合谷接。委中配承山，太冲、昆仑穴。环跳与阳陵，通里并列缺……"此十二穴分成六对配穴，具体如下：

足三里配内庭穴——主治胃脘冷痛、肠鸣泄泻、腹胀、腿肿膝酸、虚损羸瘦、四肢厥逆、咽痛、隐疹、牙痛、疟疾等；

曲池配合谷穴——主治肘关节屈伸不利或弛缓不收、肘中痛、喉闭、热病头痛、遍身风疹、面肿牙痛、鼻衄、口噤不开、疟疾寒热等；

委中配承山穴——主治腰痛、痛引脊背，膝关节肿痛，筋急酸痛，风痹证，痔疮，便秘，脚气，霍乱转筋等；

太冲配昆仑穴——主治脑中风、口眼歪斜、小儿惊风、癫痫、头痛、目赤肿痛、眩晕、失眠、女子崩漏、男子疝痛、肝胆疾患、头痛项强、肩臂拘急、转筋、腰骶痛、足跟痛等；

环跳配阳陵泉穴——主治腰痛不可转侧、胯痛膝屈、下肢湿痹、小腿痉挛、麻木冷痹、口苦呕恶、黄疸胁痛等；

通里配列缺穴——主治暴喑、喉肿咽痛、懊恼、心悸怔忡、失眠、舌强不语、腕关节痛、偏头痛、痰壅喘咳、口噤不开、风痹麻木等。

以上配穴，若能辨证准确，恰当施用补泻手法，多能应手而效。

四、上下肢相应配穴法

上下肢相应配穴法，即上、下肢同时取穴，使其对脏腑的调整作用互应。细分为三：

（一）脏腑原穴上下相配法

如合谷配太冲，谓之"开四关"，一为手阳明大肠经原穴，一为足厥阴肝经原穴，原穴是脏腑真气输注于经络的穴位，两相配合，激发脏腑真气；对于实证、热证，有清热、镇静、醒脑、缓挛急之功，适用于手足、面口、目疾等病证。

（二）同经上下配穴法

如合谷配足三里，同属阳明经，同气相求，补泻配合，调理胃肠、缓解痉挛而止痛，效果很好；后溪配昆仑，同属太阳经，主头痛项强、落枕颈痛、腰骶疼痛立效；合谷配内庭，同属阳明经，针刺牙痛立止等。

（三）八脉交会上下相应取穴法

交会，有交接会合的意思。即取十二经脉与奇经八脉相交会的八个穴位的主客配穴法。这八个穴位因其特殊的经脉关系，其治疗范围极其广泛而高效，确是执简驭繁、纲举目张的上乘配穴法。简述如下：

公孙、内关，合于胸、心、胃，凡属循环、消化，及精神疾患均可针之，以内关为主，公孙应之为客；或公孙为主，内关应之为客；

后溪、申脉，合于目内眦、颈、项、耳、肩膊，如太阳病头痛项背强几、体痛呕逆等，针后溪为主，申脉应之为客；或以申脉为主，后溪应之为客；

外关、足临泣，合于目锐眦、耳后、颊、颈、肩，如少阳病往来寒热、胸胁苦满、偏头痛、目疾等，针外关为主，以足临泣应之为客；或先针足临泣为主，以外关穴应之为客；

列缺、照海，合于肺系、喉咙、胸膈，如上感咽痛、扁桃体肿大，或慢性咽炎之咽干、咽堵、胸痛、咳痰或干咳、膀胱咳等，针用照海为主，以列缺应之为客；或以列缺为主，照海应之为客。

此八穴主客相应配穴法，或左右交叉用之，或四肢共用，但视其病情虚实而定。即实证宜交叉配穴而用泻法，虚证宜四肢配穴而用补法。

五、左右配穴法

左右配穴法，即根据外邪所犯经络的不同部位，或左右双穴同取，或左病右取、右病左取的一种配穴法。

左右双穴同取，即诊得同等之病，择其左右相同之穴双用，而且是针对全身性的某些症状，结合腧穴功能的某些特异性的一种配穴法。如胃痛取足三里（双侧），妇人痛经取三阴交（双侧），痢疾针天枢（双侧）、足三里（双侧）、大肠俞（双侧）；尿潴留针关元（灸）、中极（灸）、阴陵泉（双侧）；发汗泻合谷（双侧），补复溜（双侧），反之可止汗等。

此外，左右配穴法还包括机体一侧有病，于另一侧进行针刺治疗，即《灵枢·官针》篇所谓："巨刺者，左取右，右取左。"《素问·缪刺论》云："邪客于经，左盛则右病，右盛则左病……必巨刺之。"即左脉过盛往往伴随身体右侧病患，右脉过盛则伴随身体左侧病患，可采用右病左取或左病右取的巨刺配穴法。巨刺主治经脉为病，缪刺主治络脉为病，故巨刺者刺其经穴，缪刺者刺其络穴。此配穴法适用于邪犯经络为病者，如风中经络的偏瘫、口眼歪斜，部分肢体运动障碍见一侧疼痛或麻痹不遂者，部分神经疾患如三叉神经痛、面肌痉挛、坐骨神经痛等，均可详辨脉证后，采取病左针右或病右针左的具体配穴法。

六、对症治疗配穴法

此法临床应用极为广泛，是最普遍的一种针治法。适用于全身症状明显而病机相对单一者。如外感发热取大椎配合谷、曲池，解表清热；血虚或有慢性出血症状，取膈俞，针用补法；阴虚盗汗者，取阴郄配复溜，滋阴清热止汗；咳嗽痰多针丰隆穴，痰中带血加尺泽穴，咽痒干咳加天突、廉泉等；脾胃虚弱取中脘、神阙、足三里，小便不利加阴陵泉、水分等。或病人主诉腰腿疼痛，问诊得知素有慢性腹泻病史，取穴当照顾全面，可对症选环跳、中髎、阳陵泉配合谷、足三里；而对于慢性胃肠疾患易便溏者，对症取中脘、足三里、天枢、上巨虚、下巨虚等，要兼顾扶正。

七、内外呼应配穴法

内外呼应取穴法，即取一穴，以与之内外相对应的穴位配用，有利于阴阳经气相通，促进局部气血调和的一种配穴法。如昆仑（膀胱经）配太溪（肾经），补肾通经脉，治小腿或足的痉挛、足跟肿痛，有舒筋止痛功效；内关（心包经）配外关（三焦经），祛风通络蠲痹，治疗肘臂挛痛；人中（督脉）配风府（督脉），总督诸阳，对脑部的作用偏大；阴陵泉（脾经）配阳陵泉（胆经），舒筋活络，利水消肿，主治膝关节肿痛；关元（任脉）配命门（督脉），阴阳脉相贯相通，对慢性虚弱腰痛疗效明显；曲池（大肠经）配少海（心经），祛风通络且行血脉，对肘关节劳损、屈伸不利效果良好；同理，对肩关节劳损或风湿痹痛，症见抬举困难者，针肩髃（大肠经）配极泉（心经），通利关节、畅通血脉疗效明显；绝骨（胆经）配三阴交（脾经），调和气血阴阳，壮骨生髓，为营养强壮配穴之一。

八、前后深浅配穴法

前后深浅配穴法，即在同一上肢或下肢，取两个穴位，一前一后，一是深刺，一是浅刺，从而使肢体向头部或躯干部的经气疏通作用更强烈些，范围更广泛些。如调理脾胃疾患，取足三里配三阴交，至于针刺的深浅，还必须结合病人体质与脉象，足三里的针刺深些针感强些，三阴交相对针刺浅些针感弱些，取阳生阴长之义。同样是曲池配合谷，治疗肩痛抬举困难，针曲池宜斜刺、深刺，使针感直接放射至肩部，再配合谷以助之；而治疗头面热证，则两穴一深一浅，针用泻法，清热泻火。实践证明，配穴相同，由于具体穴位针刺深浅的不同，则疗效会有明显的差别。但必须辨证准确，恰当针刺，勿犯虚虚实实、损不足益有余之忌。如《灵枢·官针》篇所说："疾浅针深，内伤良肉，皮肤为痛；病深针浅，病气不泻，支为大脓。"谨记。

＊＊＊ 第二节　按照经络循行特点配穴 ＊＊＊

一、背部中枢与远隔部位配穴法

背部中枢与远隔部位配穴法，即取督脉或旁开的各俞穴与四肢的一定穴位相配，会明显提高疗效。如治疗颈、胸、腰椎及背部肌肉酸痛沉重等，取大椎（督脉）、天柱（足太阳）、肩井（足少阳）、肩中俞（手太阳）、后溪（手太阳）相配；治疗胃肠疾患伴呕恶头疼，取至阳穴（督脉）点刺拔罐，有选择地配合脾、胃、大肠、小肠各俞穴（均为足太阳经之背俞穴），远隔取足三里（足阳明）、上巨虚（足阳明）等，可立见效果；治疗坐骨神经痛，取命门（督脉）、八髎穴（足太阳），配合环跳（足少阳）、足三里（足阳明）、阳陵泉（足少阳），效果好转稳定；下肢冷痛取命门（督脉）、肾俞（足太阳），配合阴陵泉（足太阴）、血海（足太阴）等；若形似疟，往来寒热，取大椎、身柱、至阳（均为督脉穴），配合间使（手厥阴）、外关（手少阳）、足临泣穴（足少阳），效果明显。

二、表里原络配穴法

表里原络配穴法，即十二经原络配穴法。即先取本经的原穴，再取与本经互为表里经的络穴相配。如热邪上壅所致的头痛、面赤、痤疮、牙龈肿痛、鼻衄等，先针手阳明大肠经原穴合谷，继配以手太阴肺经络穴列缺，则能疏通瘀滞，协调脏腑表里两经以清泻热壅。

十二经脉各有一个原穴，"原"即本源、原气之意，是脏腑原气经过和留止的部位，代表着本脏腑的原气盛衰和变动情况。六阳经各有一原穴，六阴经无原穴，而以输穴代替原穴。

络脉是十二经脉行于四肢肘膝以下旁而支出的一条脉络，较经脉短而浅。所以，络穴的"络"，即联络之意，联络表里两经、沟通阴阳之间，从阴走阳，从阳走阴，因而强化了十二经的整体循环。

自编十二经原络配穴歌诀：

> 肺原太渊络偏历，大肠合谷列缺取；
> 胃原冲阳络公孙，脾原太白丰隆记；
> 心先神门后支正；小肠腕骨与通里；
> 膀胱京骨配大钟，肾原太溪飞扬去；
> 心包大陵配外关，三焦阳池内关连；
> 胆原丘墟配蠡沟，肝原太冲光明天；
> 原络相配功力大，表里连通百病蠲。

现将十二经脏腑表里原络配穴归纳如下（见表1）：

表1　十二经脏腑表里原络配穴表

	脏腑		腑脏		脏腑		腑脏		脏腑		腑脏	
	里表		表里		里表		表里		里表		表里	
	肺与大肠		胃与脾		心与小肠		膀胱与肾		心包与三焦		胆与肝	
原穴	太渊	合谷	冲阳	太白	神门	腕骨	京骨	太溪	大陵	阳池	丘墟	太冲
络穴	列缺	偏历	丰隆	公孙	通里	支正	飞扬	大钟	内关	外关	光明	蠡沟
	手太阴	手阳明	足阳明	足太阴	手少阴	手太阳	足太阳	足少阴	手厥阴	手少阳	足少阳	足厥阴

三、标本根结配穴法

清·张志聪云:"根结者,六气和六经之本标也……根者,经气相合而始生;结者,经气相将而归。"《灵枢·根结》篇云:"奇邪离经,不可胜数,不知根结,五脏六腑,折关败枢,开阖而走,阴阳大失,不可复取。"表明不懂得经穴根结标本的意义,不审察三阴三阳开、阖、枢深浅出入的作用,以致机关折损,枢纽败坏,表里开阖失职,精气走泄不藏,则体内阴阳之气就会受重大的损失,以至于不可恢复。"根"指四肢末端足六经的"井穴";"结"指头、胸、腹部位,即《针经标幽赋》所谓的"四根三结"。标本根结取穴法在临床应用上有广义、狭义之分:

广义是指五输穴的具体应用,即取四肢肘、膝以下的"本"部与头、胸、腹的"标"部的对应配穴:如取合谷、内庭、足三里配迎香、上星,治疗鼻塞、鼻衄等头面病;取少商、合谷、照海配天突穴,治疗咽喉病;取足临泣、外关、中渚配听会、翳风穴,治疗耳聋、耳鸣;取昆仑、委中配肾俞、腰阳关,治疗腰背痛;取支沟、阳陵泉配期门、章门,治疗胁痛;取足三里、三阴交配天枢、气海,治疗下腹痛;取公孙、内关、足三里配中脘、梁门,治疗胃脘痛等。也称"根"部可以治疗"结"部病。

狭义是指四肢末端根部的井穴与头、胸、腹三结的腧穴相配用,即根部与结部配合取穴。根据经络学说的根结定位,则以根部为本,结部为标,如腿痛、脉沉细属少阴病者,针涌泉与廉泉穴,补法根结相配;偏头痛属少阳胆火气郁者,针足窍阴与听宫穴,根结相配;太阴病脾虚便溏者,取隐白与中脘穴,针用补法等。临床要注意的是,使用根结配穴一定要"先根后结",即先针根穴(脉气所起),后配结穴(脉气所归),顺序不能颠倒。

三阴三阳六经的根结是:足太阳膀胱经,根(至阴穴),结(睛明穴);足少阳胆经,根(足窍阴穴),结(听宫穴);足阳明胃经,根(厉兑穴),结(头维穴);足太阴脾经,根(隐白穴),结(中脘穴);足少阴经,根(涌泉穴),结(廉泉穴);足厥阴肝经,根(大敦穴),结(玉堂穴)。现将三阴三阳六经根结归纳如下(见表2):

表 2　三阴三阳经根结表

经名	根部	穴名	结部	穴名
太阳	足小趾外侧	至阴	命门（目）	睛明
阳明	足次趾外侧	厉兑	颡大（钳耳）	头维
少阳	足四趾外侧	足窍阴	窗笼（耳中）	听宫
太阴	足大趾内侧	隐白	太仓（上腹）	中脘
少阴	足底前 1/3 处	涌泉	廉泉（颈喉）	廉泉
厥阴	足大趾外侧	大敦	玉英（胸）	玉堂

注：本表系根据《灵枢·根结》篇，其中根部之部位，结部穴名，均系另行注入

四、气街四海配穴法

（一）气街配穴法

《灵枢·卫气》篇云："胸气有街，腹气有街，头气有街，胫气有街。"并说："气在头者，止之于脑；气在胸者，止之膺与背腧；气在腹者，止之背腧，与冲脉于脐左右之动脉者；气在胫者，止之于气街，与承山、踝上以下。"表明气街是指经气的路径及其聚集之所，多在"结"与"标"的部位，如头部、胸膺部、脊背两侧、腹部脐旁及腹股沟上内侧等。凡分布于这些部位的经穴，既治头面、躯干、内脏病症，亦治四肢的病症。言气街取穴，必先了解十二经脉的走向，《灵枢·逆顺肥瘦》篇云："手之三阴，从脏走手；手之三阳，从手走头；足之三阳，从头走足；足之三阴，从足走腹。"临床应用可分为三种：

1. 手足三阳经与头街配穴法　因手三阳经从手走头，所以手三阳经之根部、本部腧穴与头街有关穴位相配，可治疗结、标部的头面、五官病症。如前额痛属阳明经者，取合谷、解溪配头维穴；两侧头痛属少阳经者，取外关、侠溪配丝竹空透率谷穴；后头痛属太阳经者，取昆仑、申脉、后溪配天柱、玉枕；此外，颠顶痛属厥阴经者，取行间（或太冲）配百会、四神聪等。

2. 手三阴经与胸街配穴法 因手三阴经由胸走手，故手三阴经根部、本部的腧穴与胸街有关穴位相配，可以治疗其结部、标部的心胸病。如胸闷、气逆、暴喑，取内关、通里穴配膻中、天突、廉泉穴；心痛、癫狂，取间使、大陵穴配巨阙、心俞；咳嗽、唾血，取尺泽、孔最、鱼际穴配肺俞、中府穴等。

3. 足三阴经与腹街配穴法 足三阴从足走腹，故足三阴经根部、本部的腧穴，与腹街部的有关穴位相配合，可治疗其结、标部的胸、腹、内脏（脾、肝、肾及前阴部）的病证。如月经不调、痛经，取三阴交、血海、地机、公孙穴配气海、肝俞、脾俞、肾俞治之；阳痿、遗精属肾阳虚者，取太溪、三阴交、阴谷穴配关元、气海、命门、肾俞治之；脾虚泄泻、完谷不化，取公孙、太白、三阴交配肾俞、脾俞治疗等。

（二）四海配穴法

人有四海：脑为髓海，膻中为气海，胃为水谷之海，冲脉为十二经脉之海，又称血海。四海在经络体系中的划分区域大致与气街同，即髓海位于头，气海位于胸，水谷之海于上腹，血海在下腹。四海联系紧密，共同维持全身营卫气血津液的生化运行。若某一"海"有余或不足，均可为病。如《灵枢·海论》篇云："气海有余者，气满胸中，悗息面赤；气海不足，则气少不足以言。血海有余，则常想其身大，怫然不知其所病；血海不足，亦常想其身小，狭然不知其所病。水谷之海有余，则腹满；水谷之海不足，则饥不受谷食。髓海有余，则轻劲多力，自过其度；髓海不足，则脑转耳鸣，胫酸眩冒，目无所见，懈怠安卧。"冲脉起于胞宫，下出于会阴，上行脊柱之内，其外行者经气冲与足少阴经交会上行，上达咽喉，环绕口唇。病则气从少腹上冲，腹中脉急疼痛。交会腧穴有：横骨、大赫、气穴、四满、中注、肓俞、商曲、石关、阴都、通谷、幽门，均属足少阴肾经穴，可斟酌选用2～3穴针灸。膻中乃八会穴之气会，凡属气病，据其虚、实分别施以补、泻手法，配以气海、太渊穴，效果更佳。胃为水谷之海，用穴足三里、中脘、梁门、胃俞等，皆可针灸并施。脑为髓海，为神气的本源，人体一切机能活动的主宰。脑与督脉和足少阴肾经关系密切，故取绝骨（髓会）、太溪、肾俞、百会，以及风池、大椎、风府等为主穴，随症加减。

（三）四海、气街对应配穴法

即四肢肘、膝以下的五输穴和特定穴与头、胸、腹四海、气街部的有关穴位配合，可以治疗头、面、胸、腹之疾病。如妇科痛经、月经不调，取太冲、三阴交、地机穴配石关、阴交治之；胃痛、呕吐，取公孙、内关、足三里配中脘治之；胸痛气逆，取内关、丰隆配膻中治之；头痛、眩晕取行间、太冲配风池、百会治之；急症如针刺十二井穴与人中对应相配，可救急中暑昏厥、中风闭证、高热昏迷等；十宣穴与素髎对应相配，可治疗急性呕吐泄泻、手足麻木等。

五、起止穴对应配穴法

即于经脉起止的两端的穴位配穴，主治内脏及头面五官的疾病。如足厥阴肝经大敦配期门穴，治疗疝气、癫痫、胸胁疼痛；足少阳胆经瞳子髎配足窍阴穴，治疗头痛目疾、耳聋耳鸣；手少阳三焦经关冲配丝竹空，治疗咽肿舌强、头痛目赤；手厥阴心包经天池配中冲穴，治疗胸痛腋肿、心痛昏迷；足少阴肾经涌泉配俞府，治疗癫狂、昏迷、黄疸、咳喘；足太阳膀胱经睛明配至阴穴，治疗头痛目疾、腰痛、胎位不正；手太阳小肠经少泽配听宫穴，治疗目疾喉痛、乳少、耳聋耳鸣；手少阴心经极泉配少冲穴，治疗胸胁疼痛、心悸、癫狂；足太阴脾经隐白配大包穴，治疗癫狂、崩漏、胸胁疼痛；足阳明胃经承泣配厉兑穴，治疗目痛流泪、腹胀、乱梦纷纭；手阳明大肠经商阳配迎香穴，治疗牙痛颈肿、鼻塞鼻衄；手太阴肺经少商配中府穴，治疗胸痛咳嗽、咽喉肿痛。

六、交会穴配穴法

经络腧穴中，有的腧穴正位于两条以上经脉的相交或会合处，称为交会穴。取两个或三个交会穴相互配合以发挥协同治疗作用的方法，称为交会穴配穴法。如：大椎是手足三阳与督脉之会，故可治疗诸阳经病证；三阴交是肝脾肾足三阴经交会处，同样可治疗足三阴的病证；风门是督脉与足太阳经交会穴，针刺可解表、退热；百会为三阳五会穴，有安神镇静之功；大杼为骨会，又为手足太阳经交会穴，针刺可祛风清热止咳；睛明穴为手足太阳、足阳明、阴跷、阳跷五脉之会，主治眼疾；环跳为足太阳、足少阳交会穴，主治腿痛；风池为足少阳与阳维脉交会穴，主治头痛、眩晕、目赤肿痛、鼻渊、耳鸣、颈项强痛等；关元为任脉与足三阴之会、小肠募穴，主治腹部病患、百病虚损，为强壮要穴；中脘为胃募，任脉与手太阳、少阳、足阳明交会穴，又为腑会，主治胃部病患等。以上交会穴可根据病情需要相互配合使用。

∗∗∗ 第三节　按照脏腑功能特性配穴 ∗∗∗

一、俞穴募穴配穴法

俞穴是指背部足太阳膀胱经的十二对背俞穴，是脏腑经脉之气转输的部位，也是督脉阳气通过足太阳膀胱经转输于内脏的部位。因背俞的分布与所属脏腑的部位接近，故可治疗本脏本腑与脏腑有关的周身疾患及所"开窍"的病症。如肝开窍于目，肾开窍于耳和二阴，故取肝俞穴治疗雀盲症，取肾俞穴治疗耳鸣、头昏和前后阴疾病等。

募，募结也。募穴均分布在胸腹部，是脏腑经气聚结于体表的部位，是气血运行的枢纽要穴，病邪多由此而出入。其分布与所属脏腑部位基本一致。《难经本义》云："阴阳经脉，气相交贯，脏腑腹背，气相通应。"当病邪侵袭脏腑时，俞募穴则会出现各种反应。因此，内脏有病时，可在募穴上诊治，单用或募穴俞穴相配。如肺的病患，取肺俞配肺募穴中府；胃的病患，取胃俞配胃募穴中脘；膀胱病患取膀胱俞配膀胱募穴中极等。因俞募属阴阳关系，募穴在前属阴，俞穴在后属阳，经气是自阴走向阳，由阳走向阴，互相贯通循行。为便于记忆掌握，现将俞穴募穴配属表列于下（见表 3）：

表 3　俞穴募穴配属表

脏腑	肝	心	心包	肺	脾	肾	胆	小肠	三焦	大肠	胃	膀胱
俞穴	肝俞	心俞	厥阴俞	肺俞	脾俞	肾俞	胆俞	小肠俞	三焦俞	大肠俞	胃俞	膀胱俞
募穴	期门	巨阙	膻中	中府	章门	京门	日月	关元	石门	天枢	中脘	中极

二、募合俞原配穴法

募合俞原配穴法，即将本脏腑的募穴与合穴相配，背俞与原穴相配。其理由是，十二经皆有合穴，但以手足六阳经临床应用最广。《灵枢·邪气脏腑病形》篇："胃合于三里，大肠合于巨虚上廉，小肠合入于巨虚下廉，三焦合入于委阳，膀胱合入于委中，胆合入于阳陵泉。"《素问·咳论》云："治脏者治其俞，治腑者治其合。"说明背俞穴主治偏于脏病；合穴主治内腑偏于通降；原穴是内脏真气输注于经络的穴位，主治内脏病，偏于扶正；募穴位于胸腹部，为脏腑之气聚集之处，亦为病邪由此出入的枢纽要穴，故募穴主治偏于祛邪。

所以，募穴与合穴相配，则更有利于腑病祛邪。如治疗阑尾炎（肠痈），主以天枢（大肠募穴）配上巨虚（大肠经下合穴），止痛清热效果明显；又如治疗胁痛、胆囊炎、胆石症，取日月（胆募穴），配阳陵泉（胆经合穴），可较快缓解胆道松弛，达到缓解痉挛、止痛效果；又如胃脘痛，取中脘（胃募穴）与足三里（胃经合穴）相配，可顺降胃气、导浊下行，而疼痛缓解；又如三焦病的水道不利，甚至癃闭，取石门（三焦募穴）配委阳（三焦经下合穴），主通调水道而利水；膀胱病连及腰痛并小便不利，取中极（膀胱募穴）配委中（膀胱经下合穴），有利水化气之功。

背俞与原穴相配，则有利于内脏真气的恢复扶正。《灵枢·九针十二原》篇云："五脏有疾，当取之十二原。"对于五脏病，原穴与背俞穴相配更为重要。如：心病见心痛、心悸，取背部的心俞穴配神门（心经原穴），通心脉而缓急，安神补心；脾虚，大便溏泄，取背部的脾俞穴配太白（脾经原穴），温中健脾化湿；肺病见咳嗽气短，甚至气虚作喘，取背部的肺俞穴配太渊（肺经原穴），可调补肺气，增强肺主宣发肃降功能；肾虚症见遗精、滑精，取背部肾俞穴配太溪（肾经原穴），可明显加强肾主封藏的功能等。

三、"门""海"配穴法

"门""海"配穴法，是指以"门""海"二字命名的腧穴。门，是表示经气出入的门户；海，是表示脉气的众流所归。所以，对于脏腑经络的诸多病变，可考虑在病所附近的门、海穴位上施针或灸。门穴二十二个：肺经云门；胃经梁门、滑肉门、关门；脾经箕门、冲门；心经神门；膀胱经风门、魂门、金门、殷门、肓门；肾经幽门；心包经郄门；三焦经液门、耳门；胆经京门；肝经章门、期门；督脉命门、哑门；任脉石门。海穴五个：脾经血海；心经少海；小肠经小海；肾经照海；任脉气海。以上门、海诸穴，若能在临证中据病情需要而灵活选用，则效果明显。

四、八会穴配穴法

八会穴指脏、腑、气、血、筋、脉、骨、髓之精气会聚的八个穴位。乃得道之人深通经穴之妙的高明取穴。其曰："腑会中脘脏章门，筋会阳陵髓绝骨，骨会大杼气膻中，血会膈俞脉太渊。"这首歌诀载于明代高武的《针灸聚英》，发明人不详。

所谓"会"，不是两经或数经交会的会，而是"会聚"义，指某一穴能统治该大类的所发病，是人体的脏、腑、气、血、筋、脉、骨、髓之精气在运行过程中的会聚点。凡属某一类组织或脏腑器官的病变，可选用相关的会穴治疗。《难经·四十五难》云："热病在内者，取其会之气穴也。"表明气会膻中可疗"热病在内"之疾。作为气病的主穴，膻中还可治疗胸满胀闷不舒、呼吸不畅等。

例如，凡属于五脏病变，皆可选取脏会章门穴；属于六腑病变，皆可选取腑会中脘穴；属于血病（血证），皆可选取血会膈俞穴；属于筋病，皆可选取筋会阳陵泉穴等。

在针灸治疗学上，八会穴很重要，根据古人的分类，临床中具体归纳如下：

脏会章门穴，可治胸、膈、肝、脾、肾等病证；

腑会中脘穴，可治胃痛、心下痞满、嘈杂、胃肠胀气等病；

气会膻中穴，可治胸闷、胸痛、喘息、气促等；

血会膈俞穴，可治血分热证、疮疖痈脓、菌血症、心肌炎等；

筋会阳陵泉穴，可治风湿痹证、肌肉痉挛、痿证、半身不遂等；

脉会太渊穴，可治心力衰竭、无脉症、阳气郁闭之厥证等；

骨会大杼穴，可治脊柱病变、骨蒸劳热（慢性消耗热）等；

髓会绝骨穴（悬钟），可治项强、下肢痿痹、骨痛、乏力等。

五、十六郄穴配穴法

郄穴出自《针灸甲乙经》，《内经》未见记载。郄者，间隙也，乃经脉气血深聚之处，是气血汇聚的间隙。十二经各有一个郄穴，加上阴维、阳维、阴跷、阳跷各有一个郄穴，计十六郄穴。

郄穴主要用来治疗急性病、热证或痛证，根据具体症状表现，区别不同的经脉，选择不同的郄穴针刺。比如：急性咳喘或咳血，取手太阴肺经郄穴孔最；头痛面肿、牙痛，取手阳明大肠经郄穴温溜；急性胃痛，取足阳明胃经郄穴梁丘；痛经属血脉瘀滞者，取足少阴肾经郄穴水泉；心胸痛、胁痛、癫痫，取手厥阴心经郄穴郄门；冠心病、心绞痛、骨蒸盗汗，取手少阴心经郄穴阴郄；肩背酸痛、目视羞明，取手太阳小肠经郄穴养老；月经不调，或崩漏不止者，取阴跷脉郄穴交信等（见表4）。为便于记忆，自编十六郄穴歌如下：

肺经孔最大温溜，胃脾梁丘地机收；

心经阴郄小养老，金门膀肾水泉流；

心包郄门焦会宗，中都肝胆外丘投；

阳跷跗阳阴交信，阴维筑宾阳阳交。

表4　十六郄穴表

十二经脉												奇经			
手太阴肺经	手阳明大肠经	足阳明胃经	足太阴脾经	手少阴心经	手太阳小肠经	足太阳膀胱经	足少阴肾经	手厥阴心包经	手少阳三焦经	足少阳胆经	足厥阴肝经	阳跷脉	阴跷脉	阳维脉	阴维脉
孔最	温溜	梁丘	地机	阴郄	养老	金门	水泉	郄门	会宗	外丘	中都	跗阳	交信	阳交	筑宾

说明：①凡属急性病、突发病，都可用本脏腑郄穴为主，配合他穴治疗。②亦可利用郄穴进行经络诊断，如穴位的压痛、变异、导电量等。

六、郄会对应配穴法

郄会对应配穴法，即十六郄穴与八会穴相配用。郄、会相配，辨证抓住脏、腑、气、血、筋、脉、骨、髓八字为大眼目，再结合郄穴的穴性特点。恰当的郄、会配穴，则效果良好。比如脉病，见心痛、心悸、脉细数或有间歇者，取脉会太渊穴配阴郄（心经郄穴）；髓病见颈胸腰骶椎退行性改变，或腰背酸痛、下肢萎痹者，取髓会绝骨穴配金门（膀胱经郄穴）或外丘（胆经郄穴）；骨病见颈项强痛、肩、背、肘、臂酸痛，屈伸不利，取骨会大杼穴配养老（小肠经郄穴）；筋病见筋脉不舒、挛急疼痛、痹症，取筋会阳陵泉配会宗（三焦经郄穴）；他如血病以妇人痛经、崩漏为主者，取血会膈俞配地机（脾经郄穴）；气病见胸闷气逆、胀满不畅，甚至心胸痛者，取气会膻中配郄门（心包经郄穴）；六腑病以胃肠症状为主者，取腑会中脘配梁丘（胃经郄穴）。

*** 第四节　按照五行相生规律配穴 ***

一、本经补泻配穴法

本经补泻配穴法，即见某经之证候，辨其虚证实证，按照"虚则补之，实则泻之"的原则，运用五输穴进行补泻的一种配穴法。

所谓"五输穴"，是指位于人体肘、膝以下十二经脉六十六个重要穴位，按照五行相生顺序组合成五类腧穴的简称。古人通过长期观察，把气血在经脉中由小到大的流行，配合五输穴，并用井、荥、输（原）、经、合加以命名。《灵枢·九针十二原》篇就明确指出："所出为井，所溜为荥，所注为输，所行为经，所入为合。"因五输穴是人体气血流注的重要孔穴，所以对针灸的治疗意义很大。其与五行的关系，《难经·六十四难》云："阴井木，阳井金；阴荥火，阳荥水；阴输土，阳输木；阴经金，阳经火；阴合水，阳合土。"这段文字很重要，是临证运用母子补泻法的理论依据。十二经起于井穴，阴井为木，故阴井木生阴荥火，阴荥火生阴输土，阴输土生阴经金，阴经金生阴合水；阳井为金，故阳井金生阳荥水，阳荥水生阳输木，阳输木生阳经火，阳经火生阳合土。

所谓"母子"，是指脏腑经络所配属的五行相生关系：即生我者为母，我生者为子。例如木，水生木，则水就是木之母；木生火，则火就是木之子；临床运用这种母子补泻法，即当某经虚证时，可以补本经的母穴，乃至母经的母穴或母经的其他穴位；若属某经的实证，可以泻本经的子穴，乃至子经的子穴或子经的其他穴位；

根据"阳井金，阴井木"的五行关系，如诊得手太阴肺经之证，肺属金，若辨证属于邪热蕴肺或痰热郁肺的实证，见咳嗽、气息喘促、痰多黄稠、身热、胸闷胸痛、脉滑数等，"实则泻其子"，当针取肺经水穴尺泽（金生水），针用泻法；若属肺气虚或肺阴虚，症见咳嗽气短，甚至少气不足以息，倦怠懒言，骨蒸盗汗，脉细数或细软无力等，"虚则补其母"，当取肺经土穴太渊（土生金），针用补法。

又如足太阴脾属土，实则脾经湿热内结或脾约证，表现为脾积、腹胀、便秘、脘腹痞闷、四肢困重等，"实则泻其子"，当针泻脾经金穴商丘（土生金）；若属脾虚证，见面色萎黄、腹胀便溏、少气懒言，甚而四肢不温、完谷不化，或便血、经漏、带下绵绵、脉沉细迟等，"虚则补其母"，当取脾经火穴大都（火生土），针用补法。

再如诊得足厥阴肝经之证，肝属木，若辨证属于肝阳上亢、阳热上攻于头者，实则泻其子，针泻本经的火穴行间（木生火）；或加配心包络（同属厥阴经）之火穴劳宫，针用泻法；也可加配心经（子经）的火穴少府，加强直折其火的作用；心火被泻，火势削弱则不能铄金，金因而坚固，亦即发挥制木之用，而使木无太过。这就是五行平衡五脏的治疗效果。

若辨证属于肝阴虚兼肾水不足者，症见腰膝酸软、耳鸣、少寐等，虚则补其母，采用补肾水为主的配穴法，取肝经的水穴曲泉（水生木），加配肾经（母经）的水穴阴谷，以强化滋水涵木之用。肾水充则肝虚得补，肝木荣则可以制土，土受制约则无犯肾水。因此，肾水足，肝木得以滋养，五行平衡五脏，诸症可除。是为本经（或同经）补母泻子取穴的方法。

为便于记忆，录《十二经母子补泻歌诀》如下：

> 肺泻尺泽补太渊，大肠二间曲池间；
> 胃泻厉兑解溪补，脾在商丘大都边；
> 心先神门后少冲，小肠小海后溪连；
> 膀胱束骨补至阴，肾泻涌泉复溜焉；
> 包络大陵中冲补，三焦天井中渚瘆；
> 胆泻阳辅补侠溪，肝泻行间补曲泉。

现将十二经母子补泻穴列表如下（见表5）：

表5　十二经母子补泻穴简表

经别与母子所属五行				虚者补其母		实者泻其子	
经别	五行	母	子	本经母穴	母经母穴	本经子穴	子经子穴
肺	金	土	水	太渊（土）	脾经太白（土）	尺泽（水）	肾经阴谷（水）
大肠	金	土	水	曲池（土）	胃经足三里（土）	二间（水）	膀胱经通谷（水）
肾	水	金	木	复溜（金）	肺经经渠（金）	涌泉（木）	肝经大敦（木）
膀胱	水	金	木	至阴（金）	大肠经商阳（金）	束骨（木）	胆经足临泣（木）
肝	木	水	火	曲泉（水）	肾经阴谷（水）	行间（火）	心经少府（火）
胆	木	水	火	侠溪（水）	膀胱经通谷（水）	阳辅（火）	小肠经阳谷（火）
心	火	木	土	少冲（木）	肝经大敦（木）	神门（土）	脾经太白（土）
小肠	火	木	土	后溪（木）	胆经足临泣（木）	小海（土）	胃经足三里（土）
心包	相火	木	土	中冲（木）	肝经大敦（木）	大陵（土）	脾经太白（土）
三焦	相火	木	土	中渚（木）	胆经足临泣（木）	天井（土）	胃经足三里（土）
脾	土	火	金	大都（火）	心经少府（火）	商丘（金）	肺经经渠（金）
胃	土	火	金	解溪（火）	小肠经阳谷（火）	厉兑（金）	大肠经商阳（金）

二、刚柔相济配穴法

刚柔相济配穴法，即十二经与十天干配合应用的方法，也称夫妻刚柔配穴法。十天干是：甲、乙、丙、丁、戊、己、庚、辛、壬、癸，古代医家把十天干按照阴阳属性一分为二：甲、丙、戊、庚、壬属阳干，乙、丁、己、辛、癸属阴干。再按照"河图"生成数排列成"五合"，即：甲与己合化土运，乙与庚合化金运，丙与辛合化水运，丁与壬合化木运，戊与癸合化火运。由此看出一个规律：

甲己化土，乙庚化金，丙辛化水，丁壬化木，戊癸化火，即土生金——生水——生木——生火——生土……五行相生的顺序。《针经标幽赋》云："推于十干十变，知孔穴之开阖；论其五行五脏，察日时之旺衰。"其学理深奥而推算复杂（详见第五章"子午流注、灵龟八法按时取穴"）。

十天干代表时间周期的阴阳交替，与十二经脏腑配属关系是：甲胆、乙肝、丙小肠、丁心、戊胃、己脾、庚大肠、辛肺、壬膀胱（三焦寄壬）、癸肾（心包入癸）。

具体临床运用，如患者素体脾胃不和，中土虚弱。根据甲己化土，逢甲逢己日主土运，甲属胆己属脾，按照"阳井金，阴井木"的规律，取胆经土穴阳陵泉，配脾经土穴太白同用，是为夫妻刚柔相配，阴阳相合，则补脾的力量明显加强；他如乙与庚合之穴，取肝经太冲穴与庚大肠经之曲池穴同用；丙与辛合之穴，取小肠经腕骨穴与辛肺经之太渊穴同用；丁与壬合之穴，取丁心经之神门穴与壬膀胱经之金门穴同用；戊与癸合之穴，取戊胃经之冲阳穴与癸肾经之太溪穴同用。

如此"合日互用"刚柔配穴，体现出时间—脏腑—经络—穴位的高度统一，是一种提高（或恢复）人体机能的高级配穴方法，完全符合"人以天地之气生，四时之法成"之旨。

三、"泻南补北"配穴法

此种配穴法同样是运用木、火、土、金、水五行和经脉属性的生克关系来制定。

《难经·七十五难》云："东方肝也，则知肝实；西方肺也，则知肺虚；泻南方火，补北方水。南方火，火者木之子也；北方水，水者木之母也。水胜火，子能令母实，母能令子虚。故泻火补水，欲令金不（"不"疑衍）得平木也。"这段经文大意是：肝实肺虚之证，欲使其平衡协调，可采用泻心火（南方）补肾水（北方）的治疗方法。这是因为，木生火，水生木。火是木之子，水是木之母。"子能令母实"——泻心火以夺肝木之实；"母能令子虚"——补肾水以资肺金之虚。所以，通过补母（补北）泻子（泻南）的治疗，而达到五脏间的阴阳平衡。临床此法运用比较广泛，且效果优于一般配穴方法。如水亏火旺、木火刑金之咳血症，取肾俞、太溪、复溜、三阴交（均用补法），太冲、期门、巨阙（浅刺）、神门（均用泻法）、心俞、肺俞等，以泻火补水。

四、各经循环相生配穴法

各经循环相生配穴法，即本经之病与他经之病同见，则针灸配穴据五行相生取义，从经与经相生到穴与穴相生，而形成各经循环相生同时并用的能量。目的在于通过经、穴相生来激发人体正气。特别是对久病体虚之人，运用各经循环相生选穴，会最大程度地调整机能状态，恢复病人体质。如：足厥阴肝经属木，手少阴心经属火，木生火，二者经气相生，故首先从此二经取穴。进一步，取肝经土穴太冲合心经的金穴灵道，土生金，是为从经与经相生到穴与穴相生，则大有相互促进恢复体质之能。此法在按时取穴中更能得到充分体现，是为顺天时而调气血。

在经与穴循环相生的配穴基础上，根据病人的色、脉再辨证施以强壮、营养取穴，针用补法或以灸为主。如取背俞穴膏肓，补肺气而平喘；小肠募穴关元，温补下元；足三里穴是足阳明胃经"所入为合"，为保健要穴。三穴用灸法可激发胃肠机能，促进消化吸收，从而增强患者的免疫功能。

他如中脘、脾俞、三焦俞、大肠俞、小肠俞等，均可根据具体情况采用补法针灸。

✳✳✳ 第五节　按照危重症救急准则针刺配穴 ✳✳✳

针刺救急可以说是针灸有别于方药的一大特色。特别是某些突发急症刻不容缓，或是高热惊厥、神昏谵语，及时恰当地针刺救急可以给下一步治疗赢得宝贵时间，甚至救人一命。现将个人针灸治疗急症的八条经验归纳如下：

1. 对于突发壮热、抽搐、喉中痰鸣，甚至神志昏迷者，急刺人中，点刺井穴与合穴（如尺泽、委中）。注意：先分阴阳，男左女右（男性左手右脚，女性右手左脚，交叉取穴），用三棱针点刺手三阳经和足三阳经的井穴出血，一般 1 ～ 2 分钟内很快苏醒，继针内关、间使、曲池，配丰隆，开窍醒神、泄热豁痰。

2. 对于疫毒厉气所致如霍乱、痧疫，症见剧烈呕吐、暴注下泻，或腹内如翻江倒海欲吐欲泻而不能者，针刺先于委中、曲泽穴静脉处刺破放血（血色多黑紫），可及时控制病情恶化，然后针中脘、天枢、足三里、上巨虚调运清浊升降。

3. 对于突然昏倒、口噤握拳、四肢厥冷、呼吸气粗者，急刺人中、中冲穴点刺放血（见血即可），若不醒，可接刺劳宫，加肾经井穴涌泉，或开四关（合谷、太冲），以期迅速接通阴阳脉气，调整气机逆乱。

4. 一般急救的取穴顺序是：昏迷者，针人中、素髎、十宣穴，点刺放血；昏睡伴高热者，针大椎（点刺放血）、曲池（双侧）、合谷（双侧）；见项背强直、抽搐、角弓反张者，取手足太阳经井穴少泽、至阴，点刺出血，疏通太阳脉气，加刺人中通督脉，合谷、太冲开关通窍，配筋会阳陵泉，通调阴阳、舒筋缓急。

5. 对于小儿的救急，如高热惊风者，急刺百会、人中、中冲穴，或针四关穴，或点刺六阳经井穴（分男左女右，交叉点刺出血）；若高热合并扁桃体炎者，针少商、少泽点刺出血，继而取八脉交会穴，列缺配照海，同样好使；若患儿急性胃肠炎吐泻交作者，当分清吐泻之先后取穴：先泻取手太阳小肠经井穴少泽（点刺放血），后吐取手厥阴心包经井穴中冲（点刺放血）；若先吐后泻者则反之。

6.脑卒中脱证，表现为突然昏仆倒地、目合口张、冷汗不止、鼻鼾息微，大小便失禁等。治当急救回阳、醒神固脱，针百会、足三里、太溪，用补法；重灸气海、关元、神阙穴（隔盐灸）。如遇脱证，若有条件送医院救治者要及时护送，因灸法同样需要一些时间。

7.经云："小大不利治其标，小大利治其本。"对阳明腑实证发热谵语、腹胀便秘者，针刺天枢、大肠俞、章门、上巨虚，用泻法；癃闭见小便不利，甚或点滴而出者，针膀胱俞、肾俞、中极、阴陵泉、太溪，补肾化气利水。

8.本师秘传针治疗毒经验：疔疮火毒炽盛，若不能及时控制毒势，极易走散入营入血，内传脏腑。是为疔疮走黄，属来势暴急的危重证候，针刺及时可逆转其势，控制病情并引毒邪外出。具体做法：凡患疔毒，于生疔部位的上方（近心端）或其上方距离疔位最近的一个穴位上施行针刺，只需一次。然后根据病情辨证服用解毒中药（如化毒丹、黄连解毒汤、犀角地黄汤等）即可。

【附】辨别疔毒的简便方法：让患者咀嚼黄豆一粒，品出腥味者不是疔毒，若不腥反甜则是。

第四章
经络学说与针灸配穴大法

《灵枢·刺节真邪》篇云:"用针者,必先察其经络之实虚,切而循之,按而弹之,视其应动者,乃后取之而下之。"说明针灸在临床应用上与经络学说有着不可分割的关系。针灸治病所用的腧穴,就是经脉流行出入的地方。故不论在诊察病情、辨证立法、配穴处方、手法操作等方面,都不能脱离经络学说的指导。无论是辨证取穴、循经取穴、脏腑配穴,还是子午流注、灵龟八法按时取穴等,都是以经络为根据的。在具体操作的补泻手法中,如迎随补泻、徐疾补泻、捻转补泻、提插补泻、呼吸补泻、母子补泻等,也都不能离开经络的顺逆起止而施行。因此,在诊断、治疗上,必须运用经络学说,从整体上去分析归纳各个环节的生理功能及其病理变化表现,及时恰当地把握病情进行针灸,才能提高疗效。

《灵枢·卫气》篇云:"能别阴阳十二经者,知病之所生;候虚实之所在者,能得病之高下。"就是说能够掌握经络学说,辨别十二经脉的传导变动,来推求疾病产生的原因,推测经脉的虚实所在,以明确发病部位在上在下。由此可见,对于疾病的观察,根据经络学说推求病因与病性,确定病位和变化,然后施行治疗,有着很实际的临床意义。

经络学说在指导针灸临床配穴上,大致可分四个方面:辨证取穴、循经取穴、脏腑经络配穴、按时取穴。按时取穴(见第五章)古人所流传者又分三种:一是子午流注针法,二是灵龟八法,三是飞腾八法。本章就辨证取穴、循经取穴、脏腑经络配穴简要论述如下。

✻✻✻ 第一节　经络与辨证取穴 ✻✻✻

一、六经辨证不能撇开经络

欲达到治病的目的，必先了解审病规律，而审病规律不外乎六经六气。仲景《伤寒论》中的六经为病提纲，将人体表、里、半表半里分为六个症候群（包括经脉循行），治疗每每以药名代方名，如桂枝汤、麻黄汤、甘草附子汤等。可知定以某药为主，某药为辅，而辅药中视其兼症而加减之。

前已述及，张仲景的六经为病，含有脏腑、经络、气化三者合一的丰富意蕴，没有经络的"六经"犹如水之无源、木之无根，因而也就失去了客观存在的物质基础，撇开经络谈六经，显然存在重大的理论缺陷——这当然不是《伤寒论》的六经。

比如手阳明大肠经"贯颊，入下齿中，还出夹口，交人中，左之右，右之左，上夹鼻孔（迎香穴）"；足阳明胃经与此交接"起于鼻之交頞中，旁纳太阳之脉，下循鼻外，入上齿中，还出夹口"，经行头、面、眼、鼻、口，则阳明表证就有头痛、面赤、目痛、鼻干、口渴等；足阳明经行身之前，从头走足，才能主治腹胀、满、痛属于热证实证的胃肠病患，接续手阳明大肠经，同气相求一贯手足，才有了阳明主腹之论，所以仲景才明确写道："阳明居中主土也，万物所归，无所复传。"

我们研究《伤寒论》，脱离不开六经为病的传变与转化，而这种传变转化的依托不外是阳经阴经，脏腑表里。

比如五脏，讲心肾相交功能，是因为肾经支脉"从肺出络心，注胸中"，这是两者的落脚点，是心肾两经脉气相连、同气相求的关系决定的；讲中焦脾气散精、上归于肺的功能，是因为足太阴脾经"入腹，属脾络胃，上膈夹咽，连舌本散舌下"，而手太阴肺经"起于中焦，下络大肠，还循胃口，上膈属肺（中府穴）"，同样以手足太阴脉气相接、同气相求为落脚点；仲景厥阴病开篇指出："厥阴之为病，消渴，气上撞心，心中疼热……"，都说是风火相扇，什么风？什么火？包络相火寄附于肝而同属于厥阴经脉，故肝木夹相火横逆冲上而见上症。足厥阴肝经"上贯膈，布胁肋"与手厥阴心包经"下膈……循胸（天池穴）出胁"，仍是以手足厥阴脉气连通、同气相求为其落脚点的。

又如六腑病患，太阳病见"头项强痛""啬啬恶寒、淅淅恶风、翕翕发热、鼻鸣、干呕""身痛、腰疼、骨节疼痛"等，唯有手足太阳经脉的循行部位才能恰当地解释这些症状，查手太阳小肠经"别颊上䪼抵鼻"，足太阳膀胱经"上额交颠……还出别下项，循肩膊内，夹脊，抵腰中"，可见手足太阳经气受邪，或表现为营弱卫强，或表现为卫闭营郁；少阳病见"口苦、咽干、目眩""两耳聋无所闻"，在于手足少阳经气交接于"目锐眦（瞳子髎穴）"，足少阳胆经"循颈"、内寄相火、"从耳后入耳中出走耳前"之故；张仲景为什么在论述小柴胡汤时强调三焦之论？"上焦得通，津液得下（下焦），胃气因和（中焦），身濈然汗出而解。"显而易见，因为手少阳三焦经"下膈，循属三焦"，足少阳胆经"下胸中，贯膈，络肝属胆，循胁里，出气街……"同样是以手足少阳经脉循行、同气相求为落脚点。

因此，从经脉的循行路径上分为手足十二，是针对配穴治疗的角度言，但"举臂直立，阴升阳降"，本质上就是三阴三阳六经。张仲景的伟大在于，勤求《内经》《难经》古训，博采《神农》《汤液》之方，以三阴三阳六经框架集脏腑、经络、气化于一体，开创了以方药治疗为主体的同时，积极施以针刺或艾灸，或针药灸药并用的意蕴丰富的辨证论治体系。

二、分经别络"辨病脉证"

（一）不同部位发生同一病症，可按经络循行所在来辨证

例如头痛，由于部位不同、经络循行各异，而有太阳头痛、阳明头痛、少阳头痛之分。足太阳之脉，起目内眦，上额交颠，其直者从颠入络脑，还出别下项，故颠顶及后头痛归属之；足阳明之脉，起于鼻之交頞中，上耳前，过客主人，循发际，至额颅，故前额头痛归属之；足少阳之脉，起于目锐眦，

上抵头角，下耳后，循颈，行手少阳之前，故两侧头痛归属之。此即分经辨证的方法。

（二）同一部位发生同一病症，可从两经以上不同的脉象来辨证，以判断阴阳虚实

例如喘息病，就有肺肾之不同。手太阴之脉，起于中焦，上膈属肺，从肺系横出腋下，在病候里有肺气胀满，出现膹郁不宁、喘咳等症状；而足少阴肾经之循行，也有一部分上贯膈、入肺中，因而证候表现为张口虚喘等征象。治疗当分虚实，灵活权变，才能丝丝入扣。况肺为气之主，肾为气之根，肺肾两经，本有金水相生的母子关系，故在临证治疗时，既突出主症又要两者兼顾。

（三）不同症状同时发生或先后出现于不同部位，当明确标本，推求病机来辨证

例如外感风寒，洒淅恶风、咳嗽发热等症状，乃因外邪侵袭皮毛客于肺，其证在表；同时又呈腹满而吐、食不下、自利益甚等症状，此乃脾虚又被寒邪所中，故当健脾补虚，助脾气散精，上归于肺而疏调太阴表里。又如虚劳病，见干咳、唾血、心烦、舌干、口燥等肺肾阴虚的症状，这是金虚肺弱、肾水不足。治疗当从肺肾入手，滋肾润肺而清虚燥。若时或又现纳少、大便溏等症状，是又兼命门火衰，不能生土，则治疗当脾与肾气化无力考虑，法当温补脾肾。可见，根据病机辨其症状，也是一个十分重要的问题。

（四）局部出现的症状，可从经络交叉与交会处来辨证

例如胁肋苦满疼痛，从其局部言，多系肝胆两经症状；但从经脉循行来看，又是足太阴脾经"复从胃，别上膈，注心中"的支脉，则与足少阳经日月穴（胆募，足少阳、足太阴经交会穴）、足厥阴经期门穴（肝募，足厥阴、足太阴与阴维脉交会穴）相交会。因此就胁痛言，亦可从经脉的交叉处或交会处辨证针治。

三、针灸配穴辨病因

针灸治病同样重视辨证求因，"审因取穴"。中医的病因学不越内、外、

不内外三因。病因不同，疾病的发生发展规律就不同，治疗原则迥异，因而辨证论治的方法也就不同。辨证的具体方法虽多，医生当遵循审症求因的思路，将复杂症状分析归纳后，抓住主症治疗，效果才能理想。审因辨证取穴透过表象抓住疾病的本质，选穴力求精简而高效。

如以感冒为例，症见恶寒、发热、头痛、鼻塞、咳嗽等，若仅仅是头痛取太阳穴，鼻塞取迎香穴，咳嗽取尺泽穴等，可暂时有效，但非治本之法，轻松片刻后诸症如旧。如能审症求因，取风门配合谷，散风祛邪，解表发汗，使邪随汗解；发热配大椎清里达表。此三穴相配，感冒诸症治疗效果比较理想。再如纳少不思、神疲乏力、食后反倦等，某医误以"劳倦伤脾"论治，取足三里、胃俞、中脘等，针用补法，嘱安心静养。结果愈治愈重。后医辨证诊查中，了解其生活习性好逸恶劳，环境过于安逸，遂针补中脘穴振兴中宫，针泻足三里化湿消痞，嘱每天散步室外活动，不一月而病瘥。

以眩晕为例，如坐舟车、畏光羞明，伴心悸少寐、耳鸣、麻木、舌红少苔、脉弦尺弱。若对症取听会、神门等穴，每每病情加重。细审病因，乃肾虚阳亢，水不涵木，证属上实下虚，阴阳失调。督脉总督诸阳，任脉总统诸阴。故取风府、神庭、承浆穴，交通任督，平衡阴阳；佐以肾俞、太溪补肾，行间、风池泻肝，滋肾水平肝潜阳，而获良效。

再以胃肠疾患为例，以足三里、中脘为主穴，根据体质和具体病情灵活变化，胃痛配梁丘、梁门、胃俞，呕吐配内关、公孙、内庭，泄泻配天枢、大肠俞或上巨虚，便秘配支沟、阳陵泉，呃逆加肝俞、膈俞、期门（或膻中），痢疾加天枢、阴陵泉、章门、脾俞等。

四、针灸配穴辨病位

辨病位，就是判断病证在疾病发生或传变过程中的部位。不仅外感六淫、内伤七情、饮食劳倦等引起的病证，可以反映出某一特定病位的变化，而且在疾病发展传变过程中的不同阶段，病位随着病证的变化也在发生推移。如表里定位、脏腑定位、上中下三焦定位、经络定位、六经定位等。若详论之必庸赘繁冗。这里仅从经络的角度举例说明。

确定病位的依据是病人的主诉。比如腰痛，《素问·刺腰痛》篇专门讨论了各种腰痛的治则与配穴处方，其云："足太阳脉令人腰痛，引项脊尻，背如重状；刺其郄中（即委中穴）……""阳明令人腰痛，不可以顾，顾如有见者，善悲；刺阳明于胻前（即足三里穴）三痏……"等。他如少阳腰痛、少阴腰痛、厥阴腰痛等，详细讨论了所致腰痛的辨证要点，并据病位辨其经脉脏腑的所在，施以具有针对性的针刺取穴。

临床上对于慢性腰痛（腰骶椎及脊柱两侧有压痛）的治疗，其基本处方：肾俞、委中、腰阳关、命门、志室、太溪等穴。寒湿腰痛者，取足太阳、督脉为主，针灸并施；若命门火衰，则重灸关元穴，脊柱两侧可先针后拔火罐；瘀血腰痛，痛不可忍，针昆仑，刺委中出血，配筋会阳陵泉、血会膈俞，及阿是穴，活血化瘀，针用泻法；湿热腰痛，值天热或阴雨天加重者，可针大椎、腰阳关、至阴、睛明、天柱、委中（放血）、脊柱两侧有压痛点者泻之。总之，按部循经，辨清表里，或虚或实，随证治之。

五、针灸配穴辨病性

辨病性是指辨别疾病的性质或属性，这对于确立治疗法则具有决定性意义。《伤寒论》首分三阳三阴，《金匮要略》对内伤杂病同样是分阳病十八，阴病十八。"善诊者，察色按脉，先别阴阳。"阴阳作为病证的基本属性，古代医家是非常重视的。

那么，临床靠什么来准确地辨别阴阳呢？个人体会两个字：水火。"水火者，阴阳之征兆也。"水证、火证是最显而易见的，搞中医的人欲达到一定的高度必吃透"水火"二字。《易经》里讲的"水火既济"，貌似简单，实则有很强的概括性。心肾相交就是水火既济，心肾不交所致的严重失眠就是火水未济。狂躁不安者往往是心火独亢，水不制火；心衰见水气凌心者，则又是水盛火衰，饮邪上犯等。所以辨病性抓住了水火，就等于抓住了阴阳两纲。至于寒证、热证、寒热错杂、上热下寒、表寒里热、表热里寒，乃至真寒假热、真热假寒，不外以"水火"统括之。

我们强调《伤寒论》的学习，就是强调这个辨证的大眼目上，丝毫不能乱。针灸配穴同样在辨析阴阳水火的基础上进行。如：阳证在表者宜汗，取大椎、风门、风池、后溪、申脉、合谷、复溜等。阳证在里者宜清，基本取穴是开四关，即合谷配太冲。上焦热盛加百会、大椎、曲池、尺泽；咽喉肿痛者，点刺少商，配列缺、照海；脘腹胀满加公孙、内关、支沟、天枢；热极生风者，针人中、承浆，十宣穴点刺出血；牙痛腮肿、皮肤热毒疔肿痈疮者，取翳风、颊车、曲池、合谷、外关、足临泣等。当然，针刺阳热证，十六郄穴可以酌情分经选用。

阴寒证当分虚实，属里虚者必当温补元气，健运脾气，取中脘、神阙、气海、关元、肾俞、命门，针用补法或灸；阴寒痼冷偏盛者，当温通经络，督脉与背俞穴可辨证选用，取关元俞、次髎、环跳、风市、足三里、阴陵泉、阳陵泉、申脉等，或针或灸或拔罐，舒筋活络、温阳利湿、益肾健脾、培本固元。

考《灵枢·九针十二原》篇云："凡用针者，虚则实之，满则泻之，宛陈则除之，邪盛则虚之。大要曰：徐而疾则实，疾而徐则虚。"就是说，针刺的原则是虚证用补法，而使正气充实；实证用泻法，借以疏泄病邪；对于瘀血久积的病证，当用泻瘀血的方法排除壅滞；病邪亢进的，亦当用泻法，使邪气外泄而归于平。关于进针的补泻，徐缓进针而疾速出针者，正气充实，是为补法；疾速进针而缓慢出针，则邪气随针而外泄，是为泻法。疾病性质明确后，传统的针刺以"烧山火"与"透天凉"手法为代表（详见第二章"论针刺得气与补泻手法"一节）。

六、腧穴的双向性与特异性

临床实践表明，人体的某些腧穴具有双向调节作用（配合一定针刺手法）。即针刺某一腧穴，在机体的不同状态下，可以起到双重性的良性调节作用。例如合谷穴，既发汗又止汗，而合谷配复溜穴，有汗则止，无汗则发；天枢穴既通便又止泻；心动过速时针内关能减慢心率，心动过缓时针内关（配太冲）又可使之加速；同样是针内关，既能催吐又能止吐等。

所谓特异性，是指针灸处方的经验配穴，对某些疾病具有特殊的治疗作用。历代留传下来的著名的针灸歌赋，如《玉龙歌》《胜玉歌》《针经标幽赋》《百症赋》《通玄指要赋》《席弘赋》等，其中有些就是以专方专穴出现的，验之临床，疗效很好。这些特异性的穴位，对于临床实践和科学研究都具有重要意义。如：针刺人中、内关、足三里穴有升压作用；针刺人迎、风池、三阴交、太冲有降压作用；针刺大椎、曲池穴可退热；灸至阴穴能矫正胎位；补三阴交泻合谷可安胎，而泻三阴交补合谷可致流产；针刺素髎、水沟、十宣穴可使昏厥立苏等。

*** 第二节　经络与循经取穴 ***

经络是人体脏腑与体表肌肤、四肢百骸、五官九窍相互联系的通道，具有运行气血、沟通表里上下内外、调节脏腑生理功能的作用。循经取穴的针灸处方也都是依据经络理论来确定的。《素问·调经论》说："夫十二经脉者，皆络三百六十五节，节有病，必被经脉，经脉之病，皆有虚实。"表明经络是内属脏腑，外络支节，为血气运行出入的通路。其相互联系的复杂情形，可以说是形态与功能的综合产物。

"循经取穴"就是根据疾病的证候，在其所属或相关的经脉上选取适当的穴位。腧穴是人体经气输注交会之处，与经络同属一个系统，腧穴所主治的病候，都是根据经络循行而论治的，故成为针灸"以外治内"的必经途径。如明·徐凤《针灸大全》载有四总穴歌云："肚腹三里留，腰背委中求，头项寻列缺，面口合谷收。"这完全是通过经络循行而总结出的取穴经验。因足三里系足阳明胃经之合穴，其经是属胃络脾，所谓合之所治，皆主逆气而泄等证。腰背为足太阳膀胱经脉气所过之处，此脉络肾属膀胱，委中为足太阳经之合穴，主治内脏，直通腰背。列缺为肺经之络穴、别走大肠经，肺与大肠相表里，肺主皮毛，"头项强痛"多系外邪所致，而手阳明大肠经上走肩端、"上出于柱骨之会上（督脉大椎处）、下入缺盆、络肺"，故凡由表邪郁闭或体内燥热上冲所致的头痛、项部僵硬，取列缺非常重要。同时，

“列缺任脉行肺系”，列缺通任脉，而任脉至咽喉、上颐（上行环绕口唇）、循面与督脉相通会于头，故主之。合谷为手阳明经的原穴，其脉循颈上颊入下齿，交人中后，左右交叉而夹鼻孔，故一般面口之病，多取合谷来治疗。可见腧穴的主治，与经脉有着不可分离的关系。

一、本经取穴法

本经取穴法，即病在某经就选取某经的腧穴。这是按照"经脉所通，主治所及"的道理而取穴的。其治疗的部位都是本经经脉所过之处或相应脏器病变，相对的病机较单纯，病位亦仅限于某经、某脏（腑），临床运用这种取穴法，关键在于"勿失其经"，病在何经（包括所属所络的脏腑），定位要清楚。

本经取穴分局部取穴和远隔取穴两种。局部取穴治疗的多为肢节和头部器官的病变，或在本经距离病所较近的部位取穴，如属足阳明胃经的鼻衄针巨髎穴，肝经横逆的胁痛取足厥阴肝经期门穴；或在本经病所取穴，如手阳明经的肩痛取肩髃穴，足太阳膀胱经的腰疼取肾俞穴等。远隔取穴法是在本经距离病所较远的部位取穴。一般头面、躯干的疾病用四肢肘、膝以下的穴位治疗。如属于手太阴肺经的咳嗽取列缺、鱼际穴；属于足少阳胆经的偏头痛取阳辅、足临泣；属于足厥阴肝经的颠顶痛取太冲穴等。取穴在肘、膝以下，是为经气所发之处，且安全高效，故为针灸临床广泛应用。

取局部穴与远隔穴配伍，是在病变局部与远离病变部位之处同时取穴。如针治痢疾，局部取天枢穴，远隔取大肠经下合穴上巨虚；针治眼疾，局部取睛明穴，远隔取至阴穴等。

二、异经取穴法

异经取穴法，即病虽在某经、某脏（腑），而取与该经、该脏（腑）有关的他经脉的经穴。临床一般取互为表里经的四肢经穴，或根据脏腑之间的关系和病机特点，施以辩证取穴。此法主要针对五脏疾患。如治疗哮喘病，症见喘息胸闷气短者，可不取手太阴肺经穴，而是补足少阴肾经原穴太溪（双侧），配手少阴心经原穴神门（双侧）。因肺虽为气之主，但肾为气之根，足少阴肾经"上贯肝膈，入肺中"；手少阴心经"其直者，复从心系，却上肺"。针此二原穴，用补法纳气平喘，还可缓解心痛少气不足以息。

再如足太阳膀胱经气虚衰的老年性遗尿症，同样取足少阴肾经太溪穴补肾气，因膀胱与肾相表里，激发肾经原气可促进膀胱气化功能。又如足阳明胃经虚寒性胃痛，取足太阴脾经公孙（八脉交会穴）、阴陵泉穴，缓急止痛、祛寒利水。还有崩漏证属任脉者，取关元配隐白、血海正当其治。因关元是足三阴经与任脉交会穴，又脾主统血，故取足太阴脾经隐白、血海补脾调经止血。又如小腹绞痛取胃经的下巨虚穴，亦为小肠经下合穴，因手太阳小肠经"下膈，抵胃属小肠"（病位在小腹）等。

总之，运用异经取穴法，除辨别病位、抓住病证的虚实外，还要熟悉脏腑间的经脉属络及交错联系，然后根据具体病证灵活选用针灸配穴法则。

三、多经取穴法

（一）同名经脉同用

同名经脉同用，即同时取手足同名之两经的经穴。如手、足阳明，手、足少阳，手、足太阴等。若头面五官的病症，如耳鸣、耳聋，其病变部位均在手足少阳两经经脉，均绕行于耳之前后，因此取手少阳三焦经之中渚、翳风穴，足少阳胆经之听会、侠溪穴，处方取患部两穴，远隔两穴，同经同气相求，则疏通三焦与胆经经气郁阻，调达上下的作用明显增强；又如牙痛，因手足阳明经脉均入齿中（手阳明经入下齿，足阳明经入上齿），取手阳明经之原穴合谷以清热，取足阳明经颊车、下关、内庭疏泄阳明经热。这种同经配穴主要从病位所属的经脉循行，从手走头至头走足一以贯之，疗效增强。

（二）表里经络同用

表里经络同用，即从十二经脉表里相互络属的两经取穴。表里两经同用的配穴治疗，多是某脏（腑）、某经阴阳的失调，或阳亢阴虚，或气血盛衰，或经气逆乱等，临证必须首先辨别病在何脏（腑）何经，区分阴阳，把握虚实的所在。如鼻渊流涕浓稠色黄、鼻塞失嗅，伴咳嗽、额头眉骨隐痛，舌红苔厚腻，脉滑数。因肺与大肠相表里，手太阴肺经"起于中焦，下络大肠，还循胃口，上膈属肺"，手阳明大肠经"还出夹口，上夹鼻孔"。故取手阳明经原穴合谷清泄大肠经热，疏调经气；配手太阴肺经络穴列缺，清宣肺热以祛风散邪，两经原络相配，表里经同用，清宣鼻窍而泄热。

（三）其他的两经或以上同用

其他的两经或以上同用，即指除以上两种取穴法以外的两经或多经同用取穴。是针对病变涉及的范围较广，或一经一脏（腑）之病，引起他经亦病，甚至数经（或脏或腑）同时发病，病机错综复杂，表里虚实互见者。如耳鸣、耳聋证，若暴鸣声大或耳聋突发，伴口苦咽干、心烦易怒、溺赤、舌红脉弦数者，明显是少阳厥阴经脉风火上扰，因足少阳胆经"从耳后入耳中出走耳前"，且"络肝属胆……循大指歧骨内出其端"，与足厥阴肝经连接。故取胆经风池、听会、足临泣，配肝经行间、太冲，息风清热，泻肝利胆；若耳鸣伴随风热外袭，清窍上蒙，症见头痛、耳内胀满、作痒等，取手少阳翳风、耳门、外关，配足少阳胆经侠溪、足临泣穴，取其同经同气贯通，散风清热降火；若耳鸣伴见心烦、少寐、惊梦、盗汗等阴虚火旺征象者，宜从手少阳三焦与手厥阴心包表里两经取穴，取心包经原穴大陵为主，配三焦经络穴外关为客，或取三焦经原穴阳池为主，配心包经络穴内关为客，是为主客原络相配。因手少阳三焦经"布膻中，散落心包，下膈，循属三焦""其支者，从耳后入耳中，出走耳前"。同样是以经络循行为取穴依据的。若久病耳鸣耳聋、时作时止，伴见腰膝酸软、乏力健忘、脉细或沉，是为典型的肾虚导致。因耳为肾之外窍，经云："肾气通于耳。""故上气不足，脑为之不满，耳为之苦鸣。"又因肾生髓养脑，足少阴肾经"贯脊属肾，络膀胱"；而督脉贯脊络肾，"并于脊里，上至风府，入脑"。故取百会升清阳而通窍道，配听会疏通耳络；太溪足少阴肾经原穴，配飞扬足太阳膀胱经络穴，主客原络相配，补肾益精而助气化，加灸命门，肾俞针用补法，取"阳化气，阴成形"义，补肾养脑以聪耳。

四、十五络穴运用法

络，因络脉得名，是从经脉分出的支络部分，如网络遍布全身。络穴出自《灵枢·经脉》篇，手足十二经各有一络，加上任督二脉和脾之大络，共十五络穴。明代刘纯《医经小学》载有"十五络穴歌"。

络穴与一般的腧穴不同，它在生理功能上是经脉之间循环转注联络的纽带，将经脉中的气血渗濡灌注到全身各部，营养筋骨皮肉、五官七窍。由于络脉的作用在于沟通表里两经，加强其在体表的联系。因此络穴在疾病主治方面就包括了两经发病的某些症状（不是全部），是为针灸治疗学的特色之一。

《灵枢·经脉》篇云："经脉十二者，伏行分肉之间，深而不见……诸脉之浮而常见者，皆络脉也。"《灵枢·脉度》篇云："经脉为里，支而横者为络，络之别者为孙。"说明经脉在里而深，络脉相对细小，浅而易见。络脉俱在两经中间，乃交经过络之处。络穴出自络脉，由于络脉在表里两经间有纽带作用，因而络穴能够治疗表里两经之兼症。如脾胃相表里，脾经络穴公孙不仅可以治疗足太阴脾经病的纳少不思食，亦可治疗足阳明胃经病的胃寒胀气；肺与大肠相表里，取肺经络穴列缺不仅治疗本经发病的咳嗽，兼可治疗手阳明经的头项病。

临证中络穴亦可作为辅助诊断疾病虚实的依据。如《灵枢·经脉》篇所说："凡此十五络者，实者必见，虚者必下。视之不见，求之上下。"凡脉气壅盛的实证，必然在络脉上出现脉气的异常，而虚证反映在络脉必下陷于深部。如果在外表上看不到任何异常，当于该穴部位的上下附近观察。说明络穴有辅助诊断的价值。如手厥阴心包络脉病候，实则心痛，虚则烦心；手少阳络脉病候，实证肘部挛急，虚证则肘臂弛缓不能曲……此外，还可根据络脉的充盈或陷下，作为诊断疾病虚实的依据之一，络脉充盈者多实证，陷下不见者多虚证。所以临床治疗上，可据络脉异常的现象，选取相应络穴，"补虚泻实"以调之。

此外，根据络脉的特点，阳络可别走于阴经，阴络可别走于阳经。因此，络脉除能调整本络、本经病变外，还可调整其互为表里经的病症。如足少阳胆经络穴光明，除治疗本经的目痛、膝痛、下肢痿痹，还可治疗足厥阴肝经头痛目眩、目赤、胁痛等。当然，临床结合经脉表里脏腑相关的理论，运用原络配穴法治疗表里两经病证。如手太阴肺经病，取肺经原穴太渊，配手阳明大肠经络穴偏历；大肠经病取原穴合谷，配肺经络穴列缺等。现归纳十五络穴简表如下（见表6）：

表6　十五络穴简表

本经	肺经	大肠经	胃经	脾经	心经	小肠经	膀胱经	肾经	心包经	三焦经	胆经	肝经	督脉	任脉	脾经大络
络穴	列缺	偏历	丰隆	公孙	通里	支正	飞扬	大钟	内关	外关	光明	蠡沟	长强	鸠尾	大包
别走	大肠经	肺经	脾经	胃经	小肠经	心经	肾经	膀胱经	三焦经	心包经	肝经	胆经			

五、举例眩晕证治看循经取穴

眩晕是指视物缭乱为眩，头觉旋转为晕。肝为风木之脏，内寄相火，经脉"连目系，上出额，与督脉会于颠"，故眩晕证首先定位在肝，《素问·至真要大论》所谓"诸风掉眩，皆属于肝"。考元·滑伯仁《十四经发挥》云："足厥阴之脉，起于大趾聚毛之上，循足跗上廉，去内踝一寸，上踝八寸，交出太阴之后，上腘内廉，循股入阴中，环阴器，抵小腹，夹胃属肝络胆，上贯膈，布胁肋，循喉咙之后，上入颃颡，连目系，上出额与督脉会于颠。其支者，从目系下颊里，环唇内。其支者复从肝，别贯膈，上注肺。"滑氏探手足阴阳脉气所发，而言气穴之交会，确是发皇古义。余本此十四经发挥，言眩晕从肝论治，则肝之经络气化与他经之关系不可不究。主要见于以下几点：

（一）肝与胆经对眩晕的关系

肝与胆脏腑相连，胆附于肝之短叶间，经脉相互络属而为表里。何谓络属？属，指连于本经的脏腑；络，指通达其相表里的脏腑。从气化上看，厥阴肝木，风气治之，中见少阳；少阳胆木，火气治之，中见厥阴；两经互为中见。如此脏腑、经络、气化高度合一，病必风火交扇。症见头晕目眩、面红目赤、急躁易怒、口苦咽干、耳鸣，或心烦喜呕、胸胁苦满等。

治法 泄热降火，疏利肝胆。

主穴 太冲、侠溪、足临泣、外关、光明、风池。

释义 取肝经原穴太冲，配胆经荥穴侠溪，泻肝降火利胆；取外关、足临泣八脉交会穴，清泻胆火，光明足少阳胆经络穴，与太冲为原络相配，疏调表里，清头目而治目赤、耳鸣；加手少阳经风池穴，既平肝息风又疏散外邪，平肝潜阳。

（二）肝与心包经对眩晕的关系

肝与心包经脉同属厥阴而内寄相火，且厥阴之脉"其支者，复从肝，别贯膈"，故病则头目昏眩、心中懊恼、心痛胸闷、烦躁不安，甚至哭笑无常，是为肝郁化火、心包有热之象。

治法 清心宽胸利膈，平肝潜阳安神。

主穴 百会、膻中、内关、厥阴俞、行间、太冲。

释义 取百会，督脉与肝经会于巅之穴，清头明目而定昏眩；取膻中，包络之募穴，又为气会，调畅气机、宽胸利膈以镇静安神；且二穴位于任督二脉，主治精神情志疾患、通达阴阳。取内关，手厥阴心包经之络穴，解郁清心除烦。因病在厥阴，取厥阴俞主治心痛胸闷，且与膻中俞募相配以宁心神；针足厥阴肝经荥穴行间，清降肝热；加太冲，肝经原穴，平降肝阳而止眩晕。

（三）肝与肺经对眩晕的关系

足厥阴肝经"其支脉，复从肝别贯膈上注肺"。是知肝病未尝不影响到肺。《素问·灵兰秘典论》云："肺者，相傅之官，治节出焉。"若肝火犯肺，木火刑金，侮其所不胜，肺气膹郁，则咳逆喘嗽，胸胁引痛；痰蒙清窍，风阳夹痰上扰，必见头目眩晕，面赤口渴等。

治法 清金化痰，抑肝平木。

主穴 尺泽、肺俞、肝俞、太冲、太白、丰隆。

释义 取尺泽，肺经合穴，合主逆气而泄，针用泻法，清肺降气以平喘咳；因肺主皮毛，司一身之表，足太阳膀胱经为人体外在之藩篱，故取肺俞、肝俞、疏泄热邪、清肺平肝；太冲乃肝经原穴，清肝降火以免肺阴受灼；取太白、丰隆原络相配，化痰通络，兼顾脾胃以杜生痰之源。

（四）肝与胃经对眩晕的关系

足厥阴肝经"夹胃属肝络胆"，是知肝病未尝不与胃有关者。从功能上，肝主疏泄，胃主受纳。胃所受纳之水谷，必赖肝气之疏泄才能消化吸收，由中焦受气取汁，化赤变血以营周于身。若因饮食不节或肝气郁滞，致肝胃郁结，消化不良，发生痰浊，阻塞清道，随肝胃气逆上犯清阳，症见眩晕、头目昏沉、胁痛呕逆、嗳气频作或嗳腐吞酸、大便不爽，每因情绪不遂而诸症明显。

治法 疏肝理气，和胃降逆，调运升降。

主穴 百会、中脘、足三里、肝俞、胃俞。

释义 足厥阴肝经与督脉会于颠，督脉总督诸阳，取百会振奋头目清阳之气，兼以调肝；取胃募穴中脘调胃降逆，配胃俞、肝俞，俞募穴相配，平衡阴阳、协调脏腑之气滞；足三里乃足阳明胃经合穴，合主逆气而泄，针用平补平泻法和胃降逆。肝胃调和，气机升降恢复则眩晕自平。

（五）肝与脾经对眩晕的关系

《金匮要略》云："见肝之病，知肝传脾，当先实脾。"补不足损有余是其义也。《难经·十四难》亦云："损其肝者缓其中。"从经脉循行上看，肝经与脾经似乎无直接联系，其实不然，肝经的章门穴恰恰是脾的募穴，又是八会穴之一的脏会，还是肝胆表里两经的交会穴。可见章门穴是肝经循行的要塞，所以就不难理解肝脾不调或肝郁脾虚为什么是临床常见的证候了。因木郁土壅，症见眩晕、胁痛、胸腹胀闷，继而纳少乏力、便溏、舌苔白腻、脉弦滑或濡。

治法　调肝理脾，升清降浊，健脾益气。

主穴　百会、章门、太白、丰隆、足三里。

释义　百会乃督脉与足太阳经交会穴，且肝经脉与督脉会于颠，针刺升清阳而疏风平肝；取脾募章门调肝理脾，疏通肝脾经脉之气，对长期胁痛腹胀者，效果明显；原穴是脏腑真气输注于经络的穴位，取足太阴脾经原穴太白，健脾益气，是为"实脾"之治；配丰隆，胃经络穴，与太白原络相配，健脾化痰利湿，加足三里，胃经合穴，脾胃同补，培土抑木，则眩晕可除。

（六）肝与大肠经对眩晕的关系

唐容川《医经精义》云："肝与大肠通，肝病宜疏通大肠，大肠病宜平肝经为主。"并自注说："肝内膈膜，下走血室，前连膀胱，后连大肠。厥阴肝脉又外绕行肛门，大肠传导全赖肝疏泄之力……血能润肠，肠能导滞。所以肝病宜疏通大肠，以行其郁结也。大肠病，如痢症、肠风、秘结、便毒等证，皆宜平肝和血润肠，以助其疏泄也。"余以为阳明燥热夹肝胆风火之气上冲于脑所导致的眩晕，非泻肝清火疏通大肠不为功。

治法　泻肝通肠，急下存阴。

主穴　合谷、太冲、大肠俞、天枢、上巨虚、太溪。

释义　针泻合谷，手阳明大肠经原穴，配足厥阴肝经原穴太冲，是谓开四关，使脏腑阴阳经气调达，清肝泻火以定眩晕；速取大肠募穴天枢与膀胱背俞穴大肠俞，俞募相配，疏通腑气，泄热通便，导邪外出；加大肠经下合穴上巨虚，加强通腑泄热之力；继而取肾经原穴太溪，滋阴补肾，既滋水涵木，又益水行舟，是为存阴之治。

（七）肝与肾经对眩晕的关系

足少阴肾经"其直者，从肾上贯肝膈……"肝与肾经脉相通，生理上肝肾乙癸同源。肝藏血，肾藏精，精血互化，故有"肝肾同体"之说。若肾阴不足可致肝阴不足，肝肾阴虚症见头晕目眩、健忘耳鸣、少寐多梦、腰膝酸软、胁痛、遗精、舌红少苔、脉细数等。又：肾主骨生髓，脑为髓海，肾虚生化乏源，同样可见眩晕、脑转耳鸣、健忘恍惚、发脱齿摇、精少不育或经闭不孕、神疲、腰酸腿软、小便清长或余沥、脉沉无力等。而肝为风木之脏，风性主动，肝血不足，虚风内动，亦可见眩晕耳鸣、爪甲不荣、面白无华、肢体麻木、月经量少或闭经、舌质淡、脉弦细等。临床上往往肝肾俱虚并见。

肝肾阴虚治法　滋水涵木，平肝息风。

主穴　肝俞、肾俞、三阴交、太溪、血海、行间。

释义　取背部腧穴肝俞、肾俞，调补肝肾，针用补法以固其本；取三阴交，足三阴经脉交会之穴，协调肝肾脾而补阴，且能清虚热以安神；取足少阴肾经原穴太溪，配足太阴脾经血海，是为先后天精血互化，滋肾水以平肝；然肝体阴用阳，阴虚风动之眩晕，风阳上扰不可不治，取肝经荥穴行间，平肝潜阳，且此穴对精神疾患如虚烦少寐抑郁等有佳效，针用平补平泻即可。

肝肾两虚治法　补肾益精，养血柔肝。

主穴　百会、中脘、关元、肝俞、肾俞、脾俞。

释义　虚性眩晕乃是清阳不升，取百会，手足三阳与督脉之会，升清降浊、疏通阳脉；取胃募穴中脘强壮后天水谷之本，针用补法；阳化气阴成形，灸关元，小肠募穴，助阳化气可促进精微物质的化生，又为足三阴与任脉之会而能益精养血；取背部腧穴肝俞、脾俞、肾俞，针用补法（肾俞加灸），补肾养血、柔肝益脾，且与中脘、关元为俞募相配，促进脏腑功能的作用强大。

以上，举眩晕证为例，侧重谈谈循经取穴的论治，则各脏腑经络之联系可见一斑。或问：此言肝与胆、心包、肺、胃、脾、大肠、肾七者，而不言心、小肠、三焦、膀胱四者，何也？答曰：古人有包络代心受邪之说，"诸邪之在于心者，皆在于心之包络"（《灵枢·邪客》）。心居包络之中，心包乃心之外围，所以邪侵于心，首先包络受病，故心病可治心包，便及之矣；膀胱、小肠同属太阳经，唐容川说："人鼻吸入天阳，经心火，历小肠，下达于命门，蒸动膀胱之水，化而为气，旁出于腠理毫毛，卫外为固。"这种气化，就是太阳之气化，治太阳经腑之病，便及之矣。经曰："三焦膀胱者，腠理毫毛其应。"《难经》亦曰："三焦者，原气之别使也，主通行三气，经历五脏六腑。"可见三焦既是气化的场所，又是气机升降出入的通道。从六经角度看，少阳主枢，居人身半表半里，枢转于外则与太阳经同其气化，仲景所谓"上焦得通，津液得下，胃气因和，身濈然汗出而解"是也。故治疗少阳病或太阳病便及之矣。经络学说理出自然，所以不必与肝经拉扯而牵强作解。

单志华按　本篇文字是根据单老《我对眩晕证在临床上的一点体会》一文整理而成，原文还包括方药的辨证加减部分，待陆续整理的《医论医话集》中全文收录。在此说明。

*** 第三节　经络与脏腑病证配穴 ***

人体的一切机能活动，都离不开脏腑经络。《素问·五脏别论》云："所谓五脏者，藏精气而不泻也，故满而不能实；六腑者，传化物而不藏，故实而不能满。"《灵枢·本脏》篇云："经脉者，所以行血气而营阴阳、濡筋骨、利关节者也。"这里强调了脏、腑、经脉各自的生理特征。五脏属阴主里，六腑属阳主表，这种脏腑生理上的表里关系主要是通过经络来实现的。经脉源于脏腑，脏脉络腑，腑脉络脏。人体脏腑与组织器官是靠经络的彼此联络、上下贯通、离合出入等形式才构成一个高度统一的整体。同时人体脏腑与组织器官均赖中焦水谷精微化生气血，温煦濡润，才维持正常的生理功能。而气血的温煦、濡养作用亦必赖经络的运行、传注，才能够敷布全身。

当人体感受外邪，或来自饮食、情志、外伤等其他因素，导致气血失调时，经络及其所络属的脏腑必然会产生相应的病理变化，尽管临证表现千变万化，但归根结底，都是脏腑经络的病理反应。

《素问·调经论》云："五脏之道，皆出于经隧，以行血气。血气不和，百病乃变化而生，是故守经隧焉。"又云："夫十二经脉者，皆生其病，今夫子独言五脏，夫十二经脉者，皆络三百六十五节，节有病，必被经脉，经脉有病，皆有虚实……五脏者，故得六腑以为表里，经络支节，各生虚实，其病所居，随而调之。病在脉，调之血；病在血，调之络；病在气，调之卫；

73

病在肉，调之分肉；病在筋，调之筋；病在骨，调之骨；燔针劫刺其下及与急者；病在骨，焠针药熨；病不知所痛，两跷为上；身形有痛，九候莫病，则缪刺之；痛在于左而右脉病者，巨刺之。必谨察其九候，针道备矣。"这段经文很重要，较全面地论述了经络与脏腑四肢百骸在分布上的纵横交错及具体病位与治则。故本节拟从脏腑、经络双重角度，对相互络属的六对脏腑症候群做一探讨，以便针灸医师掌握这些具有规律性的特征，从而审证求因，制定出正确的针灸配穴治疗方案。

为方便阐述，本节对经脉上相互络属具有表里关系的六对脏腑，分脏病、腑病、经脉病证三类，判断病位、病性，根据具体病机鉴别虚实，选择恰当的配穴处方治疗。其中经脉病证一类，则根据《灵枢·经脉》篇记载的十二经"是动、所生病"的症候群，结合临证择其要者，施以针灸配穴。所谓"是动"，指本经经脉因外邪的引动而发生的病证；"所生病"则是指与本经相连属的脏腑发生的病证。如清·张隐庵讲："夫是动者，病因于外；所生者，病因于内。"此说可从。现分述如下：

一、肺与大肠脏、腑、经脉病证配穴

肺居胸中，其经脉起于中焦，下络大肠，与大肠相表里。肺系包括卫分、气道、皮毛、咽喉、鼻腔，也就是肺主气、司呼吸，主宣发肃降、通调水道，外合皮毛、开窍于鼻。大肠主传导、排泄糟粕，上络于肺。

肺为清金，大肠为燥金。病则肺失清肃，症见咳嗽、气喘、胸痛、肺气胀满，甚至咳血等；或见大肠传导失常，症见便秘或泄泻、肠鸣、腹痛、肠痛、便血、脱肛等。

（一）脏病

1.肺气虚证 咳喘无力，少气不足以息，动则益甚，痰白清稀，面色㿠白，神疲体倦，自汗恶风，舌淡苔白，脉虚浮无力右寸明显。

配穴：太白、太渊、肺俞、脾俞、膻中。

方义：肺属金、脾属土，土生金，虚则补其母，母能令子实。故取足太阴脾经输土穴太白，配脾俞健脾补土以生肺金；取手太阴肺经太渊穴又为脉会，配肺俞补肺气而调百脉；加任脉穴膻中，又为气会，取之调气涤痰。以上取穴均针用补法。

2. 肺阴虚证 干咳少痰，咯血，午后潮热，五心烦热，颧红，盗汗，口咽干燥，音哑，舌红少苔，脉细数。

配穴： 太渊、肺俞、鱼际、太溪、照海。

方义： 肺主气而朝百脉，补肺经太渊，以输代原穴，又为脉会，调补内脏，对脏病有重要治疗作用。如《灵枢·九针十二原》篇云："五脏有疾，当取之十二原。十二原者，五脏之所以禀三百六十五节气味也。五脏有疾也，应出十二原……阳中之少阴，肺也，其原出于太渊。"鱼际为肺经的荥穴，荥主身热，针刺泻法以清虚热；五脏有病多取背俞，补膀胱经俞穴肺俞，助太渊穴以补肺；根据肺肾金水相生之理，补肾经以输代原穴太溪、八脉交会穴照海，滋补肺肾、生津润燥。

3. 风寒袭肺证 恶寒发热，头痛身痛，无汗，鼻塞流涕，咳嗽痰稀，舌苔薄白，脉浮紧。

配穴： 合谷、列缺、肺俞、尺泽、曲池。

方义： 合谷为手阳明大肠经原穴，列缺为手太阴肺经之络穴，二穴原络相配，疏风通窍，散寒宣肺；取膀胱经穴肺俞，点刺拔罐以祛风散寒解表；合主逆气而泄，取肺经合穴尺泽、大肠经合穴曲池，清热肃肺、化痰止咳，肺与大肠经互为表里，同取则其效益彰。

4. 热邪壅肺证 咳痰黏稠色黄，气喘息粗，甚则鼻翼扇动，胸闷而痛，身热口渴，鼻渊鼻衄，舌干红，苔黄，脉滑数。

配穴： 少商、丰隆、尺泽、肺俞、合谷。

方义： 取肺经井穴少商，点刺出血；肺经合穴尺泽，三棱针放血，清热泻肺及时控制病情；肺俞刺络拔罐以疏风散热，宣肺止咳；配以手阳明之原穴合谷，清肃肺热、行气调肠；足阳明之络穴丰隆清热化痰、止嗽平喘。

5. 痰浊阻肺证 咳嗽痰多、色白易咯，气喘痰鸣，纳呆胸满，倚息不安，甚则张口抬肩不能平卧，舌苔白腻，脉滑。

配穴： 少商、尺泽、孔最、肺俞、太白、丰隆。

方义：取肺之井穴少商、合穴尺泽、郄穴孔最、背俞穴肺俞，针用泻法以宣肺化痰止咳。肺为贮痰之器，脾为生痰之源，配以足太阴脾经以输代原穴太白，足阳明胃经络穴丰隆，是为原络相配法，针用补法或平补平泻法，健脾益气、化痰利湿，以治生痰之源。

（二）腑病

1. 大肠湿热证　肛门热痛、大便臭秽，或下痢赤白、腹痛即泻、小便短赤，如热盛而致肠痈则见发热呕吐、腹痛拒按、腿屈不能伸，舌苔黄腻、脉弦滑或数。

配穴：天枢、阑尾穴、上巨虚、中脘、内关、内庭。若症见发热，加刺曲池、合谷。

方义：天枢为大肠募穴，有调节大肠功能；中脘为胃募、又为腑会，调和胃气、调运升降；上巨虚是手阳明大肠经之下合穴，主治肠鸣腹痛泄泻，对肠痈功能清肠导滞；取手阳明大肠经原穴合谷、手阳明大肠经合穴曲池，二穴清大肠邪热；取内关，手厥阴心包经络穴，清热除烦；若右下腹疼痛拒按，速取阑尾穴配合上巨虚、足阳明胃经荥穴内庭，提插重泻，可及时控制病情发展，并积极配合方药（如大黄牡丹汤加味），多可很快扭转病势。若需要手术者当及时送医院处理，不可拖延。

2. 大肠滑泻证　大便溏泄或失禁，脱肛，腹痛隐隐，喜温喜按，纳呆食少；抑或五更泄泻，形寒肢冷，面色萎黄，舌淡苔薄，脉细弱或沉细。

配穴：百会、长强、肾俞、关元、中脘、足三里。

方义：百会为督脉与足太阳经交会穴，灸之振奋诸阳，主治脱肛。长强位于尾闾，关元为任脉与足三阴经之会、小肠募穴，取二穴调节任督二脉，交通阴阳脉气，且重灸关元以补火温暖下元。中脘为腑会，足三里为足阳明之合穴，健脾补中，强化后天之本。且关元、中脘、三里均有强壮作用，为保健要穴。加灸肾俞补肾温中，取火生土之义。此乃恢复脾肾之阳气进而调整大肠传导功能之配伍。

3. 大肠腑实证　腹痛拒按，肠鸣，便秘或里急后重，下利不爽，嗳腐吞酸，脘腹胀满，舌苔垢腻，脉象滑数或沉实。

配穴：二间、曲池、上巨虚、大肠俞、天枢。

方义：阳明为多气多血之经，本方宜取手足阳明经穴。针刺二间，手阳明大肠经荥穴，荥主身热，清热导滞。曲池为大肠经合穴，宣气行血，走而不守，凡气血阻滞之病，皆能舒畅而调和之。上巨虚为大肠经下合穴，针刺调整大肠经气。天枢为大肠募穴，取之疏导大肠经气，泄热通便，配膀胱经背俞穴大肠俞，主津液，是大便秘结（或失禁）之枢纽，且二穴俞募相配，导热下行，引邪外出。

（三）经脉病证

1.风寒湿邪痹阻肺经脉 见缺盆中痛，甚则交两手而瞀（指两眼昏花状）、肩背痛、臑臂内前廉痛厥等。

配穴：宜取本经及其邻近部位的经穴。如取尺泽、曲池、合谷、列缺、肺俞等。

方义：取手太阴肺经合穴尺泽，配手阳明大肠经合穴曲池，合主逆气而泄，针用泻法疏通经络，协调表里两经经气。取列缺手太阴肺经络穴，配合谷手阳明大肠经原穴，属原络相配法，激发阳明经气以助肺之宣发，防止内传之变，且二穴均有疏风清头目之功，是为恰和病机之配穴。因病在表，取肺俞，足太阳膀胱经背俞穴，刺络拔罐，属"阴病行阳"之治，即调整肺部经气而引邪外出。若兼"气虚肩背痛、寒、少气不足以息者"，酌加艾灸（取穴视具体病情而定）以温经散寒补虚。

2.邪热壅滞肺脉循经上扰 咽喉肿痛，掌中热等症。

配穴：少商、商阳、合谷、尺泽，加耳尖（耳穴）放血。

方义：取手太阴肺经井穴少商、手阳明大肠经井穴商阳，均点刺出血，手太阴肺经合穴尺泽三棱针放血，手阳明大肠经原穴合谷，针用泻法。此少商、商阳、合谷三穴称为"喉部三针"，清利咽喉、消肿止痛，效果明显。加耳尖更助清热止痛、消炎之力，为治咽喉肿痛之有效穴。

3.风寒湿邪痹阻大肠经脉 肩前臑痛，大指次指痛不用。

配穴：合谷、列缺，针用泻法；阳溪、曲池，先针后灸。

方义：合谷为手阳明经原穴，列缺为手太阴经络穴，原络相配，以治肺与大肠表里相通之病；阳溪为手阳明之经穴，曲池为手阳明之合穴，先针后灸以疏通经络，温经散寒。

4. 手阳明大肠经之邪热上扰 牙痛龈肿，颈肿，鼻衄，喉痹，目黄口干，当脉所过者热肿，舌红苔黄，脉滑数。

配穴：商阳、合谷、二间、鱼际。

方义：取手阳明大肠经井穴商阳，点刺出血；二间为手阳明荥穴，鱼际为手太阴荥穴，荥主身热，合谷为手阳明经原穴，诸穴针用泻法，共奏清泄阳明经热、疏风消肿止痛之功。

二、脾与胃脏、腑、经脉病证配穴

胃与脾同居中焦，经脉互为络属，具表里关系。胃主受纳腐熟水谷，脾主运化吸收精微，脾主升发清阳，胃气以下行为顺，脾升胃降是为升降之枢，脾司转输精微物质而上归于肺，是为气血生化的后天之本；脾主统血，主四肢肌肉。

脾胃病证，同样有寒热虚实、在脏在腑、在经在络之异，常见症状，如脾虚腹胀腹痛、便溏泄泻、浮肿、便血、崩漏等；胃病则见胃脘疼痛、呕吐、嗳气吞酸、呃逆等。

在经脉方面，除因风寒湿之邪痹阻经脉，其循行部位可发生痹痛外，尚可见舌本强、咽痛、舌痛等。

（一）脏病

1. 脾气虚证 面色萎黄、少气懒言，食欲不振，四肢疲惫，肌肉瘦削，脘腹胀满，大便稀薄，甚则足跗浮肿，舌质淡苔白，脉濡弱或沉缓。

配穴：大都、脾俞、章门、太白、足三里。

方义：大都为脾经之荥穴，太白为脾经以输代原穴，二穴在五行中属火生土；章门为脾之募穴、脏之会，主运化水谷精微，健脾化湿，以补脏之虚弱；配脾俞益气健脾，且章门脾俞属俞募配穴法，激发后天内脏真气；更补足三里，胃经合穴，灸之振奋中阳。

2. 脾湿中阻证 脘腹痞闷胀痛，头身困重，小便不利，嗳气不爽，食少腹满，舌淡胖苔白腻，脉沉缓或濡缓。

配穴：阴陵泉、脾俞、章门、中脘、公孙。

方义：阴陵泉为脾经之合穴，合主逆气而泄，健脾化湿利水；章门为脾募穴，中脘为胃募穴，脾俞为本脏在背部之本俞，俞募相配法，协调脏腑表里经气而助阳化湿；加公孙，脾之络穴，且通冲脉，宽胸利膈、降逆除满。诸穴配合有升清降浊、理气化湿之功。

3.脾阳虚证　因脾虚阳衰，水湿停留，导致阴寒偏盛，症见腹痛喜温喜按，纳少，甚或完谷不化，腹胀泄泻，四肢不温，或周身浮肿、小便不利或清长，舌淡苔白滑、脉沉迟，右关尤甚。

配穴：大都、太白、脾俞、章门、公孙、足三里。

方义：取脾经荥火穴大都，配脾经输土穴太白（以输代原穴），针用补法，补火生土；取脾募章门，配本脏俞脾俞，是为俞募穴相配，协调阴阳，振奋内脏功能；取脾经络穴公孙，为八脉交会穴之一，通冲脉，理气消胀止痛；加灸胃经合穴足三里，健脾益气养胃，诸穴同具健脾化湿、温运脾阳之功。

4.湿热蕴脾证　脾为湿土，易蕴湿生热而成湿热，见脘腹痞闷、纳呆呕恶、头重如裹、身重困倦、口不渴或口甜、尿短赤或便溏，舌苔厚腻微黄，脉濡数。

配穴：商丘、阴陵泉、章门、脾俞、胃俞、公孙。

方义：取足太阴脾经之经穴商丘，合穴阴陵泉，清利湿热，导热下行；取脾募穴章门、又为脏会，配膀胱背俞穴脾俞、胃俞，俞募穴相配，协调脏腑功能，化湿清热；加公孙，脾经络穴，通冲脉，理气消胀除满。

（二）腑病

1.胃气虚证　脘痞嗳气，不思饮食，稍食则胀，气短乏力，舌质淡红，右关脉弱。

配穴：中脘、胃俞、足三里、脾俞。

方义：取中脘，胃募穴、腑会，针加灸，益气补中；配本腑俞穴胃俞，属俞募相配法，促进胃之气血运行；加取胃经合穴足三里，强壮胃气，脾俞助其化谷之功。

2. 食滞胃脘证 消谷善饥，口渴喜饮，胃脘胀闷，嗳气吞酸，疼痛拒按，舌苔厚腻，右关脉洪滑。

配穴：厉兑、上脘、中脘、下脘、丰隆、太白。

方义：阳明乃多气多血之经，取足阳明胃经井穴厉兑，点刺出血，以泻胃经实热。取任脉穴上、中、下三脘，消食导滞。取足阳明胃经络穴丰隆，配足太阴脾经以输代原穴太白，以清降痰热，疏导阳明积滞，二穴为原络配穴法，协调阳明太阴表里经气。若因阳明有余，少阴不足而致口干口渴、牙痛、舌红脉数等，当在针泻足阳明胃经热邪的同时，配足少阴肾经输土穴太溪（以输代原穴）、经金穴复溜，针用补法，以达金水相生、滋补肾水之功能。

3. 寒邪中阻证 胃脘疼痛，遇冷加剧，呕吐呃逆，泛吐清水，喜热喜按，肢冷神疲，大便溏薄，舌苔白滑，右关脉沉迟或弦。

配穴：足三里、中脘、胃俞、公孙、内关。

方义：取足阳明胃经合穴足三里，用烧山火手法，温阳益气养胃；取胃募穴中脘，又为腑会，配膀胱经背俞穴胃俞，是为俞募配穴法，调节脏腑经气，健运中阳，加灸以温经散寒；取足太阴脾经公孙穴，配手厥阴心包经络穴内关，属八脉交会穴，对寒邪中阻之痉挛性胃痛，每每针后立效。

4. 胃热炽盛证 素体阳盛，热蕴于胃或过食辛辣，症见胃中灼痛、吞酸嘈杂、口中腐秽、渴喜冷饮，或牙龈肿痛、便秘尿赤、身热面赤，舌红苔黄燥或有芒刺，脉洪大有力。

配穴：厉兑、内庭、天枢、上巨虚、合谷、曲池。

方义：取足阳明胃经井穴厉兑，点刺放血以清泻阳明经热；取胃经荥水穴内庭、大肠募穴天枢、大肠经下合穴上巨虚，针用泻法，导邪热从大便而出；加取手阳明大肠经原穴合谷、合穴曲池，以清泻阳明经热。诸穴相配，则阳明经、腑之热邪可上清下泻而出。

（三）经脉病证

1. 风寒湿邪痹阻脾经脉 体不能动摇、不能卧、强立、股膝内肿厥、足大趾不用等。

配穴：阴陵泉、阳陵泉、太白、太溪。

方义：阴陵泉为足太阴脾经之合穴，通经活络、祛湿利水；配筋会阳陵泉疏通筋脉之气；取脾经以输代原穴太白，肾经以输代原穴太溪，针、灸并用，激发脾肾两经原气，温经散寒、通络止痛。

2. 脾经蕴热，循经上扰　舌本强，胃脘痛，心下急痛，腹胀，善噫，身重，溏泄，水闭或黄疸等。

配穴：商丘、内庭、中脘、腕骨、通里、三阴交。

方义：商丘为脾经之经穴，内庭为胃经之荥穴，清泻经中热邪有其特殊疗效；取腑会中脘，降逆止呕，消胀止泄；取腕骨，手太阳小肠经原穴，配通里，手少阴心经络穴，是为原络配穴法，以治舌本强痛、心下急痛；配脾经穴三阴交，乃足太阴、足少阴、足厥阴交会穴，滋阴养血、协调气血阴阳。诸穴配合有清泻脾经蕴热之功。

3. 风寒湿邪痹阻胃经脉　膝膑肿痛，循膺乳、气冲、股、伏兔、骭外廉、足跗上皆痛，中趾不用，身以前皆寒栗，遇寒湿则痛加剧，舌苔白，脉沉迟。

配穴：足三里、内庭、冲阳、解溪、曲池。

方义：取足阳明胃经穴为主。足三里，胃经合穴，合主逆气而泄，针用平补平泻法加灸，使针感直达足次趾；继而针足阳明胃经荥穴内庭、原穴冲阳、经穴解溪，加强疏通经络、温经散寒之功；加配手阳明大肠经合穴曲池，针用补法，贯通手足阳明经气以扶正祛邪。

4. 胃经蕴热，循经上扰　身热汗出，口渴唇干，颈肿，喉痹，齿痛龈肿，身以前皆热，舌苔黄、脉洪数。

配穴：商阳、合谷、列缺、曲池、内庭。

方义：宜取手、足阳明经穴为主。取手阳明大肠经井穴商阳，点刺出血，以清泻阳明经之蕴热；取合谷，手阳明大肠经原穴，配列缺，手太阴肺经络穴，是为主客原络配穴法，主治循经上扰之颈、喉、齿、头面热痛；取曲池，手阳明大肠经合穴，加内庭，足阳明胃经荥穴，荥主身热，合主逆气而泄，共奏清泻阳明经热之功。

5. 邪热炽盛，上扰神明　症见恶人与火、闻木声则惕然而惊，甚则弃衣而走、登高而歌、逾墙上屋，狂躁等。

配穴：风府、大椎、大陵、间使、合谷、厉兑。

方义：督脉上达项后风府穴而入络脑，故取风府，针用泻法，疏风镇静安神，配合督脉大椎穴清热泻火，疏通阳气郁闭，醒脑开窍；心主神明，取大陵心包经以输代原穴，清心安神；间使为心包经穴，清心泻火、安神定志，且能舒调气机；加手阳明经原穴合谷，疏风清热、宣畅气血，点刺厉兑，足阳明胃经井穴清泻胃热。诸穴相配，具有清泻阳明经热，泻火安神、醒脑开窍之功。

三、心与小肠脏、腑、经脉病证配穴

心居胸中，其经脉下络小肠而互为表里。心主神明，人的精神意识思维活动赖心所主。心主血脉，心脏是推动血液循环的动力，而血液的营养作用必赖心气的推动、脉管的约束方能完成。故心的功能失常，主要表现为神志和血脉两方面的病变：

在神志的证候，如心悸、怔忡、不寐、癫狂、笑不休、悲不胜、谵妄昏迷等；在血脉的证候，如心痛、畏寒肢冷、唇舌色暗或见瘀斑、肤色青黑、脉涩等。

另外，心气通于舌，舌为心之苗。如心神失治，则舌体的形态和运动出现异常，导致舌卷短、语言謇涩不利等。小肠分泌清浊，具有化物的功能。因心经脉下络小肠，病则心热下移于小肠，可见溺赤等。

心之经脉病变，主要是因风寒湿邪侵袭，而致经气痹阻之痹证。症见臑臂内后廉痛厥。如心经邪热循经上扰，见嗌干目黄，舌为心之苗，如心火上炎亦可出现口舌糜烂或舌重、舌木等。

（一）脏病

1. 心阳不足证　心悸怔忡，恐惧，胸闷气短，或自汗、四肢厥冷，甚则口唇甲床青紫，舌淡苔薄，脉微弱。

　　配穴：神门、太渊、内关、心俞、肾俞、巨阙。

　　方义：心主血脉，肺朝百脉，取手少阴心经以输代原穴神门，配手太阴肺经以输代原穴太渊，又为脉会，针用补法，补益心阳，温经通脉；复取手厥阴心包经之络穴内关，八脉交会穴之一，通阴维脉，通络化瘀缓解心脉瘀阻；灸背俞穴心俞、肾俞，心募穴巨阙，属俞募相配法，交通心肾水火，是为固本之治。

　　2. 心阴亏虚证　心悸头昏，心中烦扰，少寐多梦，眩晕健忘，盗汗，掌心热，舌红少津，脉细数。

　　配穴：内关、太渊、少冲、神门、心俞、太溪。

　　方义：太渊为手太阴肺经以输代原穴、脉会，内关为心包经络穴、别走三焦、通阴维脉，阴虚火旺、脉道滞涩者，取二穴行气化瘀以通血脉。少冲为手少阴心经井穴，神门为手少阴心经以输代原穴，针刺可疏通络脉、清心除烦、安神定志。心俞为心之本脏俞，太溪为肾经以输代原穴，补水制火、交通心肾，使其水升火降，宁神益智。

　　3. 心火上炎证　心烦、面赤、口渴、失眠，或生舌疮、重舌、小便短赤，甚则溺血，舌赤红，脉数。

　　配穴：通里、腕骨、神门、心俞、太渊。

　　方义：通里为手少阴心经络穴，通于手太阳小肠经，腕骨为手太阳小肠经原穴，二者原络相配，泻心火而利小肠，定志以宁心神。神门为手少阴之以输代原穴，清神志，安心神，配心俞刺络拔罐，更能加强清心泻火之效。因心主血脉，取脉会太渊，又为手太阴肺经以输代原穴，针用平补平泻法，调和气血阴阳，是为固本之治。

　　4. 痰火扰心证　壮热面赤，性情急躁，喜怒无常，甚则神昏谵语，叫骂不休，不寐，舌苔黄腻，脉弦滑数。

　　配穴：十二井穴、神门、阴郄、膈俞、大椎、太冲、丰隆。

　　方义：先取十二井穴（分男左女右、手足交叉取穴），用三棱针点刺出血；郄穴适用于急证，取心经郄穴阴郄，清热泻火安神；配手少阴心经以输代原穴神门，止狂躁以宁心；膈俞为血会，统治血病，点刺拔罐出血以泄血热；督脉总督诸阳，其脉上达项后入脑，故取诸阳之会大椎穴，针刺泄热醒脑；配太冲足厥阴肝经以输代原穴，息风泻火、导热下行；加丰隆，足阳明胃经络穴，开窍豁痰，清泻诸阳之邪热。

5. 心脉瘀阻证　心悸怔忡，心胸憋闷疼痛，甚则胸痛彻背，汗出肢冷，舌紫暗或瘀点瘀斑，脉细涩或结或代。

配穴：巨阙、心俞、膈俞、大陵、神门、内关。

方义：取心募巨阙，配膀胱经背俞穴心俞，是为俞募配穴法，激发脏腑功能以助心主血脉；膈俞为血会，点刺拔罐放血以活血化瘀；原穴乃脏腑真气输注于经络的穴位，故取手少阴心经以输代原穴神门，手厥阴心包经以输代原穴大陵，通血脉以强心；内关多用于心脉闭阻，加取手厥阴心包经之络穴内关，通血脉化瘀滞，每有佳效。

（二）腑病

1. 小肠寒证　小腹胀痛，有时放射至会阴部，喜温喜按，小便短少，尿有余沥，舌淡苔白，脉沉迟。

配穴：后溪、申脉、关元、小肠俞、足三里。

方义：阳化气阴成形，取后溪，手太阳经之输穴，通于督脉，配申脉，足太阳膀胱经经穴，通阳跷脉，二穴八脉交会，针用补法，振奋诸阳经气以祛寒邪，起效迅速。灸关元，小肠募穴、足三阴与任脉之会，及膀胱经背俞穴小肠俞，二者俞募穴相配，补益元阳、温经散寒、利水化气。灸足三里，足阳明胃经合穴，振奋后天之本、调运气血、生长肌肉，是为一稳健的强壮保健穴位。本方灸疗以温经散寒，助阳化气。

2. 小肠热证　小便赤热，涩痛，心烦口渴，口舌生疮，尿血，脉数，舌尖红赤，苔薄黄。

配穴：中极、下巨虚、委中、小海、神门、支正。

方义：取任脉穴中极，为膀胱经募穴，主气化而利小便。根据《内经》"合治内腑"的原则，取下巨虚、手太阳小肠经之下合穴，小海为手太阳小肠经穴，委中为足太阳膀胱经合穴，清泻心与小肠二经之火热。取手少阴经以输代原穴神门，配手太阳小肠经络穴支正，原络相配，以疏通心与小肠表里之经气，是为平衡表里阴阳之治。

3. 小肠气痛（疝气）证　少腹急痛，连带腰部，睾丸偏坠，行走不便，舌苔白或滑、脉弦紧或沉弦。

配穴：大敦、太冲、小肠俞、关元、下巨虚、气海。

方义：肝之经脉过阴器抵少腹，取足厥阴肝经井穴兼根穴大敦，足厥阴肝经以输代原穴太冲，疏调经气郁闭，通经活络，宣畅气血。关元为小肠经募穴，配小肠俞为俞募配穴法，脏腑有病往往在相应的俞、募穴上有反应（如局部压痛），取之激发脏腑经气以疗疝。下巨虚为手太阳小肠经之下合穴，主治小肠诸疾而调腑气。本方有疏导经气，行气止痛之功。

4. 小肠气结（肠结）证　腹胀绞痛，便秘拒按，矢气不得，干呕，甚则吐出浊秽之物。舌苔黄腻或浊垢，脉弦紧或沉实。

配穴：小肠俞、关元、中脘、天枢、上巨虚、行间。

方义：取任脉穴关元，小肠募穴，胃募穴中脘，又为腑会，配本腑俞穴小肠俞，属俞募穴相配法，以协调阴阳、疏通脏腑经气、消纳水谷、运化精微。取足阳明胃经天枢，大肠募穴，配大肠经下合穴上巨虚，增强消食导滞、降浊通便、调节大肠功能。肝主疏泄，加取行间，足厥阴肝经之荥穴，清肝行气导滞。诸穴相配，功能疏导经气，破气散结。临证可酌加支沟，配阳陵泉，针用泻法，施行大幅度提插捻转，从而促进肠道蠕动以通便。

（三）经脉证治

1. 风寒湿邪痹阻心脉　肩背痛，臑臂内后廉痛厥，掌中热痛等。

配穴：神门、太渊、心俞、内关、大陵。

方义：取手少阴心经以输代原穴神门，配手太阴肺经以输代原穴太渊、又为脉会，利用心肺之两原，疏通血脉，散寒通络；取膀胱经背俞穴心俞，刺络拔罐放血，以缓解心脉闭阻、温经散寒止痛；心包乃心主之宫城，取手厥阴心包经以输代原穴大陵，手厥阴心包经络穴内关，活血化瘀通经，是为必用。且内关乃八脉交会穴之一，通阴维脉，疏通脉络且降逆气。

2. 心经火热循经上扰　嗌干，心痛，目黄，口舌糜烂，重舌，疮疡等。

配穴：少海、神门、内关、大陵、腕骨、通里。

方义：取手少阴心经合穴少海，手少阴心经以输代原穴神门，针用泻法，清心泻火而降逆气。心经有热勿忘心之包络，故取心包经以输代原穴大陵，心包经之络穴内关，清热开郁除烦，息风以宁神。心与小肠相表里，取腕骨，手太阳小肠经之原穴，配通里，手少阴心经络穴，是为原络配穴法，以行清心火利小肠之能。

3. 风寒湿邪痹阻小肠经脉 嗌痛颔肿，不可以顾，肩似拔，臑似折，颈、肘、臂外后廉痛。

配穴：腕骨、通里、小海、肩贞、支正。

方义：腕骨为手太阳小肠经原穴，配以手少阴经之络穴通里，为原络配穴法，通治表里两经病。支正为手太阳小肠经络穴，小海为手太阳小肠经合穴，两穴相配可疏通肘臂的小肠经气。肩贞亦为手太阳小肠经穴，直刺治疗肩臂疼痛效果良好。本配穴先针刺以疏通经络，继而酌情加灸以温经散寒。

4. 邪热壅滞经脉，随经上扰 嗌痛、耳聋、目黄、颊肿等。

配穴：少泽、腕骨、后溪、听宫、合谷。

方义：宜取手太阳小肠经穴为主。取手太阳小肠经井穴少泽，点刺出血以泄经中热邪。腕骨为手太阳经之原穴，后溪为手太阳经之输穴，又为八脉交会穴之一，通督脉，二穴针刺可疏风清热、疏通太阳经气，疗效可靠。听宫乃手足少阳与手太阳经交会穴，可清热开窍通络；加手阳明大肠经原穴合谷，清泄头面热邪。

四、肾与膀胱脏、腑、经脉病证配穴

肾左右各一，位于腰部，经脉与膀胱互为络属。肾主封藏，藏精而主生殖。先天之精源于肾，为繁衍后代的根本；后天之精，即饮食水谷化生的精微物质，以维持人体生命的机能活动并不断地补充先天。肾主骨生髓养脑，开窍于耳，其华在发，肾主纳气，肾又主水，司膀胱气化，命门乃肾中一点真阳，主化气行水之职。水液代谢与肺、脾、肾、三焦、膀胱等脏腑有关，但其动力在于阳气的蒸腾。而阳气之根，本于肾间动气，即命门真火。

所以，肾的病证不外阴阳水火，不病水即病火。肾间动气不足，命门火衰，易导致水液代谢障碍方面的病变，症见水肿、停饮、小便不利、五更泻、气喘等。

肾失封藏，则表现为月经不调、不孕、阳痿、早泄、遗精、腰酸腿软、神疲乏力等；脑海失养，可见头目昏沉、视物不清、失眠健忘、耳聋耳鸣等；

足少阴肾经脉病变，主要是由风寒湿邪阻滞经脉。主症为股内后廉酸重，冷痛或足痿不能任地。

肾与膀胱相表里，膀胱为州都之官，贮藏津液，主化气行水，职司小便。病则膀胱开合失司，表现为小便不利甚而尿闭，或溲多遗溺等。

膀胱经脉病变，为风寒湿邪痹阻经络，证候表现为循行部位痹痛；或膀胱蕴热，壅滞经脉则症见目似脱、目黄、鼻衄及痔疮等。

（一）脏病

1. 肾阳虚证 阳痿早泄，溲多遗溺，腰脊酸痛，足膝无力，不能久立，面色苍白，畏寒肢冷以下肢为甚，舌质淡，脉沉细弱。

配穴： 太溪、中极、关元、肾俞、命门。

方义： 原穴是脏腑真气输注于经络的穴位，取太溪，足少阴经原穴（以输代原），激发肾经真气；复取任脉穴中极、又为膀胱募穴，任脉穴关元、小肠募穴，配合本脏俞肾俞穴，俞募穴相配，调整脏腑功能，加督脉命门穴，四穴同灸，大补命门之火，所谓"益火之源，以消阴翳"，以此固摄精气，强健腰膝。

2. 肾不纳气证 气短胸闷，喘息动则益甚，气不得续，自汗神疲，少气懒言，肢冷面青，舌质淡，脉沉无力或浮大无力。

配穴： 太溪、复溜、膻中、气海、肾俞。

方义： 膻中为八会穴之气会，又名上气海；气海属任脉，为生气之海，调气是其职权，二穴同取为纳气之要穴。取本脏俞肾俞、肾经原穴太溪（以输代原）、经穴复溜，针、灸兼施，以温补肾阳，纳气归根。

3. 阳虚水泛证 心悸喘逆，面及肢体浮肿，下肢尤甚，按之凹陷不起，腹部胀满，大便溏泄，舌淡苔水滑，脉沉迟无力。

配穴： 太溪、复溜、肾俞、关元、水道。

方义：取肾经以输土穴太溪（以输代原），经金穴复溜，属土生金、穴生经配穴，针用平补平泻法，促进肾主水的功能，通调水道以利水消肿。灸足三阴与任脉之会穴关元，助阳补火，且为养筋骨之要穴。水道为足阳明胃经穴，通调水道、助气化而利水府。诸穴配合，行温补肾阳、化气行水之职。

4. 肾阴虚证 腰膝酸痛，失眠多梦，咽干咽痛，颧红盗汗，男子遗精，女子经少或闭经，两足痿弱，耳鸣，舌红少津，脉细数。

配穴：复溜、肾俞、太溪、志室、曲骨、三阴交。

方义：取肾经以输代原穴太溪、经穴复溜，土生金且穴生经，针用补法以滋补肾水、养阴止汗。取足太阳膀胱经背俞穴肾俞、膀胱经穴志室、任脉穴曲骨，补肾固精，滋阴降火。取足三阴经脉交会穴三阴交，补肾益阴，养血调经。

5. 阴虚阳浮证 形体羸瘦，头昏目眩，耳聋耳鸣，少寐健忘，阳事易举或多梦遗精，口干咽痛，潮热盗汗，音哑消渴，咳痰带血，舌红少苔，脉细数或浮大中空。

配穴：三阴交、太溪、太冲、太白、肾俞、肝俞、脾俞。

方义：三阴交为肝、脾、肾足三阴经之会穴，取之益脾、养肝、滋肾之功，疏调三阴经脉阻滞，且气血双补，尤以补阴为主。太溪、太冲、太白乃肾经、肝经、脾经以输代原穴，针刺三原激发肾、肝、脾经脉之真气，补肾强阴降火，导浮阳归于下元。复取膀胱经背俞穴肾俞、肝俞、脾俞，滋肾调肝健脾。诸穴配合，共奏滋阴降火、补肾涩精、引火归原之功。

（二）腑病

1. 膀胱虚寒证 面色㿠白，神疲懒言，少腹冷痛，喜温喜按，小便频数或遗尿，舌淡苔白，脉沉迟无力。

配穴：束骨、二间、中极、膀胱俞、委中、命门、肾俞。

方义：束骨是膀胱经之输穴（木），二间为手阳明之荥穴（水），二穴同取为母子配穴法。中极为膀胱经募穴，配膀胱俞穴，为俞募配穴法，协调脏腑经气而引邪外出。对外感寒邪，由太阳之表直入少阴之里者，有扶正祛邪之用。取委中，足太阳膀胱经之合穴，宣太阳之气以散表邪。灸膀胱经背俞穴肾俞，督脉穴命门，补命火助元阳，擅治肾冷腰痛、尿频数及遗尿。故本方有温暖下元，益气散寒，利水化气，恢复膀胱约束之功。

2. 膀胱湿热证　尿频、尿急、尿痛，小便黄赤短少，小腹急迫胀闷，甚或淋漓不畅，或尿夹砂石，闭而不通，大便不畅，舌红苔黄腻，脉弦数或滑数。

配穴：金门、委中、束骨、膀胱俞、中极、水道。

方义：凡病急性痛证宜取郄穴。取金门足太阳膀胱经郄穴，清热利水通淋；合主逆气而泄，取委中足太阳膀胱经合穴，点刺放血以缓解急迫，疏调膀胱经气，引邪下行；输主体重节痛，取足太阳膀胱经输穴束骨，针用泻法，以减轻局部疼痛；复取中极，膀胱募穴，配背俞穴膀胱俞，属俞募配穴法，祛湿清热、利水化气、通调水府。本方有疏导膀胱经气，清泄膀胱湿热浊邪之功。

（三）经脉病证

1. 风寒湿邪痹阻肾脉　脊、股内后廉痛，痿厥，目昏不明等。

配穴：肾俞、太溪、飞扬、阴谷。

方义：取足少阴肾经原穴太溪，足太阳膀胱经络穴飞扬，是原络配穴法，补肾助膀胱气化，疏通表里经气，治肾与膀胱表里两经同病；肾俞为肾之本俞，益肾通络祛寒；阴谷为肾经之合穴，合主逆气而泄，取之先针后灸，疏通经气，散寒痛痹。

2. 肾经蕴热壅滞经脉　口热，舌干，咽肿，嗌干痛，烦心，心痛，足下热而痛等。

配穴：涌泉、复溜、京骨、大钟。

方义：涌泉一名地冲，为肾经井穴兼根穴，取以滋补肾水，清心除烦，且阴阳二气之根皆由下而上，取之疏通经气。复溜为足少阴之经穴，经主喘咳寒热，取之清透里热。京骨为足太阳膀胱经原穴，大钟为足少阴肾经络穴，二穴属原络配穴法，疏通表里经络、清泄蕴热，使肾经蕴热转出太阳而解。

3. 风寒湿邪侵袭膀胱经脉　项、背、腰、尻、腘、腨、脚皆痛，小趾不用及后头痛等。

配穴：至阴、束骨、委中、复溜、阳陵泉。

方义：至阴为足太阳膀胱经井穴，束骨为输穴，输主体重节疼，取二穴疏调膀胱经气，促使经脉气血通畅。委中属足太阳膀胱经之合穴，复溜为足少阴肾经之经穴，二穴同取可宣太阳之气以散表邪，表里双解则风寒湿邪可除。足太阳膀胱经循行腰背，而腰为肾之府，肾与膀胱相表里，若外感风寒湿邪，由太阳之表侵入少阴之里，其里之肾气必虚。按开、阖、枢来说，太阳主开主表，阳明主阖主里，少阳主枢主半表半里，所以太阳之能开，阳明之能阖，都依赖少阳之枢转。故邪侵入太阳之表当取足太阳之合穴委中，刺络放血（因太阳为多血少气之经）以通阳解表，降逆以活血祛风；配足少阳之合穴兼筋会阳陵泉，降逆气舒筋脉，且能转出少阳之枢以助太阳之开，加强了委中的解表散风、降逆止痛之效。

4.膀胱湿热壅滞随经上扰 寒热，鼻塞，头痛，目黄，泪出，鼻衄，痔等。

配穴：金门、涌泉、至阴、京骨、大钟。

方义：金门为足太阳经之郄穴，涌泉为足少阴井穴兼根穴，至阴为足太阳经之井穴，取之清热利湿，疏通经气，且阴阳二气之根皆从下而上，兼能通调二便，导湿热从大小便而出。京骨为足太阳膀胱经原穴，大钟为足少阴经络穴，二穴原络相配，以治肾与膀胱表里相通之病。本方疏经通络化湿，清利膀胱蕴热。

五、心包与三焦脏、腑、经脉病证配穴

心包络为心主之宫城，行使保护心脏之用；古人认为心为君主之官，心包代心受邪。心脏的病理变化主要表现在神志方面，心包络的病理变化与心脏相同，与三焦互为表里。

三焦主水道，在十二官中喻之"决渎之官，水道出焉"，即有通调水道、运行水液的作用。在维持人体水液代谢平衡方面，作用极其重要。"焦"者，热也。其热来自原气与胃气。原气源于命门，为先天之真火，三焦与命门一气相通。原气和胃气通过三焦散布周身，以促进脏腑组织的生理功能。三焦

分属胸腹，总司人体气化活动，诸如水谷的消化吸收，津液的化生、敷布，水液的输布与排泄等，都必须在三焦气化功能正常的情况下，才能维持正常活动。故三焦的气化功能实际上概括了体腔内脏腑的气化功能。

三焦主人体水液代谢，上焦不行则腠理闭塞，玄府不通，其责在肺；中焦运化失职，水湿停滞，其责在脾；下焦不通，膀胱不利，小便癃闭或小腹肿胀而痛，其责在肾。同时，三焦主司人体气化，如气化功能失调，则水道通调不利，易致水湿潴留。

心包与三焦的经脉病变，如因风寒湿邪客于经络，闭阻经气而为痹痛时，亦有因风热外袭或七情所伤，内有蕴热，随经上扰而致经气壅滞，发为灼热肿痛等。

（一）脏病

（心包络辨证配穴参"心与小肠病证配穴"中"脏病"节。）

（二）腑病

1. 三焦气化失司证　面浮身重，脘痞腹胀，气逆腹冷，遗尿或失禁，肌肤肿胀，舌淡苔白滑，脉沉细或沉弱。

配穴：中渚、委阳、三焦俞、石门、水道、关元、阴陵泉。

方义：水道为足阳明经穴，功能通调下焦，助气化而利水府；中渚为手少阳三焦经之输穴，功能利气、活血、通络；三焦俞为三焦之本俞，助三焦气化而利水行；石门为三经焦之募穴，委阳为手少阳经之下合穴，阴陵泉为脾经之合穴，皆可通利水道，导水邪下行。关元为肝、脾、肾足三阴经与任脉之会，又属小肠募，重灸关元能使足三阴之气升，三阴气升则肝气舒，脾湿化，肾水利；同时关元补元益气，温肾健脾，暖肝散寒化湿，温补肾阳，助命门火以气化水行。少阳三焦联属于肾，如三焦气机不畅，治肾则为治本。本方针灸并用，以补肾阳，助命火，使气化水行。

2. 三焦湿郁热伏证　身热不扬，肌肤肿胀，脘腹胀满，小便不通或淋浊。脉滑数或濡数，舌质红，苔黄腻等。

配穴：水分、气海、石门、三焦俞、天井、委阳。

方义：《素问·灵兰秘典论》："三焦者，决渎之官，水道出焉。"湿热内

蕴，盘踞三焦经脉，首当开通下焦，化气行水。取任脉穴水分、气海，化气
行水，引湿热下行；石门乃三焦募穴，配足太阳膀胱经背俞穴三焦俞，属俞
募配穴法，激发三焦经脉真气，化湿清热利水。合主逆气而泄，俞主体重节
痛。取天井，手少阳三焦脉合穴；中渚，手少阳三焦之俞穴，降逆下气，疏
利关节；委阳属足太阳膀胱经，为手少阳三焦经之下合穴，为治疗三焦腑证
之主穴，调气引热下行。本方有疏通经气、清热利湿、恢复三焦化气行水的
功能。

（三）经脉病证

1. 风寒湿邪痹阻三焦经　耳后、肩、臑、肘、臂外皆痛，小指次指
不用。

配穴：液门、阳池、外关、天井、臑会、肩髎。

方义：宜取手少阳本经脉穴为主。取液门，手少阳三焦经所溜为荣，阳
池，手少阳三焦经所过为原，疏通三焦经气。外关为手少阳经之络穴、八脉
交会穴之一，通阳维脉，针外关祛风散寒通络，其促进经脉气血运行的作用
明显。天井为手少阳脉的合穴，配同经穴臑会、肩髎，通经活络止痛，继而
加灸阳池、外关、肩髎穴以温经散寒，则上肢痹痛、抬举、外展障碍等，可
迅速缓解。

2. 风热或郁热循经上冲三焦证　耳鸣，目锐眦痛，颊肿，腋肿，瘰疬，
胁痛，耳聋浑浑焞焞，嗌肿喉痹，耳后痛。舌红苔黄，脉数。

配穴：关冲、足窍阴、中渚、会宗、阳池、足临泣、外关。

方义：宜取手、足少阳经穴为主。急刺井，取手少阳三焦经井穴关冲，
足少阳胆经井穴足窍阴，点刺出血，直折其火，导热下行。针刺中渚，手少
阳三焦经所注为俞，疏风清热明目。会宗为手少阳之郄穴，对本经急性热性
病症是为必针之穴。阳池为手少阳三焦经之原穴，可激发本经真气，扶正祛
邪。足临泣为足少阳之所注为俞，配手少阳三焦之外关穴，为同经同气配
穴，且为八脉交会穴，"临泣胆经连带脉，阳维目锐外关逢"，二穴相配作用
强大。诸穴共奏疏通三焦经气、清泻邪热之功。

六、肝与胆脏、腑、经脉病证配穴

肝位于右胁，胆附于肝，肝与胆经脉上相互络属，是为表里。肝为风木之脏，内寄相火与春季生发之气相应。肝主疏泄，性喜条达；肝藏血，在体为筋，其华在爪，开窍于目。所以目疾、筋病、妇女经漏病均与肝脏有关。

肝的特点是体阴用阳，故肝之为病有虚实之分，虚指肝阴或肝血不足；实证指肝气郁结、肝火亢盛、阳亢风动等。主要表现为：胸胁、少腹满痛，头痛目赤，头晕目眩，烦躁易怒，肢体震颤，手足抽搐，筋脉眴动，月经不调，睾丸胀痛，脉弦等。

肝之经脉病证主要是经气郁滞而运行不畅，临床表现为痹痛、疝气、胁痛等。

胆附于肝，为六腑之一，内藏胆汁以助胃之消化。胆的病证主要为两类：一是贮藏胆汁功能失调，症见口苦、咽干、胁痛、目黄、身黄、小便黄赤等；二是主决断的功能失调，表现为心悸易惊、不寐多梦、胆怯等。

胆之经脉病证，因风寒湿邪客于经络，表现为经脉循行之部位痹痛；或因胆腑邪热，随经入络阻滞经气，表现为胁痛、耳聋等。

（一）脏病

1. 肝气郁结证　肝失疏泄，气机郁结，症见：胸闷胀痛，善太息，食欲不振，胁痛走窜不定，或颈部瘿瘤、癥块，月经不调，甚至闭经，脉弦。

配穴：期门、肝俞、支沟、阳陵泉、行间、足三里。

方义：肝与胆互为表里，厥阴、少阳之脉均布于胁肋。故取本俞穴肝俞，配肝募穴期门，为俞募配穴法，可协调脏腑功能，疏通肝气郁滞；支沟为手少阳三焦经经穴，阳陵泉为足少阳胆经合穴，二穴行气降气、疏肝利胆。行间乃足厥阴肝经荥穴，清热泻肝，且为调节情绪之要穴，如情志抑郁、郁久化火所致不寐见症，个人经验针行间穴甚效；佐足三里胃经合穴，合主逆气而泄，调和胃气而除痞消满。

2. 肝火上炎证　头胀痛以颠顶明显，胁肋灼痛，口苦口干，目赤肿痛，心烦易怒，不眠或噩梦，便秘溺赤，舌红苔黄，脉弦数有力。

配穴：太冲、合谷、光明、中封、阳辅、肝俞、胆俞。

方义：太冲为足厥阴以输代原穴，配手阳明大肠经原穴合谷，是为开四关，通关开窍，泻肝火，清头目，导邪热下行。光明为足少阳胆经之络穴，别走肝经，统治一切目疾；与太冲同取，是为原络配穴法，以治肝胆表里相通之病，有疏肝解郁，泻火明目之效。中封为足厥阴肝经经穴，阳辅为足少阳胆经之经穴，二穴清降肝胆。另取膀胱经背俞穴肝俞、胆俞，针用泻法，清降经中邪热以潜阳安魂。

3. 阴虚阳亢证 头晕目眩，两目干涩，耳鸣如潮，五心烦热，潮热盗汗，口咽干燥，失眠多梦，或见手足蠕动，舌红少津，脉弦细数。

配穴：丘墟、蠡沟、太冲、肝俞、曲泉、阳陵泉、三阴交。

方义：丘墟为足少阳胆经原穴，蠡沟为足厥阴肝经络穴，二穴同取，原络相配，表里互相协调，以潜敛浮阳。取足厥阴肝经以输代原穴太冲，配本经俞穴肝俞，针用平补平泻法，滋阴养血调肝。阳陵泉为足少阳胆经之合穴、筋会，针之疏通筋脉以利关节。曲泉为足厥阴肝经合穴，三阴交乃足太阴、厥阴、少阴三脉交会穴，功能调经养血柔肝、益阴潜阳安魂。诸穴配合，协调肝胆两经而主以滋补肝阴、平降肝阳。

4. 肝风内动证 包括肝阳化风、热极生风、阴虚风动、血虚生风等。总以肝肾阴虚为本，阳亢动风，进而风火相扇，变症蜂起。这里仅就肝阳化风、热极生风，猝然攻头之救急配穴简述如下：

①闭证 猝然昏仆，不省人事，牙关紧闭，两手握固，抽搐，角弓反张，两目上视，偏瘫，喉中痰鸣，面赤气粗，大小便闭，舌红绛苔腻，脉弦数有力。

配穴：十宣、十二井、合谷、太冲、行间、大椎、百会。

方义：急取十宣、十二井穴（注意分男左女右，交叉点刺），三棱针点刺出血，以交通阴阳脉气、醒脑开窍。继而速针手阳明大肠经原穴合谷、足厥阴肝经以输代原穴太冲，泻肝息风、开关通窍，以控制痉厥。荥主身热，配肝经荥穴行间息风清热而引火下行。足厥阴肝经上连目系，上出额，与督脉会于颠，故针刺三阳五会穴百会，配手足三阳与督脉之会穴大椎，清热息风定惊、醒脑开窍安神。

②脱证 猝然昏仆，不省人事，目合，口张，手撒，肢冷，遗尿，汗出如油，脉微欲绝或浮大无根等。

配穴：公孙、内关、足三里、三阴交、百会、命门；重灸关元、气海、神阙。

方义：速取足太阴脾经络穴公孙穴，配手厥阴心包经络穴内关，二穴为八脉交会穴，针用补法可明显控制气机逆乱、疏通血脉，而使病人苏醒。继而针足阳明胃经合穴足三里、足太阴脾经三阴交穴，健运脾胃以固后天之本。脱证的本质是阳气虚脱，阳气者，精则养神，柔则养筋，而督脉总督诸阳，故取三阳五会穴百会，针用补法，激发诸阳经气，配督脉穴命门，令阳气上下通调。待病情初步稳定后，重灸任脉穴神阙、气海、关元，助阳补火、维系元阳，以保生命之根本。

（二）腑病

1.胆火亢盛证 胁部胀痛灼热，口苦泛酸，呕恶，耳鸣耳聋，烦躁易怒，头痛目赤，舌红苔黄，脉弦数。

配穴：足临泣、外关、太冲、光明、风池、听会、期门。

方义：足临泣为足少阳胆经输穴，八脉交会穴通于带脉；外关为手少阳三焦经之络穴，八脉交会穴通阳维脉，二穴相配，同经同气，疏调少阳经气作用明显。太冲为足厥阴肝经以输代原穴，配光明足少阳胆经络穴，是为原络配穴法，清肝利胆、引胆火下行，且二穴主治目疾，清热明目效显。期门为肝经募穴，刺期门以息风定惊；风池为足少阳经与阳维脉交会穴，针刺疏风清热；配听会足少阳胆经穴，主治耳鸣耳聋，清肝胆之火。

2.胆郁痰扰证 心惕善惊易恐、烦躁少寐，伴头晕、胸闷、呕恶，舌苔腻或黄白相间，脉滑。

配穴：章门、胆俞、神门、太溪、丘墟、蠡沟、丰隆。

方义：取脏会章门，脾经募穴，又为肝胆交会穴，配背俞穴胆俞，是为俞募配穴法，沟通脏腑经气，协调肝胆以安神定志；烦躁少寐者，当从水火阴阳入手，取少阴心、肾之两原：手少阴心经以输代原穴神门、足少阴肾经以输代原穴太溪，交通心肾水火，使阴阳平衡；加取足少阳胆经原穴丘墟，配足厥阴肝经络穴蠡沟，是为肝胆原络相配法，疏肝利胆以息风定眩；另加丰隆，足阳明胃经络穴，化痰降气止呕。

（三）经脉病证

1. 寒滞肝脉证　睾丸偏坠胀痛，痛引少腹，舌淡苔白滑，脉沉弦而迟。

配穴：关元、三阴交、大敦、太冲。

方义：足厥阴肝经过阴器、抵少腹，寒凝肝脉，其病为疝。疝为任脉主病，足三阴经交于任脉，又为三焦之气所出，故取任脉关元穴，配足厥阴肝经井穴兼根穴大敦、原穴太冲及足三阴交会穴三阴交，针刺先疏通经气滞涩，继而加艾灸温经散寒，则睾丸疝痛自可缓解。

2. 风寒湿邪阻滞胆经　胸、胁肋、髀、膝外至胫、绝骨外踝前及诸节皆痛，足小趾、次趾不用。

配穴：日月、胆俞、环跳、风市、阳陵泉、绝骨、太溪、飞扬。

方义：取足少阳胆经穴日月，亦为足少阳与足太阴经交会穴、胆募穴，配背俞穴胆俞，是为俞募配穴法，疏调胆经脉气，通经活络散寒。因邪气阻滞胆经，经气郁闭作痛，取胆经穴环跳、风市通经活络，调节经气郁闭。取足少阳胆经合穴阳陵泉，又为筋会，加胆经穴绝骨，又为髓会，强壮筋骨、扶正祛邪。肾主骨，少阳主枢而太阳主开，取足少阴肾经以输代原穴太溪，配足太阳膀胱经络穴飞扬，是为原络配穴法，补肾祛邪，使盘踞于少阳之邪转出太阳而解。

3. 胆腑热邪循经上扰　胸胁痛，不能转侧，口苦，善太息，颔痛，缺盆中痛，目锐眦痛等。

配穴：大敦、足窍阴、足临泣、外关、风池、太冲。

方义：取足厥阴肝经井穴大敦、足少阳胆经井穴足窍阴，三棱针点刺出血，泄肝胆经中热邪，导热下行。继而针手少阳三焦经之外关穴，通阳维脉，配足少阳胆经输穴足临泣，通带脉，二穴八脉交会主客相应，同经同气作用强大，通调三焦、清泻胆府。因肝胆风火相扇，取风池，足少阳胆经与阳维脉交会穴，散风热清头目而止痛；取太冲，足厥阴肝经以输代原穴，针用泻法，平肝息风。

第五章
子午流注、灵龟八法按时取穴

　　子午流注针法，是根据人体脏腑经脉气血运行的盛衰开阖，以井荥输经合五输穴作为基本取穴，按照阴阳五行生克规律，结合天干地支时间周期而按时取穴的一种针灸疗法。灵龟八法，则是根据洛书九宫数配合文王八卦，联系人体奇经八脉与十二经脉相交会的八个经穴，按照日、时干支推算变化而形成的按时取穴的针刺疗法。它与子午流注针法是相辅相成的。

　　考子午流注与灵龟八法学说，形成当在宋代以后。但其学术渊源，至少可追溯到《周易》《尚书·洪范》《内经》《难经》等汉代以前的文化和医学典籍。

　　《灵枢·五乱》篇云："经脉十二者，以应十二月。十二月者，分为四时。"《灵枢·顺气一日分为四时》篇云："夫百病者，多以旦慧、昼安、夕加、夜甚，何也？岐伯曰：四时之气使然。"又云："春生夏长秋收冬藏，是气之常也，人亦应之。以一日分为四时，朝则为春，日中为夏，日入为秋，夜半为冬。"《素问·八正神明论》云："凡刺之法，必候日月星辰四时八正之气，气定乃刺之。是故天温日明，则人血淖液，而卫气浮，故血易泻，气易行；天寒日阴，则人血凝泣，而卫气沉。"凡此皆表明，人体经脉中气血的周流出入皆有定时。按时取穴，就是注重时间的条件与自然界的周期现象，结合人体经脉气血周流的情况来"通其经脉，调其血气，营其逆顺出入之会"，亦即"得天时而调之"。

　　《灵枢经》中的《九针十二原》和《本输》，记载井、荥、输、经、合五输穴很详明，唯其配属五行，仅有阴井木、阳井金，其余均无配属，亦未说明所以然之理。迨至《难经·六十四难》，始对井荥输经合五输穴配属五行和十干的运用，有进一步的说明，从而确立了子午流注五输穴临床运用的基本框架。

东汉·魏伯阳作《周易参同契》，首次提出"纳甲"一词，创"月体纳甲图"。晋人皇甫谧撰《针灸甲乙经》曰："随日之长短，各以为纪，谨候气之所在而刺之是谓逢时。病在于阳分，必先候其气之加在于阳分而刺之；病在于阴分，必先候其气之加在于阴分而刺之。谨候其时，病可与期，失时反候，百病不除。"凡此皆与子午流注有密切关系。

到了宋、金、元时期，子午流注才真正有了一个大的发展。宋代理学的兴盛，象数、运气学说受到官方的重视，这是子午流注学说能够有大发展的社会文化背景。金·何若愚撰写的《子午流注针经》是历史上第一部子午流注专著，《普济方》载序曰："近有南唐何公，务法上古，撰指微论三卷，探经络之源，顺针刺之理，明荣卫之清浊，别孔穴之部分……非得难素不传之妙，孰能至此哉。"该书将子午流注的学理、应用和方法，做了精妙的表述和说明，对后世影响深远；元·窦汉卿撰《针经指南》，更将针灸流注学术的理论原则和施治的具体方法做了诸多创造性的发挥，如书中篇首《针经标幽赋》写道："一日取六十六穴之法，方见幽微；一时取一十二经之原，始知要妙……推于十干十变，知孔穴之开阖；论其五行五脏，查日时之旺衰。"可见子午流注针法到了元代，已发展为一种独特的针刺方法。

到明朝，子午流注针法又有进一步的细化与完善，刘纯在《医经小学》中明确了子午流注"纳甲法"的概念，其后徐凤在《针灸大全》中对"纳甲法"做了补充并推而广之，编撰"子午流注逐日按时定穴歌诀"，使学习者习诵以便应用。

所以，客观讲，子午流注针法由来已久，是针灸学术中一种高级的疗法。我于临床治病，每每先开时穴，使得人体气血与天时相协调，为机体创造一个便于病愈的内环境，继而再辨证配穴，即时穴加病穴，效果理想，病人恢复较快。需要说明的是，子午流注与灵龟八法按时取穴，是一个大的学术课题，涉及学术与临床配穴的方方面面，限于篇幅，本章不可能展开讨论（另有专著论述）。但作为针灸临床取穴（循经取穴、辨证取穴、按时取穴）三大规律之一，这里简要地谈谈按时取穴临床应用问题。此外，对本人发现的"一四二五三零"闭穴变开穴规律，同样侧重于临床应用的角度加以阐明。

*** 第一节　子午流注针法的概念、组成 ***

一、子午流注的概念

"子午"两字，原是对立的名词，可代表天地、山泽、风雷、水火、春秋、寒暑、日月、夜半与日中两个时辰的符号。如天文学家测诸曜经度所用之仪器叫"子午仪"；地球上通过某地点及南北极之经线，即为某地之"子午线"；《群芳谱》所载之金钱花，以其午开子落，名"子午花"；凡此皆以阴阳对立表示子午二字的含义。

用在医学尤其是用在针灸学上，"子午"有下列几种含义：

1. 子午代表地支。地支子午之外如丑未、寅申、卯酉、辰戌、巳亥，虽能代表六气，而莫不以子午为推算的开始。

2. 子午代表阴阳。《华氏中藏经》说："阳始于子前，末于午后；阴始于午后，末于子前；阴阳盛衰，各在其时，更始更末，无有休息，人能从之亦智也。"据此，子午是代表阴阳的。

3. 子午代表时间。《灵枢·卫气行》云："岁有十二月，日有十二辰，子午为经，卯酉为纬。"子午指一年十二个月中阴阳盛衰的转折点，每年冬至一阳生在子月（农历十一月），夏至一阴生在午月（农历五月）；一日十二个时辰，子为夜半，午在日中，是为阴阳的分界点。

4. 子午代表寒热。暑往则寒来，夜往则昼来，子时寒极，午时热极，事实如此，凡此皆代表气候的寒热。

5. 子午代表经脉。以十二地支表示一日十二时辰的循环来反映人体十二经脉气血流行的盛衰，一时一经，周而复始，与天同纪。

由于以上的几种含义，可知子午和人体是有密切关系的。

"流注"一词，最早是经脉循行的代称，至唐·王焘《外台秘要·卷三十九》中始载有"五脏流注傍通"与"六腑流注傍通"，并明确指出：所出为井，所流为荥，所注为输，所行为经，所入为合，所过为原。表明"流"是水流，"注"是灌注，流注二字在这里是用来代表人体气血运行如水流灌注的意思。据《针灸大成》载："项氏曰：所出为井，井像水之泉；所溜为荥，荥像水之陂；所注为俞，俞像水之窬；所行为经，经像水之流；所入为合，合像水之归；皆取水义也。"归者言气血归于正经，如川谷之于江海一样，故称为流注。

"子午流注针法"，则是针灸于辨证、循经取穴外，采用按时取穴的一种操作规程（或者说方法）。它的含义，是指人身气血周流出入皆有定时，《针灸大成》载有徐氏《论子午流注法》一文，起首有"刚柔相配，阴阳相合，气血循环，时穴开阖"之说。血气应时而至为盛，血气过时而去为衰，逢时为开，过时为阖，泄则乘其盛，即经所谓刺实者刺其来；补则随其去，即经所谓刺虚者刺其去；刺其来迎而夺之，刺其去随而济之。按照这个原则取穴，以取其更好的疗效，这就叫子午流注针法。

二、子午流注针法的组成

（一）十二经与天干配合

天干有十，即甲、乙、丙、丁、戊、己、庚、辛、壬、癸。天干不仅是年月日时的代号，同时还与脏腑相配合。《素问·脏气法时论》云："肝主春，足厥阴、少阳主治，其日甲乙……心主夏，手少阴、太阳主治，其日丙丁……脾主长夏，足太阴、阳明主治，其日戊己……肺主秋，手太阴、阳明主治，其日庚辛……肾主冬，足少阴、太阳主治，其日壬癸。"子午流注针法的运用就是根据这一基本配合演化发展而来，这个环节很重要。因为"主经"和"开穴"对子午流注来说，是居首要地位，必须熟此，才能熟练运用子午流注。现将《针灸大成》所载"十二经纳天干歌"录于下：

甲胆乙肝丙小肠，丁心戊胃己脾乡，

庚属大肠辛属肺，壬属膀胱癸肾藏，

三焦亦向壬中寄，包络同归入癸方。

这个十二经脉脏腑的十天干配属，只是"三焦寄壬，包络寄癸"的道理需要讲讲：三焦虽是"决渎之官"，犹可言壬，而包络附心主，安云癸？三焦与包络均为相火，按五脏生克关系仍应以三焦寄壬、包络归癸为宜，也符合临床实际。因中医是以脏腑、经络、气化为主，如心肾两脏，同称少阴，向来取其心肾相交、水火既济为用；我们说三焦寄壬，针时用三焦经原穴阳池配膀胱经原穴京骨，临证的意义在于周身灌体、和内调外、营左养右、导上宣下。明代刘纯、徐凤、杨继洲等针灸医家均持此观点。然张景岳却认为"三焦阳府须归丙，包络从阴丁火旁"。若按此说，临证针阳池，同时针小肠经原穴腕骨，实践证明效果不理想；遵"包络寄癸"，针取心包络之原穴大陵，配肾经原穴太溪，是为心肾相交，水火既济，尤其用此配穴治疗虚烦不眠、头目眩晕者，效若桴鼓。若按"包络归丁"之说，针大陵穴配神门，医理上蛇足不说，且临床疗效欠佳。

（二）十二经与地支配合

地支有十二，即子、丑、寅、卯、辰、巳、午、未、申、酉、戌、亥。十二地支与脏腑的配合，是以经脉的循行相配合的。元·滑伯仁《十四经发挥》云："经脉者，行血气，通阴阳，以荣于身者也。其始从中焦注手太阴、阳明，阳明注足阳明、太阴，太阴注手少阴、太阳，太阳注足太阳、少阴，少阴注手厥阴、少阳，少阳注足少阳、厥阴，厥阴复还注于手太阴。其气常以平旦为纪，以漏水下百刻，昼夜流行，与天同度，终而复始。"杨继洲注："以平旦为寅时。"现将《针灸大成》所载"十二经纳地支歌"录于下：

肺寅大卯胃辰宫，脾巳心午小未中，

申胱酉肾心包戌，亥焦子胆丑肝通。

（三）干支阴阳属性与时间对应

1. 天干与地支各有阴阳的区别　十天干中：甲、丙、戊、庚、壬为阳干；乙、丁、己、辛、癸为阴干；十二地支中：子、寅、辰、午、申、戌为阳；丑、卯、巳、未、酉、亥为阴；一、三、五、七、九、十一为阳；二、四、六、八、十、十二为阴。干支的阴阳属性，总的来说，天干属阳，地支属阴；然干支各分阴阳，单数为阳，双数为阴；奇为阳，偶为阴。干支配合是阳配阳、阴配阴而成的。

2. 十二时辰与二十四小时对应关系 古代十二时辰，等于现在的二十四小时，子为夜半，午为日中，兹为便于计算，列表如下（见表7）：

表7 时辰与时间对应关系表

昼夜时间\时间	夜		黎明		昼					黄昏	夜	
时辰	子	丑	寅	卯	辰	巳	午	未	申	酉	戌	亥
时间	23|1	1|3	3|5	5|7	7|9	9|11	11|13	13|15	15|17	17|19	19|21	21|23

（四）五输穴与五行的关系

五输穴是指十二经脉分布在人体肘、膝关节以下的井、荥、输（原）、经、合六十六穴。阳经有原，每经六穴，六阳经共36穴；阴经无原（以输代原），每经五穴，六阴经共30穴。古人以水流来形容人体气血的动态，《灵枢·九针十二原》记载："经脉十二，络脉十五，凡二十七气，以上下，所出为井，所溜为荥，所注为输，所行为经，所入为合，二十七气所行，皆在五输也。"五输穴不仅是经气出入、阴阳会合之处，而且是调整机体、治疗疾病的要求，它是子午流注针法配穴的重要内容。

井荥输（原）经合穴在运用上又与五行相配，均按木、火、土、金、水相生顺序排列，阴经始于木，阳经始于金。由于五行相生，产生了生我（母）、我生（子）的母子关系，亦即母子穴，从而确立了"虚则补其母，实则泻其子"的治疗原则。六腑为阳，三焦原气行于诸阳经，故设一原穴；阴经无原，以输代原。阳经五输穴和阴经五输穴配属五行的关系不同，于是产生阳井金，阴井木……的配属，表明阴阳之间具有刚柔相济的意义。《难经·六十四难》详述其理，可参。现将阳经、阴经五输穴分属五行表分别列于下（见表8、表9）：

表8 阳经井荥输原经合穴分属五行表

五行 \ 五输 经别	井（金）	荥（水）	输（木）	原	经（火）	合（土）
胆（木）甲	足窍阴	侠溪	足临泣	丘墟	阳辅	阳陵泉
小肠（火）丙	少泽	前谷	后溪	腕骨	阳谷	小海
胃（土）戊	历兑	内庭	陷谷	冲阳	解溪	足三里
大肠（金）庚	商阳	二间	三间	合谷	阳溪	曲池
膀胱（水）壬	至阴	通谷	束骨	京骨	昆仑	委中
三焦（相火）壬	关冲	液门	中渚	阳池	支沟	天井

表9 阴经井荥输经合穴分属五行表

五行 \ 五输 经别	井（木）	荥（火）	输（土）	经（金）	合（水）
肝（木）乙	大敦	行间	太冲	中封	曲泉
心（火）丁	少冲	少府	神门	灵道	少海
脾（土）己	隐白	大都	太白	商丘	阴陵泉
肺（金）辛	少商	鱼际	太渊	经渠	尺泽
肾（水）癸	涌泉	然谷	太溪	复溜	阴谷
心包（相火）癸	中冲	劳宫	大陵	间使	曲泽

（五）年月日时干支推算法

子午流注针法是一种按时取穴法，因此操作此法必须要依据日的干支作为针刺的必要条件，于是必然涉及推算问题。现介绍如下：

1. 年干支推算法 年干支的推算比较容易，因为它是固定的。例如甲子年（1984），按日历下一年就是乙丑年（1985），六十年一个周期，按照干支向下推就是了。若求每年元旦日干支的方法也很简单，只要掌握住平年与闰年，平年求下一年元旦干支时，在元旦干支的基数上加5，便可求出下一年的干支；闰年求下一年元旦日干支时，要在元旦干支的基数上加6，就是下一年元旦的干支。如求 1985 年元旦干支，须在 1984 年（闰年）元旦干支的基数上加 6，其元旦干支是"甲午"，甲基数是 1，再加 6 等于 7，7 是"庚"的代数，年干支的基数是 7，加上 6 等于 13，再减去 12，余数为 1，1 乃"子"的代数，可知 1985 年元旦干支是"庚子"。

2. 月干支推算法　月支是固定的，每年按农历十一月都是子月、十二月丑、正月寅、二月卯、三月辰、四月巳、五月午、六月未、七月申、八月酉、九月戌、十月亥，年年如此。所以推算每个月的干支，当从"年上起月"，从正月建寅始。比如甲年或己年的正月都起于丙寅，顺次推为二月丁卯、三月戊辰、四月己巳、五月庚午、六月辛未、七月壬申、八月癸酉等；乙年或庚年的正月都起于戊寅，顺次推为二月己卯，三月庚辰等。可见，月干是由年干决定的。牢记以下歌诀（"五虎建元"）可迅速算出：

> 甲己之年起丙寅，乙庚之岁戊寅行，
>
> 丙辛便从庚寅始，丁壬壬寅亦顺寻，
>
> 戊癸甲寅正月起，五门得合是原因。

3. 日干支推算法　推算日干支用阳历，因农历大小月和闰月不固定，推算日干较复杂。阳历不同，它除了每四年有一次闰二月外，每年的大小月都是固定不变的。大月 31 天，小月 30 天，唯二月 28 天（闰年多一天）。故用阳历推算日干较方便。歌诀如下：

> 推算日干用阳历，元旦日干做为基，
>
> 一四五月各减一，三月减二支加十，
>
> 二六七月不加减，八月加一九加二，
>
> 冬腊两月各加三，十月加二要牢记，
>
> 闰年三月后加一，得数去整取零余。

如：求 1985 年 1 月 5 日的干支？首先将年干支的基数加上日数，1985 年元旦天干的基数是 7，通过加减的方式得的总数为 11，11 为天干"甲"的代数，便知 1 月 5 日天干为甲。1985 年元旦地支代数是 1，再加 5 日，1 月地支减 1，得出总数是 5，地支辰的代数是 5，便知 1 月 5 日地支是辰。所以，1985 年 1 月 5 日的干支是甲辰。

4. 时干支推算法　每日十二个时辰的地支是不变的，五日六十个时辰后重返甲子。时干的变化由日干决定，即日上起时（以子时为基础）。临床上只有明确每日临时的干支，才可知道即时开穴，当记住以下歌诀（"五子建元"）：

> 甲己还生甲，乙庚丙作初；
>
> 丙辛生戊子，丁壬庚子头；
>
> 戊癸生壬子，周而复始求。

歌诀中每句前两个天干代表当日的日干，第三个天干是指该日子时的时干。即：逢甲日己日子时的时干都是"甲子"；逢乙日庚日子时的时干都是"丙子"；丙日辛日的子时都是"戊子"；丁日壬日的子时都是"庚子"；戊日癸日的子时都是"壬子"。余下各时均按顺序配合。所以，十个日干的第一个时辰知道了，然后按照顺序推算，即可得出。

*** 第二节　子午流注针法的临床应用 ***

子午流注的临床操作形式，主要分两大类：一是纳甲法（以十天干为主），一是纳子法（以十二地支为主）。略述如下：

一、纳甲法

纳甲法是以十二经脉肘、膝以下的六十六个经穴为基础，根据出井、流荥、注输、行经、入合的气血流注盛衰开阖的道理，配合阴阳五行干支等，逐日按时开穴的一种针刺取穴法。纳甲法是逐日按时取穴，其推算是以日上起时，即日配经、时配穴。推算日干是确定哪一日应开哪一经；推算时辰是确定哪一日哪一时应开哪一穴。所以《针灸大成·流注时日》云："按日起时，循经寻穴，时上有穴，穴上有时。"按时推算开穴，主要是根据日、时的干支，顺次推算取穴。它的规律是阳日阳时开阳经穴，阴日阴时开阴经穴，是本着阳进阴退的规律，不断地推演循环的。

何谓"阳进阴退"？是指天干为阳主进，地支为阴主退，是推算次日的干支取井穴时辰的方法。如甲日甲戌时开取胆经井穴足窍阴，再推算乙日开井穴的时间，根据阳进阴退原则，则天干从甲进一数为乙，地支从戌退一数为酉，则知次日（乙日）开肝经井穴大敦应在"乙酉"时；余皆类推。见子午流注按时开井穴表如下（表10）：

表10　子午流注按时开井穴表

日干	甲	乙	丙	丁	戊	己	庚	辛	壬	癸
时辰	甲→戌→	乙→酉→	丙→申→	丁→未→	戊→午→	己→巳→	庚→辰→	辛→卯→	壬→寅→	癸亥
经脉	胆	肝	小肠	心	胃	脾	大肠	肺	膀胱	肾
井穴	足窍阴	大敦	少泽	少冲	厉兑	隐白	商阳	少商	至阴	涌泉

《徐氏子午流注逐日按时定穴歌》释要

讲子午流注纳甲法的临证应用，当以徐凤子午流注按时取穴歌诀为基础，现将《针灸大成》所载"徐氏子午流注逐日按时定穴歌"录于下：

1. 甲日戌时胆窍阴，丙子时中前谷荥。

戊寅陷谷阳明输，返本丘墟木在寅。

庚辰经注阳溪穴，壬午膀胱委中寻。

甲申时纳三焦水，荥合天干取液门。

2. 乙日酉时肝大敦，丁亥时荥少府心。

己丑太白太冲穴，辛卯经渠是肺经。

癸巳肾宫阴谷合，乙未劳宫火穴荥。

3. 丙日申时少泽当，戊戌内庭治胀康。

庚子时在三间输，本原腕骨可祛黄。

壬寅经火昆仑上，甲辰阳陵泉合长。

丙午时受三焦木，中渚之中仔细详。

4. 丁日未时心少冲，己酉大都脾土逢。

辛亥太渊神门穴，癸丑复溜肾水通。

乙卯肝经曲泉合，丁巳包络大陵中。

5. 戊日午时厉兑先，庚申荥穴二间选。

　　壬戌膀胱寻束骨，冲阳土穴必还原。

　　甲子胆经阳辅是，丙寅小海穴安然。

　　戊辰气纳三焦脉，经穴支沟刺必痊。

6. 己日巳时隐白始，辛未时中鱼际取。

　　癸酉太溪太白原，乙亥中封内踝比。

　　丁丑时合少海心，己卯间使包络止。

7. 庚日辰时商阳居，壬午膀胱通谷之。

　　甲申临泣为输木，合谷金原返本归。

　　丙戌小肠阳谷火，戊子时居三里宜。

　　庚寅气纳三焦合，天井之中不用疑。

8. 辛日卯时少商本，癸巳然谷何须忖。

　　乙未太冲原太渊，丁酉心经灵道引。

　　己亥脾合阴陵泉，辛丑曲泽包络准。

9. 壬日寅时起至阴，甲辰胆脉侠溪荥。

　　丙午小肠后溪输，返求京骨本原寻。

　　三焦寄有阳池穴，返本还原似的亲。

　　戊申时注解溪胃，大肠庚戌曲池真。

　　壬子气纳三焦寄，井穴关冲一片金。

　　关冲属金壬属水，子母相生恩义深。

10. 癸日亥时井涌泉，乙丑行间穴必然。

　　丁卯输穴神门是，本寻肾水太溪原。

　　包络大陵原并过，己巳商丘内踝边。

　　辛未肺经合尺泽，癸酉中冲包络连。

　　子午截时安定穴，留传后学莫忘言。

　　释要　子午流注针法的规律是，阳日阳时始于阳穴，阴日阴时始于阴穴。本法的运用是以天干为主。

　　比如：甲日是胆经值日，"甲日"属阳，"甲戌时"为阳时，根据"阳进阴退"之理，天干行至"甲"而地支逆行到"戌"，所以甲日从甲戌时始。

甲戌时开胆井金足窍阴穴，下一个阳时是乙日的"丙子"时，丙子时开小肠荥水前谷穴，则胆经的相生经小肠（胆属木，小肠属火，取木生火之义），足窍阴穴的相生穴前谷（足窍阴属金，前谷属水，取金生水之义），是为经生经、穴生穴。再下一个阳时"戊寅"，开小肠经的相生经胃经（小肠属火，胃属土，取火生土义），前谷穴的相生穴陷谷，因陷谷为输穴，所以遇输当返本还原，应开胆经原穴丘墟。至"庚辰"时开大肠经的相生经膀胱（大肠属金，膀胱属水，取金生水义），阳溪穴的相生穴委中（火生土）。井荥输经合开毕，最后在甲申时气纳三焦，开三焦经水穴液门，以益胆气（水生木，生我之意）。由此可见，甲日的流注多在乙日开穴，以下的丙、戊、庚、壬日各阳时，均按甲日的推求方式开穴。此处不赘。

乙日是肝经值日，"乙日"属阴，"乙酉时"为阴时。从乙酉时始开肝经的井木大敦。这是因为上一天甲日的气血流注，至乙日的"甲申"时终止，而承接甲申的时辰为乙酉时，所以乙日从乙酉时开始。下一个阴时丁亥，开肝经的相生经心经（木生火），井木穴大敦生荥火穴少府；至己丑时开心经的相生经脾经（火生土），荥火穴少府生输土穴太白；因太白穴为输穴，所以要返本还原，并开值日经肝经的原穴太冲；至辛卯时开脾经的相生经肺经（土生金），输土穴太白生经金穴经渠；癸巳时开肺经的相生经肾经（金生水），经金穴经渠生合水穴阴谷。五输穴开毕，最后"乙未"（时干与日干重现）开心包经的荥火穴劳宫，血纳心包络，而为肝经的母子相生穴以益心（木生火之义）。乙日的流注多在丙日开穴，以下的丁、己、辛、癸日各阴时，均按乙日的推求方式开穴。此处不赘。

此外，从徐氏子午流注逐日按时取穴表中，可以看出子午流注的特点：阴阳交合、刚柔相济，贯串于整个取穴法则之中。

（1）每日开始开井穴，顺序依次开穴都是至翌日才结束，有阴阳互根含义；

（2）在气纳三焦或血纳包络之后，转入一天必显示出五行的相生或相同，即脉气衔接或同气相应的意义；

（3）子午流注取穴法，在阳日遇阴时，或阴日遇阳时，其穴已闭，可用其相合者：即甲己、乙庚、丙辛、丁壬、戊癸的相合而通用。

现将徐氏子午流注逐日按时取穴歌列表如下（见表11）：

表 11　徐氏子午流注逐日按时取穴表

开穴\日干	井	荥	输	原	经	合	纳入
甲日	甲戌 足窍阴	丙子 前谷	戊寅 陷谷	丘墟	庚辰 阳溪	壬午 委中	甲申 液门
乙日	乙酉 大敦	丁亥 少府	己丑 太白	太冲	辛卯 经渠	癸巳 阴谷	乙未 劳宫
丙日	丙申 少泽	戊戌 内庭	庚子 三间	腕骨	壬寅 昆仑	甲辰 阳陵泉	丙午 中渚
丁日	丁未 少冲	己酉 大都	辛亥 太渊	神门	癸丑 复溜	乙卯 曲泉	丁巳 大陵
戊日	戊午 厉兑	庚申 二间	壬戌 束骨	冲阳	甲子 阳辅	丙寅 小海	戊辰 支沟
己日	己巳 隐白	辛未 鱼际	癸酉 太溪	太白	乙亥 中封	丁丑 少海	己卯 间使
庚日	庚辰 商阳	壬午 通谷	甲申 足临泣	合谷	丙戌 阳谷	戊子 足三里	庚寅 天井
辛日	辛卯 少商	癸巳 然谷	乙未 太冲	太渊	丁酉 灵道	己亥 阴陵泉	辛丑 曲泽
壬日	壬寅 至阴	甲辰 侠溪	丙午 后溪	京骨 阳池	戊申 解溪	庚戌 曲池	壬子 关冲
癸日	癸亥 涌泉	乙丑 行间	丁卯 神门	太溪 大陵	己巳 商丘	辛未 尺泽	癸酉 中冲

注：上表根据徐氏逐日按时定穴歌制作

二、纳子法

纳子法也叫纳支法，是一种广义的流注取穴法。它是以十二地支配十二经脏腑气血流注时辰，按五行相生规律，选取五输穴，进行迎随补母泻子的方法。比纳甲法要求简单，易学易用。其临床效果已为古今针灸家所肯定。

本法的应用是根据人身十二经循行之序，所纳地支亦皆为每日各经流注之时，然后再依各经证候的虚实配合五输穴，掌握"生我""我生"（注："我"指本经）的穴位去治病的方法。

属于实性病证，须在气血流注本经的时间，取本经所属五行之子穴泻之。例如肺经属金，金生水，属水的穴即为子穴，所以尺泽（水穴）为肺经的子穴，当于寅时上半时取之，针用泻法，主治肺热，症见咳嗽，胸满，痰多色黄黏稠、甚至胸痛，烦渴引饮，舌苔黄燥，气盛脉大等。若属于虚性病证，须在气血始流过本经的时间，取本经所属五行之母穴补之。如肺经属金，土生金，属土的穴即为母穴，所以太渊（土穴）为肺经的母穴，当于寅时下半时取之针用补法，主治肺经的虚证，见咳而短气、倦怠、声低懒言、自汗、舌淡脉虚弱等。一经如此，它经皆然。

（一）专以时辰为主的十二经流注法

十二地支与脏腑配合，每一个时辰有一个脏腑主经（值班），就是气血流注旺盛时辰，一个时辰流注一经。始于中焦，上注于肺，从肺出发→大肠→胃→脾→心→小肠→膀胱→肾→心包→三焦→胆→肝。厥阴肝复注于肺（翌日寅时），如环无端，周流灌溉。

现将《针灸大成》所载"十二经纳地支歌"录于下：

肺寅大卯胃辰宫，脾巳心午小未中，

申膀酉肾心包戌，亥焦子胆丑肝通。

（见表 12 ）：

表 12　地支与经脉脏腑配合时间表

经脉	手太阴	手阳明	足阳明	足太阴	手少阴	手太阳	足太阳	足少阴	手厥阴	手少阳	足少阳	足厥阴
脏腑	肺	大肠	胃	脾	心	小肠	膀胱	肾	心包	三焦	胆	肝
地支	寅	卯	辰	巳	午	未	申	酉	戌	亥	子	丑
时间	3—5	5—7	7—9	9—11	11—13	13—15	15—17	17—19	19—21	21—23	23—1	1—3

一天十二个时辰，每个时辰配合一经，并不限定在某一个时辰内应开何穴，仅是规定了某一个时辰配合某经，在这个时辰内，该经自起点至终点的

任何穴都适用。例如：每日寅时从中府起至少商穴止，肺经的十一穴，都适用这个时辰内针灸。其他各时辰流注的经穴仿此。

补母泻子开穴法是纳子法的重点，确切讲是将十二经母子补泻法加进了时间概念。子母是按五行相生的次序，以本经为主，生我者为母，我生者为子。引申为以经的五行生穴的五行称为子穴；以穴的五行生经的五行称为母穴。按五行相生补泻原则推算穴位（参见本书第三章第四节内"本经补泻配穴法"），以阴经的井荥输经合配属木火土金水；阳经的井荥输经合配属金水木火土。即阴经的井穴属木，阳经的井穴属金，各以相生的次序推之。再结合脏腑配属的五行属性，按相生关系，"虚则补其母，实则泻其子"。定出各经五输穴中的"母穴"和"子穴"，按时进行治疗。

十二经共二十四个母子穴，现将本经补母泻子按时取穴列表如下（见表13）：

表 13　本经补母泻子按时取穴表

经脉	流注时间	五行	子母相生		本穴	补母泻子法			
						时辰	补母穴	时辰	泻子穴
肺	寅	辛金	土生金	金生水	经渠金	卯	太渊土	寅	尺泽水
大肠	卯	庚金			商阳金	辰	曲池土	卯	二间水
胃	辰	戊土	火生土	土生金	足三里土	巳	解溪火	辰	厉兑金
脾	巳	己土			太白土	午	大都火	巳	商丘金
心	午	丁火	木生火	火生土	少府火	未	少冲木	午	神门土
小肠	未	丙火			阳谷火	申	后溪木	未	小海土
膀胱	申	壬水	金生水	水生木	通谷水	酉	至阴金	申	束骨木
肾	酉	癸水			阴谷水	戌	复溜金	酉	涌泉木
心包络	戌	相火	木生火	火生土	劳宫火	亥	中冲木	戌	大陵土
三焦	亥	相火			支沟火	子	中渚木	亥	天井土
胆	子	甲木	水生木	木生火	临泣木	丑	侠溪水	子	阳辅火
肝	丑	乙木			大敦木	寅	曲泉水	丑	行间火

（二）补母泻子按时取穴原则

采用"虚则补其母，实则泻其子"的原则开穴。以肺经为例，晨3～5点为寅时，气血流注到肺经。如诊断为肺经虚证，用纳甲法当在辛日未时开补肺经母穴（输土）太渊；用纳子法则可在任何一天肺经流注的寅时已过，进入卯时（过经补）开补太渊穴。如若肺经实证，用纳甲法当在癸日亥时开井穴涌泉，转入甲日未时开泻肺经子穴尺泽（合水）；用纳子法可在任何一天肺经流注到寅时开泻尺泽，余类推。

关于母子补泻，因病每每虚中夹实，实中夹虚，因此不可机械地认为母穴必补，子穴必泻。古人有"子闭针其母，母闭针其子"的说法。另外，因为井穴气薄，不宜于补泻（疼痛），因此又有"泻井当泻荥，补井当补合"之说，供临证时参考。

总之要根据具体病情，灵活应用补母泻子法。他如培土生金、滋水涵木、补火生土、泻肝实脾等，是中医五脏一体观的生动体现，反映出脏腑间相互资生相互制约的关系，确有一定的临床价值。

（三）"三焦归丙、包络归丁"的商榷

子午流注纳甲法，十二经纳天干，推算是从日上起时，日配经，时配穴。推算日干是确定某日应开某经；推算时辰是确定某日某时应开某穴。十二经配十天干，每日轮值一经，还余心包与三焦两经，应当怎样配属呢？明·杨继洲《针灸大成》载徐凤氏"十二经纳天干歌"已有高度概括，云："三焦亦向壬中寄，包络同归入癸方。"然而，张景岳在《类经图翼》"十二经纳甲歌"中认为"三焦阳府须归丙，包络从阴丁火旁"，理由是"虽三焦决渎犹可言壬，心包附心主，更何云癸？且二脏表里，皆相火也"。近人承淡安等著《子午流注针法》，也从张景岳之说。由此产生两种意见分歧，即：三焦寄壬抑或归丙？包络寄癸抑或归丁？使后之学习者莫衷一是，由此造成按时配穴针法的混乱。对此，谈谈我的看法：

1. 按三焦乃阳气之父，心包为阴血之母，气血是运行全身的。因此二经虽然分寄于壬癸，但主要作用还是三焦经的井荥输各穴分派于五个阳干之中，包络经的井荥输各穴分派于五个阴干之中。这样三焦与诸阳经，包络与诸阴经，就构成相互配合的关系。

2. 三焦为决渎之官，属膀胱，故可言壬。心肾二经同属少阴，向来取其心肾相交、水火既济为用。肾五行属水，天干纳癸；包络乃心之外围，五行属火，天干之所以纳癸，正是取其水火既济之功能。

3. 三焦为火气所化，五行属火而内寄相火，总司全身气化功能，它与膀胱同寄于壬，针时取三焦经原穴阳池，与膀胱经原穴京骨相配，便能调节周身上下气机、调和气血。若按张景岳、承淡安之说，言三焦归丙，则针阳池时配以小肠经原穴腕骨，殊欠妥当；包络寄癸，针时取心包经原穴大陵与肾经原穴太溪相配，则能起到上下呼应、心肾相交、水火既济之效，以治头晕目眩、虚烦不眠、怔忡心悸、腰痛无力等疾。反之，如按"包络归丁"之说配穴，针大陵时又针心经原穴神门，实为蛇足之治。中医属平衡疗法，一阴一阳者谓之道，强调阴阳水火的平衡协调。盖理论的基础是实践，实践是检验真理的标准，请于临床验证。

*** 第三节　"井经荥合输纳规律"的发现 ***

明代著名针灸医家徐凤，对子午流注按时取穴针法倍加推崇，所著《针灸大全》中广泛收录前代子午流注文献，并首次系统论述了按时取穴法，其创作的《徐氏子午流注逐日按时定穴诀》，成为后世历代医家研习此道之准绳。近代四川中医界名老吴棹仙先生，根据徐氏子午流注歌诀创制了《子午流注环周图》，并于1956年进献给毛主席，在中医界产生很大影响。

然而，在《子午流注环周图》中，一周有十二个时辰无穴可开，再周又有十二个时辰无穴可开，总计24个闭时无穴可开。学术界称作"闭时闭穴"，或称此为"天然之缺陷"。

果真是天然之缺陷吗？余详考《灵枢经》中的《卫气行》篇、《五十营》篇、《脉度》篇、《营卫生会》篇，还有《素问·六节藏象论》等经文，发现形成闭时的原因，在于依时干五行相生之规律取穴过程中，这24个时辰不符合相生之顺序，故难以开出穴位。然根据人体气血流注无有终时这一客观规律，不可能值"闭时"则人体气血停止不行，恰恰相反，按照流注理论，所谓"闭时"正值气血方盛之时，不可能无穴可开。自明朝刘纯、徐凤以降，数百年来，历代医家提出各种补漏之法，比较多见的是将"纳子法"牵强拉入纳甲法来补救。这种"开穴"法不论从理论推导还是从临床效果上看，均非善法。我称此法为阴阳不相顺接，杆格而不通。

余本《灵枢经》数篇经文，经过长期思考与五行生克演算，并反复验之临床，终于发现：十二经井荥输经合来源于"井经荥合输纳"，简称"一四二五三零"闭时变开穴规律。按此规律，可以恰当补足 24 个闭时之时穴，从而完善了子午流注纳甲法的开穴问题。这一理论成果的推导演算过程，余曾撰文《子午流注在临床应用的规律》，发表在《江西中医药杂志》1960 年第七期上。

《素问·六节藏象论》云："天以六六为节，天有十日，日六竟而周甲，甲六复而终岁，三百六十日法也。"排除干支配合六十周表求其甲日，方知相克为因，相生为果，由相克而相生。

一、"井经荥合输纳规律"理论根据

《灵枢·卫气行》篇云："岁有十二月，日有十二辰，子午为经，卯酉为纬……阳主昼，阴主夜。故卫气之行，一日一夜五十周于身，昼日行于阳二十五周，夜行于阴二十五周，周于五脏。"又云："阳尽于阴，阴气受矣。其始入于阴，常从足少阴注于肾，肾注于心，心注于肺，肺注于肝，肝注于脾，脾复注于肾为周。是故夜行一舍（宿），人气行于阴脏一周与十分藏之八，亦如阳行之二十五周，而复合于目。"由此可见，卫气在夜间行于阴分，是依据五行相克的规律进行的，即肾水克心火，心火克肺金，肺金克肝木，肝木克脾土，脾土克肾水……所以，卫气在夜间运行的顺序，始于肾，依次由肾→心→肺→肝→脾，再由脾重复转注于肾，而为一周。如此在一夜中，往复环转行于阴分二十五周，昼夜合共五十周次。

《灵枢·营卫生会》篇中明确指出："营在脉中，卫在脉外，营周不休，五十而复大会。阴阳相贯，如环无端。卫气行于阴二十五度，行于阳二十五度，分为昼夜，故气至阳而起，至阴而止。"复大会，是指营气与卫气的会合。此段经文讲到了卫气运行的起点和终点。从每天的平旦到日落这段时间，阳气出于目，卫气从头上起始；由此依次运行于足太阳、手太阳、足少阳、手少阳、足阳明、手阳明，行于阳经者二十五周，然后至足部前入于阴分；在合夜至鸡鸣的时段内，阴气合于脉，卫气依次运行于手足阴经的肾、心、肺、肝，而终止于脾经，由脾复至肾，循环不息。由此可见，人体营卫之气的昼夜运行是由相克到相生，先有克而后有生。所以子午流注井荥输经合五输穴的五行相生是由井经荥合输五行相克规律变化而来。余所发现的"一四二五三零"闭穴变开穴规律，其理论来源即本于此。

此外，《素问·六节藏象论》有段经文："夫六六之节、九九制会者，所以正天之度、气之数也……天以六六为节，地以九九制会；天有十日，日六竟而周甲，甲六复而终岁，三百六十日法也。"这段经文非常重要。"天有十日"指十天干；十天干配十二地支，用来纪年、纪日、纪时，自甲子至癸亥六十天为一个甲子周，也就是说以天干为纪，需要六个甲日才能再回到甲子日，即所谓"六十还甲子"。"日六竟而周甲"：竟，尽也；周，转也；既然六十天为一甲子周，那么"六六"就是六个甲子周，复还六个甲子日，六六三百六十日是为一年，故云"甲六复而终岁，三百六十日法也"。九九制会，"制"是准度，"会"是配合，指人与地以九州、九窍为准度，以配合在天的六六之节。故所谓"甲"不是一个甲，而是六甲，则六甲之气息自然相通矣。

关于闭时闭穴的形成：以甲子纪时，于六十个时辰之干支相配中，天干循环一周之十数为一旬，一个甲子周计有六旬。每一旬天干之数，配十个地支，余两支由下一旬天干顺补，就是说每日所余两个时辰无当旬天干相配，依天干五行相生之顺序取穴，每日定有两个时辰，无行相生，无穴可开。此即闭时形成之基本原因。又因纳甲法强调经生经、穴生穴之规律，并非每旬轮空二支上无穴可开，而是顺五行相生之后所余二时辰无穴可开，于是在《子午流注环周图》上就出现了甲寅、甲午、乙巳、丙辰、己未、庚午、辛巳、辛酉、壬辰、壬申、癸卯、癸未十二个时辰无穴可开。五日一周有十二个闭时，十日再周则有二十四个时辰为闭时。

如何解决闭时闭穴问题？经文已经提示给我们答案：这就是"天以六六为节"——换言之，六十甲子就是由六个十天干组成，抓住每一干的"六"，就等于抓住了解决闭穴变开穴的一把钥匙。因此，从六甲（甲戌、甲子、甲寅、甲辰、甲午、甲申）、六乙（乙酉、乙亥、乙丑、乙卯、乙巳、乙未）、六丙（丙申、丙戌、丙子、丙寅、丙辰、丙午）……直至六癸（癸亥、癸丑、癸卯、癸巳、癸未、癸酉），乃顺天运之行度，依五行"反克"规律演变而形成五行相生规律（见后演化图解）。正如《素问·六节藏象论》所说："五运相袭，而皆治之，终期之日，周而复始，时立气布，如环无端。"这就是我所倡导的子午流注闭穴变开穴必须遵循"六六学说"的理论根据。

二、"井经荥合俞纳规律"演化图解

根据六甲、六乙……六癸的排列次序，则所配合的"五输"之前，不论阴经、阳经，均构成井经荥合输纳规律。为便于记忆，用数字表示，即井穴为一，经穴为四，荥穴为二，合穴为五，输穴为三，纳穴为零，简称"一、四、二、五、三、零规律"。

1.通过一四二五三零规律表解，可进一步认识到古人创造子午流注学说，完全是根据自然界周期阴阳的变化，根据五行生克制化、相反相成、矛盾统一规律而来，从而加深对祖国医学整体性的认识。

2.通过一四二五三零规律表解，可了解到周期化生五行的规律是：阳日阳时可运用阴日阴时穴；阴日阴时亦可运用阳日阳时穴；其根据就是"十干五合"，即甲与己合、乙与庚合、丙与辛合、丁与壬合、戊与癸合，则甲日亦可用己日的穴位……余类推。

3.通过一四二五三零规律，可以补充纳穴之后所形成的甲寅（侠溪）、甲午（足临泣）、乙巳（太冲）、丙辰（后溪）、己未（商丘）、庚午（阳溪）、辛巳（经渠）、辛酉（尺泽）、壬辰（昆仑）、壬申（委中）、癸卯（然谷）、癸未（太溪）十二个原空白的穴，以广临床的运用。

谨列子午流注周期化生五行图解如下（见图1）：

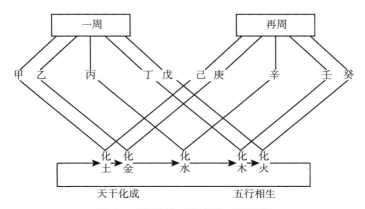

图 1　子午流注周期化生五行图解

说明：

（1）以天干论，甲丙戊庚壬为阳干（单数），乙丁己辛癸为阴干（双数）。

（2）何谓甲与己合？明·徐凤认为，因中央戊己属土，畏东方甲乙木所克，戊是阳土为兄，己是阴土为妹，甲属阳木，乙属阴木，己妹嫁与甲木为妻，使阴阳和而不相伤，遂产生夫妻互用，刚柔相济之义，余皆仿此。

阳经的"化生五行"图解见图 2：

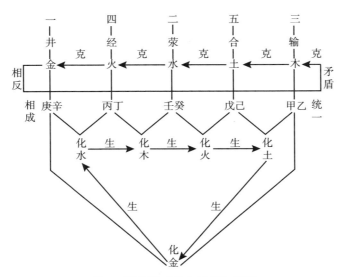

图 2　阳经的"化生五行"图解

阴经的"化生五行"图解见图3：

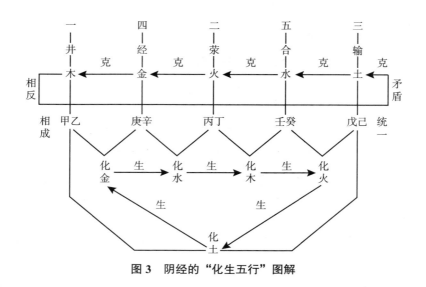

图3　阴经的"化生五行"图解

三、"井经荥合俞纳规律"推算常规表

即天干与地支相配，阳干配阳支，阴干配阴支，形成六甲、六乙、六丙、六丁、六戊、六己、六庚、六辛、六壬、六癸，共十个六时。六甲时配甲经的穴和甲经纳穴，六乙时配乙经的穴和乙经纳穴……六癸时配癸经的穴和癸经纳穴。总之，就是什么时候配什么经的穴和它的纳穴，时与经的天干相同。知道了时，就知道了经与穴，六时配六穴。不是六时依次和各条经脉上的井荥输经合纳穴相配，而是从井穴时辰开始，以井、经、荥、合、输反克，最后配纳穴的规律来相配。例如，甲日甲戌时开胆井足窍阴，续开甲子、甲寅、甲辰、甲午、甲申。这些时辰依次配井、经、荥、合、输、纳穴。井穴足窍阴属金，经穴阳辅属火，荥穴侠溪属水，合穴阳陵泉属土，输穴是足临泣属木，纳穴液门属水。它们之间的五行关系，依次就是火克金、水克火、土克水、木克土，最后纳穴属水，水生木，穴生经，它生我之义。其规律是金←火←水←土←木。由后向前克，这叫作反克。

余将子午流注纳甲法，列六甲、六乙……六癸的干支配合五输和纳穴的推算常规表（简称一四二五三零规律表），将六十甲子以井、经、荥、合、输、纳，列为纵横表，将所有井穴循十干列于井栏之下，荥穴列于荥栏之下，至癸酉中冲穴止。六十个时干支中有甲寅、甲午、乙巳、丙辰、己未、庚午、辛巳、辛酉、壬辰、壬申、癸卯、癸未等十二时辰为闭时无穴可开，依据"一四二五三零规律"，使其闭穴变开穴。

　　例如：由甲戌时算起，顺数为井经荥合输纳，按照甲日的穴位，甲寅这一行均开荥穴，故甲寅开胆的荥穴（侠溪）；甲午这一行均开输穴，故甲午开胆输穴（足临泣）针之；又如乙日的穴位，当乙巳时正是肝经的以输代原穴（太冲）开；丙日的穴位，当丙辰时开（后溪）；六己的穴位，己未时开（商丘）；六庚的穴位，庚午时开（阳溪）；六辛的穴位，辛巳时开（经渠），辛酉时开（尺泽）；六壬的穴位，壬辰时开（昆仑），壬申时开（委中）；六癸的穴位，癸卯时开（然谷），癸未时开（太溪），据此针之，则十二个闭穴均变成开穴。

　　用数字表示五输穴顺序是：井一、荥二、输三、经四、合五，为什么变成井一、经四、荥二、合五、输三、纳零呢？原因在列表中可以看出：当肾井癸亥之后必是甲子（经四、阳辅），肾之经穴癸丑之后必是甲寅（荥二、侠溪），肾之荥穴之后必是甲辰（合五、侠溪、阳陵泉），肾合穴之后，必是甲午（输三、足临泣），肾之输穴之后必是纳穴甲申（纳零、液门、足临泣），所以自然形成井、经、荥、合、输、纳（即一、四、二、五、三、零规律），余类推。

　　根据六甲六乙……六癸的排列次序，则所配合的"五输"之前，不论阴经、阳经，均构成井经荥合输纳的规律。

　　根据六甲周期，运用"一、四、二、五、三、零"反克取穴法，则阳进阴退开井穴和阳日阳时开阳经，阴日阴时开阴经，地支顺时推进等进行推算，以解决癸日十时不开的不足。现将本人发现的"六六"干支配合五输和纳穴推算常规列表如下（见表14）：

表14 "六六"干支配合五输和纳穴推算常规表

推算常规		一	四	二	五	三	零
五输和纳穴		井	经	荥	合	输	纳
六甲	干支配合	甲戌	甲子	甲寅	甲辰	甲午	甲申
	穴名	足窍阴	阳辅	（侠溪）	侠溪 阳陵泉	（足临泣）	液门 临泣
六乙	干支配合	乙酉	乙亥	乙丑	乙卯	乙巳	乙未
	穴名	大敦	中封	行间	曲泉	（太冲）	劳宫 太冲 太渊
六丙	干支配合	丙申	丙戌	丙子	丙寅	丙辰	丙午
	穴名	少泽	阳谷	前谷	小海	（后溪）	中渚 后溪 京骨 阳池
六丁	干支配合	丁未	丁酉	丁亥	丁丑	丁卯	丁巳
	穴名	少冲	灵道	少府	少海	神门 太溪	大陵
六戊	干支配合	戊午	戊申	戊戌	戊子	戊寅	戊辰
	穴名	厉兑	解溪	内庭	足三里	陷谷 丘墟	支沟
六己	干支配合	己巳	己未	己酉	己亥	己丑	己卯
	穴名	隐白 商丘	（商丘）	大都	阳陵泉	太白 太冲	间使
六庚	干支配合	庚辰	庚午	庚申	庚戌	庚子	庚寅
	穴名	商阳 阳溪	（阳溪）	二间	曲池	三间 腕骨	天井
六辛	干支配合	辛卯	辛巳	辛未	辛酉	辛亥	辛丑
	穴名	少商 经渠	（经渠）	鱼际 尺泽	（尺泽）	太渊 神门	曲泽
六壬	干支配合	壬寅	壬辰	壬午	壬申	壬戌	壬子
	穴名	至阴 昆仑	（昆仑）	通谷 委中	（委中）	束骨 冲阳	关冲
六癸	干支配合	癸亥	癸丑	癸卯	癸巳	癸未	癸酉
	穴名	涌泉	复溜	（然谷）	阴谷 然谷	（太溪）	中冲

说明：

①根据六甲……六癸法排列次序，所配合的"五输"不论阴经阳经均构成为井、经、荥、合、输、纳的法则；

②表内穴名加括弧（ ）者，均为闭时所开之穴位，为作者填补。

四、子午流注临床十大操作规律

（一）子母相生、互相促进规律

就是将阳经与阳经应开的穴，阴经与阴经应开的穴，分开阴阳，依其子母相生的顺序来应用。例如甲日丙子时开手太阳小肠经荥穴前谷（五行属水），水生木，故同时和其相生的足阳明胃经输穴陷谷（五行属木）配之；乙日丁亥时开手少阴心经荥穴少府（五行属火），火生土，故同时和其相生的足太阴脾经输穴太白（五行属土）配之。

（二）相反相成、矛盾统一规律

就是先以井、经、荥、合、输"相反"（相克）的规律，变成井、荥、输、经、合"相成"（相生）的规律来运用。

如阳经的"井、经、荥、合、输"，其穴性则为金、火、水、土、木，由后向前即木克土、土克水、水克火、火克金、金克木，是谓"反克"。但是庚辛配金、丙丁配火、壬癸配水、戊己配土、甲乙配木，即变成丙辛化水、丁壬化木、戊癸化火、甲己化土、乙庚化金，因此金、水、木、火、土，又成为相生规律了。举一例：甲日戌时（阳日阳时），开阴经穴，可针隐白，因甲与己合，隐白为己的井穴；

又如阴经的"井、经、荥、合、输"，其穴性则为木、金、火、水、土，由后向前即土克水、水克火、火克金、金克木、木克土，是谓"反克"。但是甲乙配木，庚辛配金，丙丁配火，壬癸配水，戊己配土，即变成乙庚化金，丙辛化水，丁壬化木，戊癸化火，甲己化土，因此木、火、土、金、水又成为相生的规律矣。举一例：乙日酉时（阴日阴时），开阳经穴，可针商阳，因乙与庚合，商阳为庚时井穴。其余各经仿此。

（三）阴阳相贯、刚柔相济规律

就是根据五门十变：即甲与己合，乙与庚合，丙与辛合，丁与壬合，戊与癸合。例如甲胆属阳日阳经，己脾属阴日阴经，取甲胆的阳陵泉（合穴属土）与己脾的太白穴（输穴属土）合用，即是甲与己合；乙肝属阴日阴经，庚大肠属阳日阳经，取乙肝的太冲穴（输穴属土）与大肠的曲池穴（合穴属土）同用，即是乙与庚合之类。余经仿此。

（四）脏腑相连、表里相通规津

就是以十二经的原穴，配十二经的络穴，即十二经原络配穴。临证当辨其主客而用之，例如诊得肺与大肠经的证候，肺经证候为主，则先针肺经原穴太渊，而配以大肠经的络穴偏历；若大肠经与肺经的证候先后并发，则先针大肠经的原穴合谷，而配以肺经的络穴列缺等是。

（五）阳经气纳三焦、阴经血纳包络规津

就是以三焦为阳属气，包络为阴属血，分配于十干的壬癸。阳干均是注腑的，甲、丙、戊、庚、壬而重见的，气纳三焦；阴干均是注脏的，乙、丁、己、辛、癸而重见的，血纳包络。例如甲日戌时开胆足窍阴穴，经丙子、戊寅、庚辰、壬午而至甲申时，即名为重见甲，因阳经气纳三焦，故开液门穴，甲属木，液门属水，取水生木之义；乙日酉时开肝大敦穴，经丁亥、己丑、辛卯、癸巳，而至乙未时，即名为重见乙，因阴经血纳包络，故开劳宫穴，乙属木，劳宫属火，取木生火之义。

（六）闭穴变开穴规律

传统子午流注纳甲法六十个时干支中，有甲寅、甲午、乙巳、丙辰、己未、庚午、辛巳、辛酉、壬辰、壬申、癸卯、癸未十二个时辰无穴可开，称为闭穴。根据"一四二五三零规律"，可使闭穴变成开穴。例如由甲戌时算起，顺数为井、经、荥、合、输，按照六甲的穴位，当甲寅时，正是甲胆经的荥穴（侠溪）开，即可针之；当甲午时，正是甲胆经的输穴（足临泣）开，即可针之；又如六乙的穴位，当乙巳时，正是乙肝经之输代原穴（太冲）开，即可针之；六丙的穴位，当丙辰时，正是丙小肠经之输穴（后溪）开，即可针之；同理，己未时，开己脾经之经穴（商丘）；庚午时，开庚大肠经之经穴（阳溪）；辛巳时，开辛肺经之经穴（经渠）；辛酉时，开辛肺经之合穴（尺泽）；壬辰时，开壬膀胱经之经穴（昆仑）；壬申时，开壬膀胱经之合穴（委中）；癸卯时，开癸肾经之荥穴（然谷）；癸未时，开癸肾经之输代原穴（太溪）。至此，传统十二个闭穴均变成开穴。验于临床，疗效与其他开穴相同。

（七）阴阳相贯、同气相求规律

就是根据脏腑同气相开的穴，在同一时间内并用。此操作规律，一是要遵循脏腑阴阳表里相互络属之两经，即"阴阳相贯"；二是所取两经穴位之穴

性相同，以达到"同气相求"之效。如开甲胆的足临泣穴，同时即针与之相表里的乙肝的大敦穴，因阳经甲胆的足临泣穴性属木，阴经乙肝的大敦穴性亦属木，可以同时并用，能治脏腑相连的病。

（八）阳经遇输过原、阴经以输代原规律

就是按子午流注纳甲法，每逢流注到输穴时，皆同时与值日经"原穴"合用。如甲日戌时开胆足窍阴穴，到戊寅时开阳明经输穴陷谷，同时并用胆经原穴丘墟（阳经遇输过原）；乙日酉时开肝井大敦穴，到己丑时开脾经输穴太白，同时并用肝经输穴太冲（以输代原）等是。

（九）时穴配合病穴规律

开穴的同时配合病穴，就是先开流注纳甲或纳子法运用按时取穴外，根据具体病情需要，辨证配以病穴应用。选取所病脏腑所属经脉之有效穴或特效穴（病穴选取要少而精，不宜过多）。例如患喉痹症，咽喉肿痛，遇到庚日辰时开手阳明大肠经井穴商阳，再根据经络病症特点配手太阴肺经井穴少商，点刺出血而速效。

（十）生长毁灭、质量互变规律

此言禁针与时间的关系。明·李梴在《医学入门》中说："阳生阴死，阴生阳死，如甲木死于午而生于亥，乙木死于亥而生于午。丙火生于寅而死于酉，丁火生于酉而死于寅（戊己生死同丙丁），庚金生于巳而死于子，辛金生于子而死于巳，壬水生于申而死于卯，癸水生于卯而死于申。"表明确有"生长毁灭、质量互变"的含义。据此，前人用针，遇午时则不直刺甲木胆经之瞳子髎穴（刺易失明），卯时则不直刺壬水膀胱经之起止穴等。据李梴说："凡值生我、我生及相合者，乃气血生旺之时，故可辨其虚实而刺之；克我、我克及阖闭时穴，气血正值衰绝，非气行未至，即气行已过，误刺妄引邪气，坏乱真气，实实虚虚其害非小。"此说可参。《难经·八十一难》曰："实实虚虚，损不足而益有余。此者中工之所害也。"因此古人用针，必先候其气之所在而刺之，是谓逢时。根据病情需要，待适合治疗该病之时穴开（即气盛之时），再行针刺。恰如《素问·六节藏象论》所云："所谓求其至者，气至之时也，谨候其时，气可与期，失时反候，五治不分，邪僻内生，工不能禁也。"据此，列十二经干支时辰针刺宜忌表如下（见表15）：

表15 十二经干支时辰针刺宜忌表

五行		木		火		土		金		水
天干		甲	乙	丙	丁	戊	己	庚	辛	壬	癸
地支	忌	午	亥	酉	寅	酉	寅	子	巳	卯	申
	宜	亥	午	寅	酉	寅	酉	巳	子	申	卯

五、子午流注环周补充图

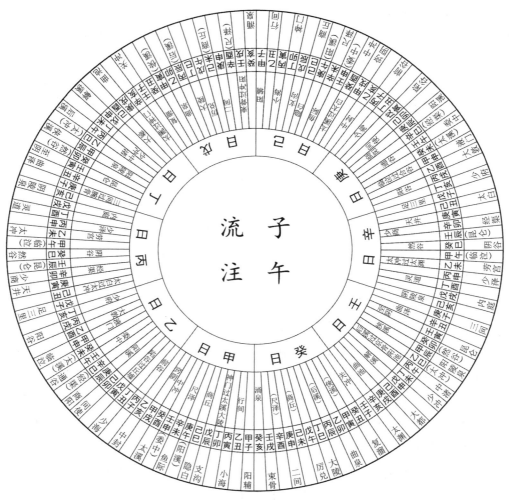

图4 子午流注环周补充图

124

说明：

此图是运用一四二五三零规律，使闭穴变开穴，从而补充完善了"子午流注环周图"。原图出自《子午流注说难》（吴棹仙著）。

子午流注环周图，为预先推定六十甲子，每日逐时所开穴。只要知当日天干，在本图上即可查出各时开穴。

十二闭穴指甲寅、甲午、乙巳、丙辰、己未、庚午、辛巳、辛酉、壬辰、壬申、癸卯、癸未。括号内穴位均为作者所加，使闭穴变开穴。作者根据"一、四、二、五、三、零"的五行化生规律，填补了十二个闭穴的空白。

✻✻✻ 第四节 灵龟八法的概念、组成与临床应用 ✻✻✻

灵龟八法，又称奇经纳卦法，它是根据洛书九宫数配合文王八卦，结合人体奇经八脉与十二经脉相交会的八个经穴，按照日、时干支推算变化而形成的按时取穴的针刺疗法。它与子午流注针法是相辅相成的。子午流注的纳甲法，是十日一循环，依阳日阳时和阴日阴时在十二经的五输穴，按五行生克制化的道理推算气血流注开阖，按时取穴之针法；而灵龟八法则是六十日一循环，依不同日、时在奇经八脉的交会穴上，推算气血流注开阖进行针治。元·窦汉卿撰《针经指南》指出："交经八穴者，针道之要也。"并在书中详细论述了"流注八穴"，书中记载公孙穴主治27症、内关穴主治25症、足临泣穴主治25症、外关穴主治27症、后溪穴主治24症、申脉穴主治25症、列缺穴主治31症、照海穴主治29症，可见其广泛用于临床。到了明朝，灵龟八法几乎与子午流注同时倡行，而成为一种独立的针法。徐凤著的《针灸大全·卷四》中，流注八法是其主要内容。既有对前人的传承，也有徐氏本人的创造。如将八脉交会穴与八卦相配合，并参照九宫数绘制"九宫图"，并对灵龟八法在运用推算取穴方面做了许多卓有成效的努力。其后，高武的《针灸聚英》、李梴的《医学入门》《秘传常山杨敬斋针灸全书》等，其著作都涉及了灵龟八法，特别是杨继洲的《针灸大成》，几乎全面收载了上述各家著述中有关子午流注、灵龟八法的内容，而且在运用灵龟八法实践方面很有自己的心得。

一、灵龟八法的几个概念

（一）灵龟浅释

经详细查阅有关史料以及本人的思考，"灵龟"与"八法"的关系可以初步归纳出两点：

一是关于"灵龟"的称谓。从史料分析，当是古代龟卜文化的遗迹。考《礼记·礼运》，就有关于"四灵"动物崇拜的记载。古代先民把龟、麟、凤、龙称为四灵，龟乃四灵之首，为至灵之物。另据孔安国《传》曰："天与禹洛出书，神龟负文而出，列于背有数至于九，禹遂因而第之，以成九类。"《易·系辞上》云："河出图，洛出书，圣人则之。"这就是传说中的洛水冒出了神龟，背上有文，大禹取法之。不难看出，神龟之龟背与占卜关系密切，这自然涉及与八卦的配合，于此，灵龟八法与八卦自然存在一种"数"的联系。古代针灸家托"灵龟"之名（或者将九宫八卦等图刻于龟甲上），意在重视此种推算八法开穴作用之大、疗效之神，因有"灵龟八法"之称。

二是"灵龟"有没有更深一层的含义？因灵龟八法研究的是与奇经八脉相通的八个经穴按时取穴的临床意义，这就自然涉及"灵龟"与八脉究竟是什么关系？明·李时珍《奇经八脉考》指出："凡人有此八脉，俱属阴神，闭而不开，惟神仙以阳气冲开，故能得道。八脉者，先天大道之根，一气之祖。采之惟在阴跷为先，此脉才动，诸脉皆通。次督、任、冲三脉，总为经脉造化之源。"在这里，李时珍强调了奇经八脉乃先天元真之气脉。特别是他下文写道："要知西南之乡乃坤地，尾闾之前，膀胱之后，小肠之下，灵龟之上，此乃天地逐日所生气根，产铅之地也，医家不知有此。"原来"灵龟"正是产生元真之气的所在！古人隐而不彰，却被深通道家修炼之术又强调实践精神的李时珍数语道破！由此启发我们排除"灵龟"的神秘色彩，进而探究其元真之气（灵龟）在奇经八脉中的实质性变化。从这个层面来看八脉交会穴，再联系按时取穴，则临床意义非同一般。

灵龟八法是古人根据"洛书九宫图"与《灵枢·九宫八风》篇的方位，结合生成数算定人体与自然界有相互通应的周期，其生理机能活动有畅旺聚会之时，求得生成的余数，利用这种余数储备的力量，配用某穴，令其主客相应，是为人类与疾病做斗争之一法也。某种意义上，与张仲景"经络府俞，阴阳会通"之论颇为吻合。所以，要了解生成数，就必须了解河图。

（二）河图浅释

河图的天地阴阳，十数化生五行：一水居北，二火在南，三木居东，四金在西，五十位于中央，显示出一年的阴阳变化，由北而东而南而中央而西，是为水生木、木生火、火生土、土生金、金生水，即天一生水，地六成之于北；地二生火，天七成之于南；天三生木，地八成之于东；地四生金，天九成之于西；天五生土，地十成之于中。至于六七八九十的成数，以水火木金四行均成于土数五使然。水数一，得土数五而为六，故以六为水之成数；火数二，得土数五而为七，故以七为火之成数；木数三，得土数五而为八，故以八为木之成数；金数四，得土数五而为九，故以九为金之成数；土数本五，再加五为十，故以十为土之成数。联想《素问》中"土常以生……土旺四季"的道理，河图大概是其原型吧。于是便有了"天一生水，地六成之；地二生火，天七成之；天三生木，地八成之；地四生金，天九成之；天五生土，地十成之"。知道了河图之数，即天地阴阳生成五行之数也。一二三四五为五行的阴阳生数，六七八九十为五行的阴阳成数。十数中一三五七九为奇数，属阳；二四六八十为偶数，属阴。（见图5）

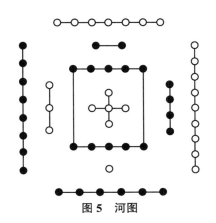

图 5 河图

（三）洛书浅释

灵龟八法与文王八卦密切相关，文王八卦即是源于洛书。洛书的方位是一二三四和六七八九相合。因而从图上看出六数与一数相邻，七数与二数相邻，八数与三数相邻，九数与四数相邻，五数居中。正含有一得五而成六，二得五而成七，三得五而成八，四得五而成九的道理。一与六相合而为水，二与七相合而为火，三与八相合而为木，四与九相合而为金，五数居中为土。

洛书中，一三七九奇数占居四正方位；二四六八偶数占居四隅方位；五居中央，此正是戴九履一，左三右七，二四为肩，六八为足，五居中央的方位图。四正相对与中央的数相加，或四偶相对与中央的数相加，或上下纵排的数字相加，或左右横排的数字相加，均为十五。应了解四正四偶，对待相生。在下方的一数，与在上方的九数相对，一为水而九为金；右下角的六数与左上角的四数相对，六为水四为金，便成为金生水之数。右上角的二数与左下角的八数相对，二为火而八为木；在左方的三数与在右方的七数相对，七为火而三为木，便成为木生火之数。洛书的相克含义反映在方位上是逆向右转：一六之水克二七之火→四九之金→三八之木→五之土→一六之水。而四正与其相邻的四隅的生成数和它相对的方位则寓有相生之妙：四九之金与一六之水，为金水相生；三八之木与二七之火，为木火相生。可见洛书的阴阳配合构成了五行及其生克制化的哲理，这是文王做八卦的依据，也是阴阳五行学说的根据。（见图6）

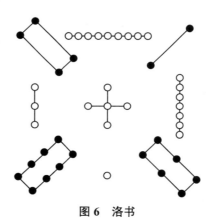

图6 洛书

说明：

1.伏羲先天八卦，分阴阳之体用，言六合之象。河图顺向左转，五行依次相生：水生木→生火→生土→生金→生水。

2.文王后天八卦（见后），阐五行之精微，明气候之详。洛书逆向右转，五行依次相克：水克火→克金→克木→克土→克水。

河图数与洛书数，有阴阳异同。要而言之，河图之数五十五，洛书之数四十五，相合为一百之数均穷于此矣。本来天地之数，始于一而终于九，一百之数则又见其一数之始生，因而天地之数无穷无尽。

清·尤在泾对此做了精妙的阐述，其云："河图左旋相生，而其对待则皆相克；洛书右转相克，而其对待则皆相生。是以生机恒寓于消落之中，而生气每藏于盛长之内。生而无克，则有进无退而气易尽；克而无生，则消者不长而机以穷。生也，克也，天地自然之理。莫知其然，则不得不然者也。"（见《医学读书记·五行问答》）

转载灵龟八法九宫图见图 7。

上图的数字代表了年周期四季气候的变化和日周期每天光热强弱的不同。在《灵枢·九宫八风》篇中，以季节分

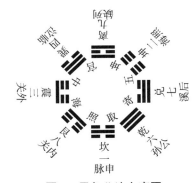

图 7　灵龟八法九宫图

作八方，对八方所来之风与季节是否适宜，而测知人体正常或异常并加以预防，借以说明方向与气候变化对人体的影响。所以这些数字的位置不是偶然的，数字的错综相加和相乘都是有着阴阳相间的排列。阳数居于四正，阴数居于四偶，中五立极，临制四方。戴九履一，左三右七，二四为肩，六八为足，阳数象天，阴数象地。阳数左转，从北方起，一在正北，三在正东，九在正南，七在正西，而复还一为一周；阴数右转，从西南方起，二在西南，四在东南，八在东北，六在西北，以对待计之则为十，以纵横计之则为十五。十五者天地相合之数，万物之根柢，即太极之功用也。故"五"可作为一切数字演变的根源。正如《素问·天元纪大论》云："所以欲知天地之阴阳者，应天之气，动而不息，故五岁而右迁。"依据此图，将与奇经八脉相通的八个经穴配合九宫，其配属关系是：坎一联申脉，照海坤二五，震三属外关，巽四临泣数，乾六是公孙，兑七后溪府，艮八系内关，离九列缺主。此八穴代表的数字，在灵龟八法的推算中极为重要。当牢记。

（四）文王八卦浅释

八卦有两种：一种依河图而作的伏羲八卦，一种依洛书而作的文王八卦。灵龟八法与文王八卦密切相关，浅释如下：

前已述及，灵龟八法是将与奇经八脉相通的八个经穴配合在文王八卦的九个不同方位上，并配合洛书同一方位的数字，按不同的日、时取穴治病的一种针法，故灵龟八法与洛书文王八卦有极密切的关系，内寓阴阳变化与五行生克的奥妙。

文王八卦依据洛书之数做图，内寓阴阳五行之义而定五行生克方位。每一方位与洛书的同一方位定数是一致的。如南方离为九，北方坎为一等。四正加四隅再加中央则构成九宫图形：离在南属火，震在东属木，坎在北属水，兑在西属金，这是四个正方向；四隅则以坤在西南、艮在东北皆属土，乾在西北属金，巽在东南属木。由于它们的方向和属性，表示着五行的配合与寒热温凉和日月昼夜气候的变化，所以对于人体健康、疾病预防和治疗均关系密切，这在《灵枢·九宫八风》篇中已有详细的论述。从文王八卦图（见图8）中可以看出，由东→南→中→西→北，构成五行相生之象；四正和四隅的相对位置，除坤艮属土外，均是五行相克之象。

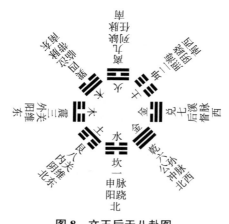

图 8　文王后天八卦图

八卦被借用到中医学是古人用以说明天时气候的规律，是指一年或一日内气候的寒热、昼夜长短的阴阳消长与对人体的气血运行有着密切关系。如《素问·八正神明论》云："法天则地，合以天光……凡刺之法，必候日月星辰四时八正之气，气定，乃刺之。是故天温日明，则人血淖液，而卫气浮，故血易泻，气易行；天寒日阴，则人血凝泣，而卫气沉。"这里明确指出天时的阴晴、寒热和八方之风气对人的冷暖、气血循行有着重要影响。又如《针经标幽赋》云："望不补而晦不泻，弦不夺而朔不济。"表明人体气血与每月月相的朔、上弦、望、下弦、晦的周期性的盛衰时间相呼应。故用针补泻必须考虑到这一因素，顺天时而调气血。子午流注与灵龟八法，就是以阴阳、五行、生克、补泻为八纲，以开、阖、顺、逆为四柱的。转载文王后天八卦图如下（见图 8）。

二、灵龟八法的组成

灵龟八法，就是将奇经八脉八穴纳于八卦与九宫相通，然后再结合干支，运用阳日除九、阴日除六的规则，用来按时取穴的一种针灸疗法。简单说，就是按日、按时、按卦开穴并加以配合的一种针法。

要运用灵龟八法必须首先了解其组成。九宫八卦、八脉交会，以及五虎建元、逐日干支、临时干支等法。

（一）八脉八穴和八卦配合

歌 1

> 乾属公孙艮内关，巽临震位外关还，
>
> 离居列缺坤照海，后溪兑坎申脉联。

释义：此是八卦与八脉相通的八穴配属。即乾卦配公孙，艮卦配内关；巽卦配足临泣，震卦配外关；离卦配列缺，坤卦配照海；兑卦配后溪，坎卦配申脉。这样八卦配属八穴，各有其不同的意义。

歌 2

> 坎一联申脉，照海坤二五，
>
> 震三属外关，巽四临泣数，
>
> 乾六是公孙，兑七后溪府，
>
> 艮八系内关，离九列缺主。

释义：此是八卦与八穴各有各的代表数字。它来源于八脉交会穴配合八卦和洛书数。奇经八脉交会穴与八卦的方位各有配属，如坎卦☵定数一，配阳跷脉的申脉穴；离卦☲定数九，配任脉的列缺穴；震卦☳定数三，配阳维脉的外关穴；兑卦☱定数七，配督脉的后溪穴；坤卦☷定数二，配阴跷脉的照海穴；巽卦☴定数四，配带脉的足临泣穴；乾卦☰定数六，配冲脉的公孙穴；艮卦☶定数八，配阴维脉的内关穴；中宫坤☷属土代表数二与五，配阴跷脉的照海穴。这样八卦配八脉八穴各有所属。

八卦每一卦都有代表的数字，这个数字的来源就是洛书图。其数是按

"戴九履一，左三右七，二四为肩，六八为足，而五居中"的方向分布的；以上南、下北、左东、右西而制定的。

注：戴，指头；履，指足；九宫，古算术名（称九宫图全文）；伏羲，古帝名；大禹，古代夏国之王；河图：传为伏羲王天下，龙马出河，遂以其文画八卦，故名河图；洛书：即九畴（九种分类法），后演为九宫。

（二）八脉八穴交会的关系

在十二经络中有阴阳表里的配合，奇经八脉中也有父母、夫妻、男女和主客的配合，明·刘纯《医经小学》载有八法交会八穴歌（原名"经穴交会八穴歌"）：

歌3

> 公孙冲脉胃心胸，内关阴维下总同，
> 临泣胆经连带脉，阳维目锐外关逢，
> 后溪督脉内眦颈，申脉阳跷络亦通，
> 列缺任脉行肺系，阴跷照海膈喉咙。

释义：李时珍《奇经八脉考》指出："盖正经犹夫沟渠，奇经犹夫湖泽，正经之脉隆盛，则溢于奇经。"说明了解奇经脉气的盈亏，可知正经经气的虚实。所以灵龟八法是据十二正经与奇经八脉相通的八个穴位的主客相配，用来按时取穴的一种针灸治疗方法。八脉八穴的交会分为四组：取通冲脉的足太阴脾经公孙穴与通阴维脉的手厥阴心包络内关穴相配；取通带脉的足少阳胆经足临泣穴与通阳维脉的手少阳三焦经外关穴相配；取通督脉的手太阳小肠经后溪穴与通阳跷脉的足太阳膀胱经申脉穴相配；取通任脉的手太阴肺经列缺穴与通阴跷脉的足少阴肾经照海穴相配。这种配合是由脉络联系而成，治疗上能起相互辅助的作用。如蛔厥证，值庚申日壬午时公孙穴开，即先针公孙，而以内关应之；又如咽喉痛，值乙丑日庚辰时照海穴开，即先针照海，而应以列缺为是。

八脉分别交会，不是偶然的巧合，这是由于它和八卦相配的位置自然形成的。对照"灵龟八法九宫图"来看，如正东方的震卦和东南角的巽卦相应，即阳维和带脉，外关和临泣相交会；正南方的离卦和西南角的坤卦相应，即任脉和阴跷，列缺和照海相交会；这是自东至南的方位从左旋顺时针，即前者的位置，正面和角是紧贴的。然后者的位置（自西至北的方位），正面和角是间隔的，如正西方的兑卦和正北方的坎卦相应，即督脉和阳跷、后溪和申脉相交会；西北角的乾卦和东北角的艮卦相应，即冲脉和阴维，公孙和内关相交会。由于前后交会方向的不同，也就表示了八卦中阴阳的盛衰变化。前者的相应，将八卦九宫的数相加都是奇数，属阳。如震三加巽四是七，离九加坤二是十一，因为从东到西，或由春至夏，是表示阳气上升的。后者的相应，将八卦九宫数相加都是偶数属阴。如兑七加坎一是八，乾六加艮八是十四，从西至北旋转，或自秋到冬，是表示阳气下降的。所以说八卦的方位可以代表气候和光热的升降和强弱。从八卦相配的位置与八脉的相互交会看，其中含有深刻的意义。明朝徐凤《针灸大全》载有八穴配合歌诀：

歌 4

> 公孙偏与内关合，列缺能消照海疴，
>
> 临泣外关分主客，后溪申脉正相合，
>
> 左针右病知高下，以意通经广按摩，
>
> 补泻迎随分逆顺，五门八法是真科。

释义：奇经八脉的八个穴位彼此间有着密切的联系贯通，具有父母、夫妻、男女和主客的配合，从而使八脉八穴分为四组，相互结合，其主治范围一致，以表示其交会关系。而八穴的交会部位，都各自分布在手足而上下相配的。配合的理由是脉络连接而成，在治疗上则起相互辅助的作用。

（三）八法逐日干支代数

灵龟八法的组成，除八卦、八脉、八穴外，用日干支和时干支所代表的数字求得开穴方法同样是重要依据。

天干的生克与化合：十天干有五行相生和相克的变化规律，相生如：甲乙（木）生丙丁（火）、生戊己（土）、生庚辛（金）、生壬癸（水）、生甲乙（木）；相克如：甲乙（木）克戊己（土）、克壬癸（水）、克丙丁（火）、克庚辛（金）、克甲乙（木）。为了使十天干中的阴干和阳干达到相对平衡，便产生了十天干的化合变化。即将所胜的阴干配合其所不胜的阳干以期达到相对的平衡，如将戊己（土）中的阴干己配于其所不胜的甲乙（木）中的阳干甲，化合为甲己（土）以期阴阳的平衡。将庚辛（金）中的阳干庚配于其所胜的甲乙（木）中的阴干乙，化合为乙庚（金），以期阴阳平衡等。

八脉八法注重于日、时干支数字的计算，它不但用九宫数代表了八脉八穴，而且要知道八脉八穴的时间，更需要将这一天的日时通过加减乘除的计算，才能求得一个答案。所以每一天干都有代表它的数字，八法的开穴就是依据这些数字计算出来的，是为计算灵龟八法穴位的基本数字。日干支代数，《针灸大成》载有八法逐日干支歌：

歌 5

> 甲己辰戌丑未十，乙庚申酉九为期，
>
> 丁壬寅卯八成数，戊癸巳午七相宜，
>
> 丙辛亥子亦七数，逐日干支即得知。

归纳如下（见表 16）：

表 16　八法逐日干支数字表

10		9		8		7		7	
天干	地支	天干	地支	天干	地支	天干	地支	天干	地支
甲己	辰戌丑未	乙庚	申酉	丁壬	寅卯	戊癸	巳午	丙辛	亥子

释义：在河图五行生成数中，五行的成数是：水六、火七、木八、金九、土十。八法代表逐日干支的数字，就是应用了五行的成数；天干以相合所化的五行，地支以其原来所属的五行，用来和五行的成数相配，如天干的甲、己合而化土，地支的辰、戌、丑、未属于中央之土，土的成数是十，十就代表了甲、己、辰、戌、丑、未六个干支，是谓"甲己辰戌丑未十"；因天干的乙、庚合而化金，地支的申、酉属于西方金，金的成数是九，所以九就代表了乙、庚、申、酉四个干支，是谓"乙庚申酉九为期"；天干的丁、壬合而化木，地支的寅、卯属于东方之木，木的成数是八，所以八就代表了丁、壬、寅、卯四个干支，是谓"丁壬寅卯八成数"；因天干的戊、癸合而化火，地支的巳、午属于南方之火，火的成数是七，七就代表了戊、癸、巳、午四个干

支，是谓"戊癸巳午七相宜"；至于天干的丙、辛合而化水，地支的亥、子属于北方之水，水的成数是六，丙、辛、亥、子四个干支，原应以六代表，但由于水火被称为同属于先天始生之物，八卦中属于火的离卦，名为离中虚，中虚即火中藏有真水，日中有月精之意，所以例外的以丙、辛、亥、子并不用水的成数六，而仍用火的成数七，以七代表了丙、辛、亥、子四个干支，故歌诀中说"丙辛亥子亦七数"。

日支配数：十二地支，即子丑寅卯辰巳午未申酉戌亥。其中卯为东，酉为西，子为北，午为南。而一日之中又分四时（季），辰戌丑未旺于四时，属土性其数十。其余地支则按其顺序归属五行，如寅卯（木）居东其数八，巳午（火）居南其数七，申酉（金）居西其数九，亥子（水）居北其数七（南北对应，水火相射）。

（四）八法临时干支代数

是将每日各时辰的干支，也用一个数字来代表，代时的干支数是按照干支顺序的阴阳而定的。《针灸大成》载八法临时干支歌：

歌 6

> 甲己子午九宜用，乙庚丑未八无疑，
> 丙辛寅申七作数，丁壬卯酉六顺知，
> 戊癸辰戌各有五，巳亥单加四共齐，
> 阳日除九阴除六，不及零余穴下推。

归纳如下（见表17）：

表17　八法临时干支数字表

9		8		7		6		5		4
天干	地支	天干	地支	天干	地支	天干	地支	天干	地支	地支
甲己	子午	乙庚	丑未	丙辛	寅申	丁壬	卯酉	戊癸	辰戌	巳亥

释义：代表时辰的干支数，是以相合的干支和相冲的地支并在一起，以表示干支阴阳的变化。天干以甲为首，甲己逢五结合，自甲按天干顺数到壬是九数。地支以子为首，子午逢，自子按地支的顺数到申是九数，所以甲

己和子午四个干支都是九数，即歌中所谓"甲己子午九宜用"；天干乙庚相合，从乙到壬是八，地支丑未相冲，从丑到申也是八，故称"乙庚丑未八无疑"，就是乙庚丑未四个干支都是八数；天干丙辛相合，从丙到申是七，地支寅申相冲，从寅到申是七，而丙、辛、寅、申四个干支都是七数，即所谓"丙辛寅申七作数"；天干丁壬相合，地支卯酉相冲，自丁至壬和自卯到申都是六数，所以丁壬卯酉的四个干支都是六，即所谓"丁壬卯酉六顺知"；天干戊癸相合，地支辰戌相冲，自戊到壬和自辰到申都是五数，所以代表戊癸辰戌的数字都是五，故称"戊癸辰戌各有五"；但到了第六个天干是己，因为甲己相合，己干已合并于甲干之内，无须单独的数到壬干，而地支的巳亥还没有数过，巳亥相冲，从巳到申是四，所以四仅是单独的代表了巳亥两字。

在歌中"阳日除九阴数六，不及零余穴下推"，这两句话是推算八法开穴的公式。须先知十天干有阴干和阳干的不同，甲丙戊庚壬为阳干，乙丁己辛癸为阴干，凡以阳干纪日的一天称为阳日；凡以阴干纪日的一天称为阴日。阳日定数取用九，阴日定数取用六。这是因为六七八九是五行的成数，而六为老阴之数，九为老阳之数，所以阴日取用六，阳日取用九。

三、灵龟八法的临床应用

（一）灵龟八法开穴公式应用

就是把日、时的干支四个数字相加之和，然后按照阳日用9除，阴日用6除的公式，去除干支的和数而取余数，求得八卦所配属的某穴之数，即为该时要开的穴位。公式：

（日干＋日支＋时干＋时支）÷9（阳）或6（阴）＝商……（余数）

关于余数：余数为1～9时，均可对照文王八卦的方位数取用八脉交会穴的开穴。如果日干支和时干支数的和被定数整除后，余数为零时，又如何取开穴呢？此时当取除数的六（或九）的开穴公孙（或列缺）。

例一：甲寅日庚午时，日干支甲为10，寅为8，时干支庚为8，午为9，共为35。阳日以9除之，得3余8，即知开穴为内关。用算式表示：

$$甲10+寅8+庚8+午9=35$$

$$35÷9=3……8$$

例二：乙丑日庚辰时，日干支乙为9，丑为10，时干支庚为8，辰为5，相加为32。阴日以6除之，余数为2，则知开穴为照海。用算式表示：

$$乙9+丑10+庚8+辰5=32$$

$$32÷6=5……2$$

如无余数，阳日为列缺（列缺为9），阴日为公孙（公孙为6）。

（二）灵龟八法临床取穴方法

1. 按时取穴法　首先按照患者该日就诊时间（时辰），查知应开何穴而先针之，再按照患者病症相应，采取循经配穴（病穴）等方法加以针灸。如甲子日甲子时内关穴开，患者胸胁痛，腹胀便秘等，先针内关，再配以病穴支沟、阳陵泉等；又如乙丑日庚辰时照海穴开，患者咽喉肿痛、牙痛、头痛，先针照海，而以列缺应之；继而循经加刺少商、合谷、商阳等穴。

2. 定时取穴法　是按照患者病情，查何时能开与病情相适应的穴，则通知患者，预约按时来诊，依据病情，可每日或间日，或五日、十日针灸1次，灵活运用。如对患有慢性胃、心、胸病患者，可值内关，或公孙开穴之时辰定时来针灸，并加循经配穴。这种取穴方法，适用于某些慢性病。

3. 上下呼应，主客相配　根据病理变化，循经取穴。如：太阳病见头项强痛，或已发热，或未发热，必恶寒，体痛，呕逆，脉阴阳俱紧者，针后溪为主，而以申脉为客；或申脉为主，而以后溪为客。

又如少阳病见寒热往来，口苦咽干目眩，胸胁痞硬或痛，郁郁微烦，默默不欲饮食，或偏头痛等，先针外关为主，而应以足临泣为客；或先针足临泣为主，而应以外关为客。

又如太阴病见腹满而吐，食不下，自利益甚，时腹自痛，或误下致胸下结硬等虚性消化系统病证，宜先针内关为主，而以公孙应之为客；或先针公孙为主，而以内关应之为客。

又如太阳病桂枝证见头痛，汗出，恶风，啬啬恶寒，翕翕发热，鼻鸣干呕等，先针列缺为主，而以照海应之为客；或以照海为主，而应之以列缺为客等。

现将文王八卦与奇经八脉配属系列归纳如下（见表18）：

表18　文王八卦与奇经八脉配属系列表

卦名	卦象代号	五行	方位	比类取象	阴阳	男女	方位代数	奇经	穴名
乾	☰	金	西北	天	阳	父	6	冲脉	公孙
震	☳	木	东	雷	阳	长男	3	阳维	外关
坎	☵	水	北	水	阳	次男	1	阳跷	申脉
艮	☶	土	东北	山	阳	少男	8	阴维	内关
坤	☷	土	西南	地	阴	母	2-5	阴跷	照海
巽	☴	木	东南	风	阴	长女	4	带脉	足临泣
离	☲	火	南	火	阴	次女	9	任脉	列缺
兑	☱	金	西	泽	阴	少女	7	督脉	后溪
说明	八卦分阴阳，而每卦又分天、人、地三爻。天是混然一体，故以一画标阳；地分水陆二处，故以二画标阴。乾为阳，以三阳爻☰标之，统震、坎、艮，有长男、次男、少男之分。坤为阴，以三阴爻☷标之，统巽、离、兑，有长女、次女、少女之分。在《易经》里将八卦比喻八个人，父（乾）、母（坤）、少男（艮）、少女（兑）、次男（坎）、次女（离）、长男（震）、长女（巽）。									

四、灵龟八法六十甲子日时开穴数字表（见表19）

表 19　灵龟八法六十甲子日时开穴数字表

日\时	甲子	乙丑	丙寅	丁卯	戊辰	己巳	庚午	辛未	壬申	癸酉	甲戌	乙亥	丙子	丁丑	戊寅	己卯	庚辰	辛巳	壬午	癸未	甲申	乙酉	丙戌	丁亥	戊子	己丑	庚寅	辛卯	壬辰	癸巳
寅 3~5	4	1	3	5	6	1	1	2	3	2	7	4	2	1	2	4	2	5	1	3	6	6	5	4	3	4	2	6	4	6
卯 5~7	2	4	1	3	4	5	4	6	1	6	5	1	9	5	2	6	7	3	8	1	4	3	3	2	1	2	5	4	2	4
辰 7~9	9	2	8	6	2	6	2	2	4	4	3	5	7	2	9	3	5	1	2	5	2	1	1	5	8	6	3	2	5	2
巳 9~11	3	6	6	4	9	3	9	6	2	2	5	6	7	1	3	3	9	3	5	5	8	3	6	3	1	6	3	6	3	6
午 11~13	7	4	6	2	4	5	5	4	2	3	5	4	5	3	2	5	7	7	4	2	9	3	8	1	1	1	5	3	7	4
未 13~15	5	2	4	6	3	4	2	2	4	4	6	4	3	2	5	3	2	2	9	5	7	1	6	5	4	5	3	1	5	1
申 15~17	3	5	2	2	1	2	9	5	7	6	2	4	1	1	3	1	4	6	3	3	5	2	4	3	2	3	6	5	3	5
酉 17~19	1	3	1	6	6	6	8	5	5	8	6	2	7	6	1	6	9	4	6	3	3	6	2	3	9	1	1	3	6	3
戌 19~21	4	5	8	5	5	5	5	3	3	1	3	4	6	1	8	2	4	4	1	6	4	9	2	4	1	7	5	5	4	1
亥 21~23	2	5	6	3	5	2	4	3	3	7	5	2	9	5	8	5	6	2	8	4	6	3	9	2	5	2	3	3	2	5
子 23~1	8	5	2	3	5	5	1	4	1	9	6	6	2	3	6	8	2	6	2	4	4	3	2	2	2	6	5	8	5	8
丑 1~3	6	3	5	1	3	3	3	7	2	5	6	4	4	6	1	3	6	6	3	6	8	2	4	6	9	6	4	2	6	3

时＼日	甲午	乙未	丙申	丁酉	戊戌	己亥	庚子	辛丑	壬寅	癸卯	甲辰	乙巳	丙午	丁未	戊申	己酉	庚戌	辛亥	壬子	癸丑	甲寅	乙卯	丙辰	丁巳	戊午	己未	庚申	辛酉	壬戌	癸亥
寅 3~5	4	1	4	6	6	1	1	2	2	1	7	4	2	1	5	3	4	5	1	3	5	5	5	4	3	4	3	1	4	6
卯 5~7	2	4	2	4	6	5	4	6	5	5	5	1	9	5	3	1	7	5	8	1	3	2	3	2	1	2	6	5	2	4
辰 7~9	9	2	9	1	4	3	2	4	3	3	3	5	7	2	1	3	5	1	2	5	1	6	1	5	8	6	4	3	5	2
巳 9~11	3	6	7	5	5	6	9	2	3	1	6	3	5	6	8	6	3	5	9	3	4	4	8	3	6	3	2	1	3	6
午 11~13	7	4	7	3	3	4	4	5	5	5	1	1	5	4	3	4	7	2	4	1	8	2	8	1	1	1	6	4	7	4
未 13~15	5	2	5	1	5	2	2	5	3	2	8	5	3	3	6	4	5	6	2	4	6	6	6	5	4	5	4	2	5	1
申 15~17	3	5	3	5	3	6	5	1	1	6	4	2	1	6	4	2	8	4	9	2	4	3	4	3	2	3	7	6	3	5
酉 17~19	1	3	1	2	4	3	8	3	6	4	7	4	8	3	2	9	6	6	3	6	2	1	2	6	9	1	5	4	6	3
戌 19~21	4	1	8	4	2	1	5	6	2	2	5	6	6	1	9	3	3	2	8	4	5	5	9	4	7	4	3	2	4	1
亥 21~23	2	5	2	4	3	5	8	1	6	6	2	2	9	5	7	7	2	3	5	2	3	3	3	2	5	2	1	5	2	5
子 23~1	8	5	3	3	4	5	5	4	6	6	9	2	1	3	4	1	8	4	3	2	9	3	4	2	2	2	7	6	8	5
丑 1~3	6	3	6	2	2	3	3	4	4	4	2	6	4	3	2	5	6	1	8	6	7	1	7	6	9	6	5	3	6	3

注：上表数字，是指代八穴的穴名：1（申脉），2（照海），3（外关），4（足临泣），5（照海）6（公孙），7（后溪），8（内关），9（列缺）

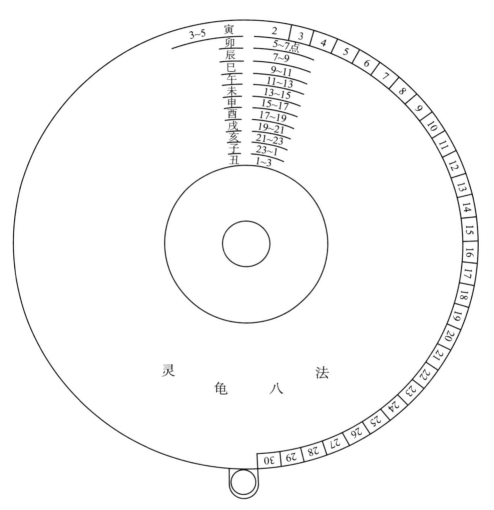

图9　灵龟八法按时取穴转盘图一

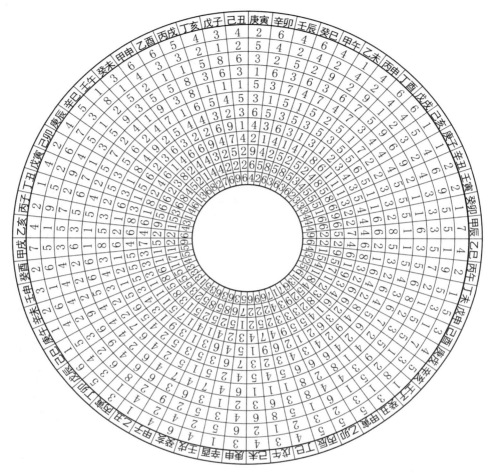

图 10　灵龟八法按时取穴转盘图二

✱✱✱ 第五节　子午流注与灵龟八法的联合应用 ✱✱✱

前已述及，子午流注临床运用主要分"纳甲"与"纳子"两法，纳甲主日，纳子主时，二者可以相互为用。灵龟八法的用法有四种：阳日与阳时配合；阳日与阴时配合；阴日与阴时配合；阴日与阳时配合。流注与八法两种针法都是圆机活法，不是单纯数量的增减与位置的移动。八法、流注皆以

"循经开穴，按时取气"为主，所异者，流注针法是根据十二经组成，八法是根据奇经八脉组成。

是以针灸治疗当分两大类：一是根据病理变化所形成的症候群"按经取穴"，一是照顾整体，通其经脉"按时取穴"；子午流注与灵龟八法就是按时取穴的两大法门。然两者合用当以何者为先？根据我个人的临床经验：若一般常见病、慢性病，当照顾整体机能，扶正祛邪，调和气血，先开八法，继开流注，并根据病情需要选配它穴；若病情急迫或标证明显，宜先用流注治其标，并配病穴缓急；继开八法以善其后。现归纳如下十个方面：

一、八法与纳甲原穴配合

八法与纳甲原穴配合，就是据患者病情表现分经辨证后，符合八脉交会穴所开时穴之主治范围者，先开八法，继而配流注纳甲法各经之原穴，组成按时取穴针灸处方。

如甲子日己巳时，开八法外关与足临泣主客相应，继而取足少阳胆经原穴丘墟，可治疗少阳病往来寒热、胸胁苦满、默默不欲饮食、心烦喜呕等症；

又如乙丑日辛巳时，开八法公孙与内关主客相应，继而取足太阴脾经以输代原穴太白，配手太阴肺经之经渠（闭时开穴），可治疗太阴病腹满而吐、食不下、自利益甚、时腹自痛，与胸下痞硬等。

再如厥阴病见下利，脉数而渴者，今自愈；设不差，必清脓血，以有热故也。值乙酉日乙酉时，先开八法照海与列缺二穴主客相配，继而取足厥阴肝经以输代原穴太冲针刺以泄热。

二、八法与纳甲井穴配合

八法与纳甲井穴配合，即针对患者病情分经辨证后，符合八脉交会穴所开时穴之主治范围者，先开八法，继而配流注纳甲法所开时穴之井穴，组成按时取穴针灸处方。

如乙酉日乙酉时，开八法照海与列缺主客相应，继而针肝经井穴大敦，

143

治疗厥阴病先厥后发热、下利必自止，而反汗出、咽中痛、其喉为痹，发热无汗而利必自止；若不止，必便脓血，便脓血者其喉不痹等。

又如甲戌日甲戌时开八法后溪与申脉主客相应，继而取足少阳胆经井穴足窍阴点刺出血，治疗太阳少阳并病，症见恶寒发热、头痛项强、鼻鸣干呕、口苦咽干、目眩耳鸣等。

三、八法与纳子法配合

八法与纳子法配合，即根据病情需要，时值先开八法穴后，再配用流注纳子法，根据"虚则补其母，实则泻其子"原则，补母泻子取穴。

如甲子日丁卯时先开八法照海与列缺主客相应；戊辰时宜开列缺与照海二穴主客相应；再以卯时泻手阳明大肠经荥穴二间（荥水穴），辰时补手阳明大肠经合穴曲池（合土穴）。主治大肠经病候如齿痛颈肿，主津液所生病如口干、鼻衄、喉痹、目黄、肩前臑痛等。

如遇病肺胀满、膨膨然喘咳、上气、胸满烦心，或见咳逆倚息、洒淅恶寒、少气不足以息等，值甲子日丙寅时，先开八法足临泣与外关二穴主客相应；或值甲寅日丁卯时，先开八法之外关与足临泣二穴主客相应；继而于寅时针泻手太阴肺经合穴尺泽，以降肺气；卯时补手太阴肺经原穴太渊，又为脉会，以补肺气定喘。因手太阴肺经属辛金，起于中府，终于少商，为多气少血之经。肺虚取太渊，盖太渊为本经输土，土生金为母；肺经实证，治疗宜在寅时取尺泽迎而夺之，盖尺泽为合水，金生水为子，实则泻其子是也。

四、八法与纳甲五输穴主病配穴

八法与纳甲五输穴主病配穴，即根据患者病情需要，先开八法时穴后，继而配合流注纳甲法之井荥输经合五输穴，按照五输穴之穴性主治来配穴。如甲戌日甲戌时，先开八法后溪与申脉二穴主客相应，治疗表证脉浮、洒淅恶寒、咳喘、脐下有动气、按之牢痛等，若兼见心下满者，配流注手太阴肺经井穴少商、足太阴脾经井穴隐白；兼见身热者，配手太阴肺经荥穴鱼际、足太阴脾经荥穴大都；若兼见体重节痛者，配手太阴肺经原穴太渊、足太阴脾经原穴太白；兼见喘咳寒热者，配手太阴肺经经穴经渠、足太阴脾经之经穴商丘；兼见逆气而泄者，配手太阴肺经合穴尺泽、足太阴脾经之合穴阴陵泉。他经五输穴性之配穴仿此。

五、八法与纳甲纳穴配合

八法与纳甲纳穴配合，即据患者病情需要，先开八法时穴后，再配合流注纳甲法之纳穴。《针灸大成》有云："三焦为阳气之父，阳日注腑，气引血行；包络为阴血之母，阴日注脏，血引气行。"三焦、包络二经，虽寄于壬癸，亦分派于十干。故阳经甲、丙、戊、庚、壬而重见者，气纳三焦；阴经乙、丁、己、辛、癸而重见者，血纳包络。

是以乙丑日甲申时，先开八法照海与列缺二穴主客相应，继而开流注三焦经之纳穴液门，主治少阳病证如口苦、面青、易怒、舌红脉弦等。

又如辛卯日乙未时，先开八法申脉与后溪二穴主客相应，继而开流注心包经之纳穴劳宫，针刺治疗溺赤便难、转筋、肢体肿胀、脐左有动气、脉弦等厥阴病证。

六、八法与纳甲阴交阳、阳交阴配穴

八法与纳甲阴交阳、阳交阴配穴，即据患者病情需要，先开八法时穴，继而用流注纳甲法按时开穴，配合开纳穴之后，还可取与纳穴相交之穴。即阴经纳穴后，同时取阳经井穴，阳经纳穴后，同时取阴经井穴；所谓"阴交阳、阳交阴"配穴。

如症见少阴病，始得之、反发热、脉沉者，仲景麻黄附子细辛汤证，若用针法，时值丁丑日丙午时，宜先开八法足临泣与外关二穴主客相应，继而用流注针法纳三焦之中渚穴应之，至丁未时点刺手少阴心经井穴少冲（丙午交丁未），以期表里通畅、营卫和谐。是为开八法后又运用流注阳交阴法配穴也。

又如戊午日丁巳时，症见腹满时痛、自利不渴等太阴病，宜先开八法公孙与内关二穴主客相应，继而再针心包络原穴大陵，而又点刺足阳明胃经井穴厉兑（丁巳交戊午），可迅速缓解以上病症。是以大陵为心包经在丁巳时所纳包络之输土穴，而戊午时为阳明之井金厉兑应开之穴，与大陵属土生金，于流注为阴交阳之配穴也。

七、八法与纳甲合日互用配穴

八法与纳甲合日互用配穴，即根据患者病情之需要，先开八法时穴后，若阳日遇阴时或者阴日遇阳时，则前穴已闭。当依据纳甲法合日互用（甲与己合、乙与庚合、丙与辛合、丁与壬合、戊与癸合）之规律，选取相合之穴组成配方。

如仲景之白头翁汤证，见热利下重，或下利欲饮水者，以有热故也。若当乙丑日庚辰时，宜先开八法照海与列缺二穴主客相应，继而运用"乙与庚合"之法：取手阳明大肠经合穴曲池、足厥阴肝经以输代原穴太冲，或配手阳明大肠经原穴合谷、足厥阴肝经合穴曲泉，是为恰当之配穴。

又如少阴病下利，若利自止，恶寒而蜷卧，手足温者，乃阳气渐复是也。值癸亥日戊午时，先开八法足临泣与外关二穴主客相应，继而取足少阴肾经以输代原穴太溪，配足阳明胃经输穴陷谷；或取足少阴肾经合穴阴谷，配足阳明胃经合穴足三里，即为戊与癸合之治，补益后天而养先天。

八、八法与纳甲返本还原配穴

八法与纳甲返本还原配穴，即根据患者病情需要，先开八法时穴后，继而流注开阳经的输穴，但阳经有原，要遇输过原，则开穴时间必与输穴所开时间相同，因开输穴的时候适当主经的原穴脉气所过（返本还原），所谓"本"是指值日首开的井穴经脉所属。则开时值阳经输穴的同时开值日井穴经脉所属的原穴。

如仲景小柴胡汤证有"胁下硬满，不大便而呕，舌上白苔者"，值乙亥日戊寅时，宜先开八法足临泣与外关二穴主客相应，疏解少阳以清胆；继而更以流注开足阳明胃经输穴陷谷（戊寅陷谷阳明输），配足少阳胆经之原穴丘墟（返本丘墟木在寅），两穴同用，清胆和胃，令其"上焦得通，津液得下，胃气因和"。

九、八法与纳甲时穴病穴配合

八法与纳甲时穴病穴配合，即诊得患者病情之需要，先开八法时穴之后，继而用流注纳甲法开穴，然后据辨证选择一或两个特效病穴，如此组成针灸配方。

如太阳病桂枝加葛根汤证，见项背强几几、反汗出恶风者，值甲子日庚午时，宜先开八法后溪与申脉二穴主客相应，继而根据流注纳甲法开手阳明大肠经火穴阳溪，控制病传；再配病穴督脉大椎（七阳之会），疏风清热解表。

又如病少阴热化证，见咽中伤、生疮、不能言语、声不出者，值甲子日丁卯时，先开八法照海与列缺二穴主客相配，既是开穴又恰合病机；再配用流注纳甲法所开之神门穴，手少阴心经以输代原，清心火利小肠，加配病穴取手太阴肺经井穴少商，点刺出血立效。

再如"厥阴之为病，消渴，气上撞心，心中疼热，饥而不欲食，食则吐蛔，下之利不止"等症，若用针治疗，先定乙未日辛巳时，开八法公孙与内关二穴主客相应，调运胃心胸气机之升降，且清包络之相火，此开八法既是时穴（公孙）又是病穴（内关）。

十、八法与纳甲闭变开穴配合

八法与纳甲闭变开穴配合，即根据诊得患者之病情需要，先开八法后，继而用流注纳甲法值开穴与病情不符，《针灸大成》所谓："阳日阳时或阴日阴时，遇有急症奈何？曰夫妻、子母，必适其病为贵耳。"采用夫妻互用配穴法于时于病恰合为治。

如患腹中急痛、小便不利、下利不止、便脓血等症，时值甲日，但甲戌时已过，正值乙亥时，开八法照海与列缺相配，继而用流注纳甲法，此时中封穴（乙肝经金穴）开，与病情不相符合。于是可选择"闭变开穴"，取阳溪穴（大肠经火穴），火生土。其理在于乙与庚合，夫妻互用，始与病情符合。继而配以委中（膀胱经合土穴），与阳溪母子相生，且委中乃足太阳膀胱经合穴，是为治逆气而泄的要穴。若病情化热循经上扰，症见忽然目赤肿痛、牙痛、身热、面色缘缘正赤、脉洪大等阳明经热证，时值庚辰，速开八法照海与列缺主客相应，同时开流注纳甲法，取商阳穴，三棱针点刺出血，继以二间（大肠经水穴）配太溪（肾经输土穴），是为土生金（庚金属大肠）生水，壮水以制火；或以合谷（大肠经原火穴）配行间（肝经荥火穴）清热降火。

　　总之，灵龟八法与子午流注联合应用，先开八法后，运用流注各经母子相生之补泻法，或纳甲开穴法按时按病之不同配穴，遵循徐凤惯用之经与经相生、穴与穴相生之义。如甲日开胆经足窍阴穴治疗少阳胆经病证，丙子时开前谷穴以治疗太阳小肠经病候，或利用日干时穴，取其相生之穴配用，均是十分灵活而丰富的。

　　人体十二经脉、奇经八脉气血的周流，运用刚柔相配、阴阳相合的原则，明确了每天气血盛衰开阖的时间，如潮水定期之涨退，子午流注、灵龟八法（包括飞腾八法）就是恰当地把握了人体气血之开阖，来按时治疗，顺其势而导之，因而疗效显著。正如《灵枢·官针》篇中说："故用针者不知年之所加，气之盛衰，虚实之所起，不可以为工也。"所以古代针灸医家，结合人体气血运行与时间周期因素按时用针配穴，值得我们很好地领会与实践。

*** 第六节　子午流注、灵龟八法医案举例 ***

　　单志华按　本节医案部分需要说明。单老仅存的按时取穴医案主要集中在二十世纪五六十年代。此外，就是大量笔记中零散记录的几则按时取穴验案。从二十世纪六十年代中后期，限于当时的背景，子午流注学说倍受批判，运动后期虽然恢复老先生的门诊工作，但仍然不能搞子午流注的研究与临床，而是调到以方药为主的内科门诊，如此完全中断子午流注临床十余年！直至1978年后，全面落实知识分子政策，由学院立项开始面向全国招收首届子午流注专业研究生为止。但单老终因年迈体弱多病，曾先后五次住院治疗直至病逝。鉴于此种情况，本节有限收录的流注、八法按时取穴医案中，一是录出相对较完整的几则案例，二是零散见于单老手稿、笔记中的案例，本着尊重历史的态度以"单老笔记"形式原貌录出。此外，病案中还包括门生陈子富教授当年跟随单老门诊时，详细记录老师的两则病案；还有门生王立早主任1955年和1981年的数则按时取穴病案。在此说明。

一、子午流注医案

案一：痛经、不孕症（子宫后倾、附件炎）

艾某，女，37岁，已婚，辽宁省凤城人。初诊日期：1955年6月20日。

主诉：经临则小腹剧烈疼痛，伴肢冷、自汗、呕吐。自述18岁结婚，婚后20年来从未怀孕生育。于20岁起月经一直不调，经期错后10天左右，行经期5～8天，量中等，色时红时褐，经常腰痛、腰酸、周身不适。每逢临经时小腹剧烈疼痛，伴随冷汗、肢凉、恶心，甚至呕吐，以致卧床不能工作，靠口服西药止痛。

体检：营养发育中等，脐右下方有轻度压痛。无其他明显异常。

妇科检查：子宫后倾，子宫颈充血。

诊断：痛经（子宫后倾，附件炎），不孕症。

治疗：自1955年6月20日（壬子）起，依子午流注按时取穴，壬子日丙午时，"丙午小肠后溪俞，返求京骨本原寻"，是时穴与病证相应，故针手太阳小肠经穴后溪，通督脉，配足太阳膀胱经原穴京骨，针用补法，振奋督脉与太阳经气，助下焦气化以散寒通经；冲为血海，任主胞胎，加灸任脉穴、小肠募穴关元，膀胱募穴中极，膀胱经井穴至阴，三穴同灸以助阳补火、温暖下元，并可矫正宫位；针刺三阴交、血海、子宫，益肝养血调经。

间日针灸一次，流注按时取穴配合病穴，针灸20次后，至当年8月5日月经来潮时已不腹痛。经妇产科复查，子宫后倾已被矫正，宫颈充血消失，于同年9月受孕，于1956年5月13日生育一男孩。

案二：胃脘痛（神经性胃痛）

刘某，女，38岁，辽宁省凤城县（现为凤城市）人。初诊日期：1957年

3月1日。

主诉：胃脘痉挛性疼痛加重1周。

患者自1949年冬季以来患胃痉挛症，呈间歇性、发作性疼痛，短则数日、长则数十日或二、三月发作一次。发作时痛甚，以致昏厥。遂延请西医注射麻醉剂，可暂时疼痛缓解。

此次就诊前，因疼痛发作呼号，惊扰四邻，遂护送至区卫生所，予注射吗啡一支，止痛片刻后疼又发作；经诊大夫再次注射吗啡一支，痛有缓解；三小时后疼痛如故，患者又要求注射吗啡止痛，因超过药量，医师未与，采用其他消炎针剂注射无效。且滴水不进，饮食即吐，服药更不能下咽。

待余就诊时已三日三夜未能正常饮食，呼号断续不停，两手紧握，力屈前身，颜面苍白，四肢厥冷，脉微细数。

体格检查：无其他异常所见，类似西医神经性胃痛。

辨证：素体胃中寒冷，触冒寒凉，内外合邪，此其一；阴盛阳虚，血遇寒则凝，日久胃络瘀滞，不通则痛。其疼痛特征当属寒实疼痛。

治疗：散寒温经，活血通络。

初诊时为3月1日10时（壬申日乙巳时），乃闭时闭穴，根据"一四二五三零"规律，闭穴变开穴先针太冲，肝气冲逆犯胃，当抑肝平木；继而针公孙配内关，疏调胃、心、胸之升降气机，适度提插捻转配合呼吸补泻法，仲景所谓"阴阳相得，其气乃行；大气一转，其气乃散"即是。配胃募穴中脘、合穴足三里，先针后灸，不料进针后，疼痛立止。

二诊：3月2日10时（癸酉日丁巳时），先针开穴大陵，手厥阴心包络以输代原穴，继而针足阳明胃经荥穴内庭，配膀胱经背俞穴胃俞、脾俞，通经活络，疏调脾胃脏腑功能。针后已能进食。

此后依法日针1次，流注时穴配合病穴，共针7次痊愈。两月后随访，未见复发。

案三：中风（半身不遂）

孙某，男，65岁，辽宁省人。初诊日期：1957年4月18日。

主诉：右侧半身不遂十余天。

现病史：患者于1957年4月5日自认为因受风寒，次日晨起右上肢即不能伸屈，不能持物，且不能站立或步行，曾经中西药及针灸治疗效果不显。经介绍来我院针灸科门诊。

体格检查：右半侧身体感觉异常，患侧上下肢不能运动，其他无明显异常所见。

辨证：风中经络，如《金匮要略》所云："夫风之为病，当半身不遂，或但臂不遂者，此为痹。脉微而数，中风使然。"又云："邪在于络，肌肤不仁；邪在于经，即重不胜。"经云："正气存内，邪不可干；邪之所凑，其气必虚。"中风之病，大多正气亏耗，进而气血瘀阻，上犯脑络所致。

治疗：余用子午流注法按时开穴针之。1957年4月18日11：30分（庚申日壬午时），先取患侧委中、通谷开穴，委中乃足太阳膀胱经合穴，合主逆气而泄，点刺放血拔罐，加通谷，足太阳膀胱经荥穴，泄经中热邪；二穴应时而针，借助天阳之气疏通太阳经气，为机体恢复创造一个好病的条件。继而辨证选穴针肩髃、曲池、外关、肾俞、中髎、命门等。

4月19日10点钟（辛酉日癸巳时），先针阴谷、然谷开穴，属足少阴肾经之荥穴与合穴，肾主骨，以维持人体的运动功能与支撑能力；继而对症从三阳经取穴，针环跳、阳陵泉、昆仑、外关、曲池、肩髃、大椎。针治2次后，患者右侧上下肢麻木感缓解，知觉开始恢复，已能适度活动。

4月20日（壬戌日）10时30分（乙巳时），依旧先针闭时闭穴变开穴之太冲，疏肝调气引热下行以应天时；继而对症针百会、手三里、阳池、合谷、环跳、次髎、肾俞、风市、足三里、绝骨，针治3次后，患侧手可持物、下肢可步行，此后仍依时穴配病穴又针2次而愈。

案四：便血（消化道出血）

张某，男，36岁，机关工作。初诊日期：1956年6月10日。

主诉：上腹部疼痛时痛时休一年余，伴呕恶、泛酸。

患者于1955年3月发病，起病之初是原因不明的上腹部发作性疼痛，症状时好时坏，每次发病数小时或数日不等。发作时呃逆、嗳腐吞酸，近月来发作频繁，屡经区卫生所治疗，服中西药效果不显。后又去县立医院治疗，经该院做胃液分析及钡餐透视，诊断为"胃溃疡"。经用氢氧化铝凝胶等抑酸西药后可缓解一时，但远期效果欠佳。6月10日经介绍来我院针灸科治疗。

体格检查：体形瘦弱，营养不良，体重89斤，脉搏72次，血压120/80mmHg，全身皮肤干燥，有缺水现象。上腹部有压痛，脾肝不肿大，肠蠕动减弱。

辅助检查：胸透示心、肺正常。便常规示大便潜血阳性（+++）。血常规示白细胞计数 5400/mm³，中性粒细胞67%，淋巴细胞30%，单核细胞3%。

辨证：上腹部疼痛或经常不适是消化性溃疡的主要症状。其疼痛特点是长期时轻时重的慢性周期性发作，其疼痛的节律性是：十二指肠溃疡常于空腹时疼痛，进餐后消失，即进餐—舒适—疼痛；胃溃疡则多见疼痛出现较早而在胃排空时反而感觉舒适，即进餐—舒适—疼痛—舒适。中医不论针灸还是方药辨证分型治疗效果普遍较好。临床当分胃热（为主）、胃阴不足、气滞血瘀，或脾胃虚寒等。

治疗经过：先让患者安静休息并停止工作，给予半流汁饮食。每日针灸1次，先针后灸，针灸并用，依子午流注按时取穴法与辨证施针结合。本例6月10日初诊，值戊申日戊午时，先针开穴厉兑，足阳明胃经井穴，井主心下满，心下满即胃部不适，厉兑穴既应其时又恰合其证，点刺出血以清泄胃热（胃酸与胃蛋白酶分泌增加是消化性溃疡的重要因素，多见于素食辛辣肥甘且生活无常，胃内积热者）；继而根据病情配用足三里、胃俞、脾俞、肝俞，主取足阳明经与背俞穴，配合公孙、内关八脉交会穴，针灸10次后症状减轻。后改为间日针灸1次，时穴配合病穴，共针灸41次，临床症状完全消失。经复查大便潜血阴性，后随访未见复发。

案五：风中经络（脑血栓形成）

刘某，男，54岁。于1962年1月17日入院，3月28日出院（北京中医学院附属医院病志）。住院号：2051，门诊号：73404。

（1）单老亲自记录之病程日志：

于本月6日，（患者）与客人谈话，突感头昏脑涨，舌根板硬，语言謇涩，后脑发术，身体困倦。口眼略向左侧㖞斜，眠、食尚无不可，排便亦属正常。《素问》云："血之与气，皆并于上，则为大厥。"按此病有此证象。诊脉于左手尺外斜上，右有轻刀刮竹之象。

（2）单老操作子午流注与灵龟八法针治，每次必亲自详加记载。

现根据病例统计如下表（见表 20、表 21）：

表 20　子午流注纳甲法用穴及传导统计表（依针治次序排列）

序号	穴名	次数	传导	序号	穴名	次数	传导
1	侠溪	1	①（－）	6	二间	1	①（－）
2	后溪	3	①（－）②（－）③（－）	7	束骨	1	①（－）
3	解溪	1	①（－）	8	阳辅	1	①（－）
4	曲池	2	①（－）②传中指	9	支沟	2	①（－）②胀传向手
5	京骨	1	①（－）	10	地仓	4（病）	⊗
11	太冲	7	①（－）②左下右上　③左大趾，右二趾　④均传小趾　⑤传二趾　⑥右胀，传三趾　⑦左胀，右传小趾
12	然谷	2	①⊗　②左胀，右传大趾
13	灵道	4	①⊗　②胀不传　③均传小指　④右胀，左传四指
14	阴陵泉	4	①均下传　②均传大趾　③右胀，左传二趾　④均传内踝
15	大椎	1（病）	烧山火法，右臂热传至支正穴处，左未穿
16	颊车	1（病）	①⊗
17	足临泣	3	①左胀，右传小趾　②右胀，左传小趾　③⊗
18	合谷	4	①均传大指端　②均传大指　③均传食指端　④左大指，右二指
19	阳谷	3	①均传小指　②⊗　③左胀，右传小指

序号	穴名	次数	传导	序号	穴名	次数	传导
20	足三里	3	①右传三趾，左二趾　②右胀，左传四趾　③左二趾，右三趾				
21	百会	4（病）	①⊗　②⊗　③胀　④胀				
22	大陵	5	①⊗　②均上传　③右传肩前，左传四指　④胀　⑤⊗				
23	太溪	2	①左上，右下　②右传足心，左传小趾内侧				
24	合谷	2	①上下传　②均传食指端				
25	风池	1（病）	左上传至耳尖，右下传至骶部胞肓处				
26	三阴交	2（病）	①左下，右上　②左传足心，右胀不传				
27	光明	2（病）	①左传二趾，右传小趾　②左传小趾，右胀不传				
28	内庭	1	①⊗				
29	三间	1	①均传二指端				
30	昆仑	1	①⊗				
31	阳陵泉	3	①左胀，右传四趾　②⊗　③右传三趾，左上传居髎处				
32	金门	1	①⊗				
33	下巨虚	1（病）	①均传二趾端				
34	蠡沟	1（病）	①左传解溪内侧，右传足跟内侧				

注：（－）无感应；⊗未记录

表21　灵龟八法用穴及传导统计表（依针治次序排列）

序号	穴名	次数	传导
1	足临泣	1	①均传小趾
2	外关	2	①均传两手食指　②均传中指
3	漏谷	1（病）	①传大趾

续表

序号	穴名	次数	传导
4	太冲	1（病）	①先传大趾，第二次手法传二趾
5	申脉	1	①酸未传
6	后溪	1	①均传小指
7	然谷	1（病）	①酸胀
8	列缺	1	①酸痛未传
9	照海	1	①均传足背
10	丘墟	1（病）	①均传小趾
11	上巨虚	1（病）	①均传二趾

（3）治疗结果如下表（见表 22）：

表 22　治疗次数及其结果表

症状	治疗次数及结果
口眼㖞斜	第 4 次流涎止，第 7 次㖞斜复正。
头晕	第 3 次减轻，第 7 次晕除。
后脑发木	第 5 次减轻，第 10 次木感渐除。
肩臂发麻	第 3 次不麻，症除。
脉象	第 7 次弦见缓，第 15 次又显沉涩，第 20 次脉缓。
语言謇涩	第 5 次好转，第 10 次灵活自如 (舌根不板)。
血压 (mmHg)	第 2 次由 156/118 降至 130/88，第 5 次 128/74，第 10 次 130/78，后皆正常。

总计子午流注针法前 18 次；灵龟八法后 4 次巩固疗效。

（4）分析：该患者自 1962 年 1 月 6 日发病，10 天之后病势仍在发展，乃由内蒙古急赴北京求单老针治。入院后经诊查，辨证定为类中风。口眼㖞斜、语言謇涩、头晕臂麻等症，大有继续加重之势。单老急以子午流注针法治之，用穴虽简，却果收奇效。单老重在辨证而后求流注相应之时及相应之时穴，很少配用病穴，即便配用病穴大多只配一穴者多。足见其用穴少而精，且灵活多变。单老针法纯熟、高明，每针之下求得气之效应，十分令人叹服。从感应传导之效应看，如表 20 所见前 1 ～ 3 次针下后，得气效应差。足见经络之气被风邪阻滞之重，经针几次后，取其得气效应渐次快速。这种情况在类中风及顽固痹证等病人身上常是如此。故应考虑针下之气渐次蓄积而达经气复原的效果。

案六：半身不遂、口眼歪斜（脑卒中后遗症）

魏某，男，63 岁。1961 年 10 月间来我院（北京中医学院附属医院）针灸科门诊，门诊号：18094。

据门生陈子富教授记录：1961 年 10 月间，单老曾为当时的中国书法家协会主席魏长青治疗半身不遂。魏老三个多月前患脑卒中，右侧半身瘫痪，口眼㖞斜，语言謇涩。今已恢复到能够跛行走路，语言自如，但右侧面部仍感不适发木，笑时尚显歪斜之象，右手臂可举平，手却不能握，难于提笔作书，故来求治于单老。单老予以诊查之后，云：可在两个月，最长不出三个月，即能使魏老挥毫作书。魏老甚喜，每日均来做针治。单老乃以流注针法及灵龟八法治之，果未出二个月，魏老书就毛主席的《水调歌头》，赠予单老。

（注：案五、案六两则病案，均出自北京中医药大学针灸推拿系陈子富教授《单氏流注要则简介》一文。）

案七：喘息无脉症（腋动脉阻塞并发症）

杨某，女，33 岁。初诊日期：1963 年 9 月 12 日。门诊号：111839。

主诉：左上肢麻木、无脉近半年，头昏、心悸、疲乏 3 个月。

患者自诉从 1963 年 4 月间自觉左上肢发胀麻木，晨起尤其明显，手胀不能握固，指尖发木，掐亦不知道疼，而且发现左手寸口处无脉。至 7 月间已发展为浑身无力，甚至起立时头目昏眩、心慌气短，伴易惊吓、虚烦不眠、多梦等。问其既往身体状况，回答是每入冬季，则必虚喘。

西医影像检查：为腋动脉阻塞并发症状。查血压：80/60mmHg。

辨证：此乃气虚血弱，病在少阴、心肾不交所致。陈修园云："脉之生原始于肾。"张令韶亦云："脉始于足少阴肾，主于手少阴心，生于足阳明胃。"此证无脉、身无力，并发不眠、入冬虚喘，很显然是肾阳虚不能引火归原，火不生土，中焦虚不能受气取汁，奉心化赤，淫精于脉，脉气流经所致。

治疗：交通心肾，引火归原。

采用流注与八法配合开穴。1963 年 9 月 12 日（戊午日丁巳时），先开八法，取足太阴脾经公孙穴，通冲脉，冲为血海，亦为十二经脉之海，配手厥阴心包经络穴内关，通阴维脉，二穴主客相应，针用补法；继而运用流注纳甲法，"丁巳包络大陵中"，开手厥阴心包经以输代原穴大陵，此已无所生之穴，故要依具体情况配病穴，配足少阴肾经以输代原穴太溪，两原相配，如此上下心肾相交、水火相济，针用补法。结合方药炙甘草汤重用大枣 30 克、生地黄 30 ～ 50 克。

按时取穴用针每三日 1 次，如此针治 12 次，自觉体能增加，初诊主诉症状明显好转，左脉已有徐徐生机，中取可得。

案八：瘟毒丹痧（小儿猩红热）

朱某，女，18 个月。初诊日期：1977 年 5 月 13 日。

据单老笔记 5 月 18 日午后记录：于 1977 年 5 月 10 日，一岁半之外孙女高烧、咽喉肿并有糜烂，遂去当地矿山医院急诊，诊为"猩红热"，属急性呼吸道传染病。医生注射氨基比林退烧针后，次日病情有加，孩子昏睡、四肢逆冷，当地医生建议速回北京治疗。其父母情急之下搭该厂赴京汽车回京，直接找我诊治。见患儿高热昏睡，全身弥漫红色皮疹，时值春末，此乃瘟毒深伏营血，所谓"温邪上受，首先犯肺，逆传心包"是也。余先以清透之法，速投银翘散加僵蚕、蝉蜕、生石膏、知母、牡丹皮、玄参等煎汤徐徐灌之，病情大减，热退神识恢复，皮疹色变浅。忽又重感，鼻流清涕、入夜惊吓啼哭，值 5 月 15 日下午 4 时（壬申日、戊申时），按流注纳甲法开解溪穴，配曲池（右曲池、左解溪，交叉取穴），仅 2 针睡卧即安。翌日午后，见外孙女在院子里手舞足蹈、呀呀唱歌，余见而乐之，执笔书此。

案九：痰喘端坐呼吸（慢阻肺合并心衰）

录单老笔记三则：

1980年4月25日笔记：余患慢性阻塞性肺气肿合并心衰，胸闷喘促、端坐呼吸、痰咳、不欲食、大便秘结、癃闭、失眠等，门生杨育普大夫来为我针治：值戊辰日庚申时，流注先开二间穴（双），八法开照海穴（双），配支沟（男左）、中脘、天枢、气海，留针15分钟；后又于风门穴左右埋针（需两周出针）。谓二间是针治"结"的要穴，照海不但治喘咳，且补肾水能治大便秘结。今天值"时穴"，所谓"戊日午时厉兑先，庚申荥穴二间迁"是也。余引《灵枢·本输》篇："少阳属肾（指少阳三焦隶属于肾），肾上连肺，故将两脏。三焦者，中渎之腑也，水道出焉，属膀胱。"此释支沟穴（手少阳三焦经经火穴）可通大小便之故。

1980年5月3日笔记：上次针后排尿尚好，便秘好转，咳喘减轻，仍有痰，元气不足。值丙子日丁酉时，门生杨育普大夫开流注灵道穴，配照海（双）、列缺（左），针百会、中脘、气海、天枢。

1980年5月12日笔记：胸闷喘促、端坐呼吸、痰上不来，门生杨育普大夫午后来为我针之，值乙酉日甲申时，流注开液门穴，配针中脘、天枢、气海、丰隆、照海，约15分钟后，呼吸颇顺畅，痰可咯出。

案十：脑中风（脑栓塞后遗症）

刘某，男，52岁，某局局长。住院号：302，初诊日期：1981年7月12日。

主诉：口眼歪斜，语言不利，左半身不遂10天。

现病史：患者于10天前突然昏仆，不省人事，口角歪向左侧，右眼裂开大，右面部知觉异常，咀嚼障碍，左半身不遂，左手不能伸屈持物。左腿不能抬举，瘫软无力。

西医影像学诊断：脑栓塞（中枢性交叉性瘫痪）。

经抢救初步脱险后，于今日来配合针灸治疗。

查体：血压160/110mmHg，发育中等，神志清，腹部平坦柔软，肝脾未触及，其他无异常发现。苔黄腻质红，脉弦滑。

胸透：心、肺正常。

经络测定：气血20μA，诸经发现异常者有肝经右85/左35（μA）、胃经右 60/ 左 30（μA）、肾经右 20/ 左 10（μA）、膀胱右 15/ 左 5（μA）、心经右 60/ 左 35（μA）。

辨证:《素问·生气通天论》:"阳气者,烦劳则张,精绝……大怒则形气绝,而血菀于上,使人薄厥。"本病发生乃肝阳上亢动风,导致气血逆乱。在标为风火交扇,痰气壅塞,形成本虚标实,上实下虚,肝肾阴虚在前,进而肝阳上亢,水不涵木。经络测定为肝经实证,肾经虚证。阴虚阳亢,气怒伤肝阳亢化风诱发本病。

治疗:本例为风中脏腑遗留经络病变,治宜祛风化瘀通络。泻肝木,滋肾水,培脾土。先按时开穴、后配病穴,针对虚经补之、实经泻之,采取交经缪刺之法。

1981 年 7 月 12 日,辛酉年,乙未月,辛卯日,上午值壬辰时来诊,乃闭时闭穴,根据"一四二五三零"规律,首开昆仑穴。昆仑乃足太阳膀胱之经穴,借天时之助而调气血;配穴:百会、地仓透颊车、下关透地仓、合谷、曲池、环跳、足三里、太冲、三阴交。

翌日为壬辰日乙巳时,值闭时闭穴,据"一四二五三零"规律,首开太冲,配穴同上。

依法针 4 次,手可持物,足能扶杖缓行,口眼歪斜开始矫正,唯患侧痿软无力。继续按时取穴配合病穴,共针 20 余次而病愈。

王立早按 《素问·调经论》云:"血之与气,并走于上,则为大厥,厥则暴死;气复反则生,不反则死。"肾阴亏损则肝阳偏亢,亢则易怒,怒则气上冲脑,或起居无常,烦劳过度,暗耗真阴,使肝阳上亢动风,发为中风。笔者治疗本病证三十余例,临床体会,先舍证从时开穴,后配病穴,较之一般针灸对症疗法,具有疗程短、收效快之长。

案十一:痿证（小儿麻痹症）

1975 年浑江市（今白山市）小儿麻痹发病率很高,仅我院针灸科经治80 余例。凡早期治疗,坚持始终者,有效率在90% 以上,除一例高某,系极重高位呼吸麻痹,后转通化医院死亡外,均获治愈,很少留后遗症。

王某,男,2 岁。初诊日期:1975 年 5 月 11 日。

现病史：1975 年元旦，患儿高热，误诊为感冒，五日后发现下肢麻痹，两足痿弱，不能任地，更不能随意行走。经市一院儿科诊断为脊髓前角灰质炎。经中西药、理疗、电兴奋治疗月余不效，逐渐筋肉松弛，面色苍白，纳呆食少，舌质红、苔白、脉细软。

查体：双下肢膝腱反射消失，知觉、痛觉（－），筋肉轻度萎缩，两足软弱无力，其余无异常发现。

诊断：痿证（小儿麻痹）。

辨证：肺热熏灼，津伤液耗，筋脉失养。

治疗：初诊日期 1975 年 5 月 11 日，值乙卯年辛巳月丁巳日，甲辰时流注开阳陵泉、侠溪穴，二穴均属足少阳胆经，侠溪为胆经荥穴，阳陵泉为胆经合穴，筋之会，值二穴经气旺盛之时，清热养阴、舒筋通络；配穴选足阳明胃经穴解溪、合穴足三里，针对下肢痿弱无力，取阴陵泉、阳陵泉、三阴交、环跳，柔肝舒筋、益精养血；配合足太阳膀胱经穴昆仑、合穴委中，振奋太阳经气；取背俞穴肾俞、脾俞，补益先后二天；阳化气、阴成形，取督脉穴命门（针后加灸）助阳化气。手法，停针待气行补法。

翌日继针（值戊午日己未时），己未时乃闭时闭穴，根据"一四二五三零"规律，流注先开商丘穴，乃足太阴脾经经穴，调补后天之本；配穴取督脉穴命门，足少阳胆经风市、筋会阳陵泉、髓会悬钟，强筋壮骨、通阳活络；加配脾俞、肾俞强先后天之本。

按时开穴后，配病穴 5～6 个，各穴轮番使用，10 次为一疗程。共针灸 2 个月，基本治愈。

王立早按 小儿麻痹症属于中医痿证范围，其病源于热邪灼津、筋失濡润，而以肺热伤津为主。一般分为肺热熏灼、肝肾亏损及湿热浸淫三型。病机与脾胃虚弱，津液化生乏源有关，故痿证大多属虚实夹杂。《素问》有"治痿者独取阳明"之说，此即补益后天之本之治也。肺之津液，来源于脾胃；肝肾之精血，亦必赖脾胃化生水谷不断补充。足阳明胃主受纳水谷，化生气血充养周身，为五脏六腑之海，并下润宗筋，主束骨而利关节。由于益胃养阴对本病治疗起主要作用，所以按时开穴调达气血后，配病穴当取脾胃两经穴为主，肝肾两经穴为辅。本病早期治疗，贵在坚持很重要，病程三个月内易治，超过三月后治疗难度加大，超过六个月者多不易恢复或留有后遗症。

案十二：暴瘖（神经性失语）

李某，男，20岁，某厂工人。初诊日期：1981年10月6日。门诊号：10531。

其父代诉：10日前因斗殴被击伤头部，住院十余日，伤势虽愈，但遗留失语，伴心悸怔忡、食少、难寝、头晕头痛，经常规对症治疗无效，转来针灸科就诊。

检查：神志清、发育营养中等；胸部透视、心电图、超声波、化验血尿均正常；血压110/70mmHg。舌边尖红，苔腻而淡，脉象弦滑。

五官科检查：扁桃体无肿大，咽喉部无充血，听力、声带均正常，诊断：神经性失语。

经络测定：心经左80/右90（μA）、肝经左100/右80（μA）、肾经左60/右40（μA）、气血20μA。心经、肝经电位升高属实证；肾经电位偏低属虚证。

辨证：失语见脉象弦滑，知系大怒伤肝，怒则气上，痰气郁结，蒙蔽清窍所致，气机郁闭是其主因。

治疗：疏肝理气，涤痰降逆，清热降火。

乃针期门、太冲、合谷、廉泉、天突、丰隆，每日1次，针刺10日效果不显。后采用子午流注纳甲法按时取穴，时值1981年10月16日上午10左右（辛酉年戊戌月丁卯日乙巳时），流注乃闭时闭穴，根据单氏"一四二五三零"规律，先开肝经太冲穴（以输代原），平肝降冲泻火；配期门，肝经募穴，疏调气机，导肝热下行；加督脉穴百会、哑门、大椎、陶道，通阳开闭宣窍；足临泣配外关，调和少阳枢机；因病位在上焦肺系，取肺经井穴少商点刺出血，清利咽喉，且井主心下满，可调畅气机；翌日值戊辰日乙卯时，流注开曲泉穴，乃足厥阴肝经合穴，合主逆气而泄，恰逢天时肝经气血条达；配督脉穴风府、大椎、身柱，肝经募穴期门、原穴太冲。患者此后未再复诊。

某日余值班，巧遇该病人，竟频频点头，意思是病情减轻，要求继针。时值甲日甲戌时，胆经足窍阴穴开，急刺井，清降胆火；配手太阴肺经列缺、通任脉，足少阴肾经照海、通阴跷脉，二穴八法主客相应，对肺系咽喉疾患，当疗效确实；局部取督脉穴哑门、大椎、风池，疏风通窍；如此针刺5次能简单说话，10次后表达恢复。

王立早按 肝喜条达而恶抑郁，肝经脉"上贯膈、布胁肋、循喉咙之后"，肾经脉"上贯肝膈、入肺中、循喉咙、夹舌本"。怒伤肝，气机闭阻，肝肾之阴津不得上承而致失语。故治疗值肝经气血旺盛之时，开太冲、曲泉、足窍阴（胆井、肝胆互为表里），配以病穴，疏肝化郁、降火生津而收效。

案十三：肩凝症（肩胛关节周围炎）

郑某，男，68岁，市政府职员。初诊日期：1981年10月16日。门诊号：124。

主诉：右肩胛骨处疼痛，右臂不能抬举、后屈2个月。

现病史：右肩胛骨处疼痛月余，无明显外伤史，右肩及上臂部逐渐疼痛，功能活动逐渐变小，直至影响睡眠、生活和工作。经中西药、理疗、电兴奋等疗法，效果均不显著，转来针灸科诊治。

查体：一般情况良好，右肩臂上举仅90度，外展仅70度，外旋、后伸、内收功能均明显受限，昼轻夜重（++），压痛（+++），苔淡，脉象迟紧。

诊断：肩周炎。

治疗：1981年10月16日，值辛酉年戊戌月丁卯日丙午时，流注开中渚、后溪二穴，中渚乃手少阳三焦经输穴，后溪为手太阳小肠经输穴，输主体重节痛，气血流注正当其时又恰合其病，疏利关节，且后溪穴通督脉，振奋诸阳以疏通经络；配病穴条口透承山，运用烧山火手法，针闭后右上肢即刻能抬举、外展145度，病去大半，拍手称奇。

翌日继针，值戊辰日辛酉时，流注为闭时闭穴，根据单氏"一四二五三零"规律，时开尺泽穴，乃肺经合穴，肺朝百脉，活血通脉以应天时；配病穴大椎、风池、天柱，疏风通阳、调和血脉。

己巳日戊辰时，流注开支沟穴，乃手少阳三焦经经穴，配穴：外关、曲池、肩髃、肩髎、肩中俞、肩外俞。

庚午日庚辰时，流注开阳溪穴，乃手阳明大肠所行为经，疏通经络；配穴条口透承山，手法烧山火，令气至，患部有热流感，患肢上部发热为度。

如此连针 7 次痊愈。

王立早按　本病多发生于四五十岁以上中老年人，西医称冻结肩、肩胛关节组织周围炎。中医称漏肩风、肩凝症，属于痹症范畴。病因不外风寒湿邪袭为患。也可因一次肩胛部外伤后遗留而发病。老年人由于气血不足，筋骨关节退行性改变，代谢障碍，加上外因寒湿侵袭，积久筋凝气聚，肩部韧带、肌腱、腱鞘、滑液囊或关节囊等软组织可出现充血肿胀，局部渗液，组织痉挛，缺血变性或瘢痕化等。病程长短与组织病变成正比。有的患者甚至出现软组织广泛挛缩，导致肩关节的功能严重障碍。笔者临床体会，子午流注按时开穴后，配以条口透承山，用烧山火手法，效果较好；患者局部取穴或配以接近中枢神经之天柱、风池、大椎等，两组交替使用疗效较为满意。患者平时适度的功能锻炼，牵拉运动，结合按摩等有助于本病恢复。

例十四：突发昏厥（热闭心包）

某男，66 岁，邻居。初诊日期：1980 年 6 月 2 日中午。

据单老笔记记录：猝然昏仆倒地，四肢抽搐、牙关紧闭、角弓反张，邻居家属急跑来求救。余见此状，急针人中、承浆穴，不效；继针合谷配太冲，开四关以通窍闭，又不效；病情急迫，刻不容缓，速用流注纳子法，按时取穴，正值午时心经主气，乃热极风动，上蒙清窍，心经气机闭阻，"心先神门后少冲"，先针泻神门，乃心经以输代原穴，继取心经井穴少冲（急刺井），点刺挤压而血出，病人终于目睁苏醒，口气秽浊熏人，问道："我这是在哪？"气脉虽通，为安全起见，嘱家属送病人去医院完善检查及治疗。

二、灵龟八法医案

案一：郁证（癔病）

单某，女，50 岁，农民。初诊日期：1980 年 5 月 4 日。

根据单老笔记记录：平素心情抑郁、多疑、善太息，动辄喜悲伤欲哭、善惊易恐，于 1980 年 5 月 4 日晚（丁丑日庚戌时），突发胸闷憋气、心下胀满、惊悸不安，伴腹痛、手足厥冷、右手臂疼痛不得屈伸。诊其脉沉紧而涩。此乃气血骤然闭阻不通之象，先急用三棱针点刺右手左足之阳井穴（井主心下满），继开八法，值丁丑日庚戌时，开申脉穴，通阳跷脉；配后溪，通督脉，是为八法主客相应配穴，加曲池手阳明大肠经合穴（合主逆气而泄），留针一刻钟，诸症悉除。

案二：发狂（精神分裂症）

刘某，男，29 岁，工人。初诊日期：1981 年 7 月 25 日。门诊号：（针字）84 号。

主诉：精神失常 2 个月。

现病史：平素性情急躁，常与妻争吵，意愿不遂即多饮烧酒。酒酣后醉态如狂，语言妄乱，哭笑无常，喉中沥沥有声。近两个月来病情加重，飞走詈骂，不避亲疏。伴便秘溺赤，苔黄厚腻，脉弦滑有力。精神病院诊断为：精神分裂症。中西药治疗不效，转来针灸科就诊。

证候分析：此人平素心肝火盛，加之嗜酒恣食肥甘厚味，聚湿化火生痰。心火扰神，肝火冲逆，痰壅膈上，蒙蔽清窍。故本案情志抑郁在先，继则痰火郁结，流窜心脉上扰神明，乃至肝热攻冲犯脑，扰乱"元神之府"而见诸症。

治疗：1981 年 7 月 25 日为甲辰日壬申时，值八法按时开穴公孙，以内关应之。公孙足太阴脾经穴、通冲脉，内关手厥阴心包之络穴、通阴维脉，二穴主客相应，针泻重捣，宽胸利膈而降冲逆，清心降火以安神定志；配穴针哑门、大椎、陶道，清热安神、醒脑开窍；十宣点刺出血，泻火开窍通闭。嘱隔日一针。

丙午日癸巳时，八法值照海穴开而以列缺穴应之，"列缺任脉行肺系，阴跷照海膈喉咙"，补水制火兼清利上焦邪热；加刺风府、身柱、陶道、百会、上星、间使，一为督脉，一为厥阴经，是为清热醒脑、镇心安神常用之穴。

针 2 次病情有所减轻。如此共针 3 个疗程（2 个月），灵龟八法为主，症状小有反复时，流注与八法配合使用，并辨证加配病穴。患者生活能自理而病情稳定。

案三：乳蛾（急性扁桃体炎）

阎某，男，22 岁，已婚。初诊日期：1981 年 7 月 19 日。门诊号：432。

主诉：发热、咽喉肿痛 3 日。

现病史：于 3 天前发热恶寒、咽喉肿痛，发声及吞咽时疼痛加剧，伴周身酸楚不舒，舌质红苔厚，脉浮数。

查体：体温 38.9℃，肝脾不肿大，腹部平坦柔软。体格检查无其他异常发现。

五官科检查：咽喉部充血，扁桃体Ⅲ度肿大，上有扁豆大之白色斑点（伪膜，可以剥离）。

辅助检查：胸透示心肺正常；血常规示白细胞计数 11000/mm³，中性粒细胞 75%。

五官科诊断：急性扁桃体炎。

治疗：1981 年 7 月 19 日，值辛酉年乙未月戊戌日丙辰时，八法时值照海开穴，而以列缺应之。照海为足少阴肾经穴、通阴跷脉，主治咽喉疾患，生津润肺而利咽喉；配合手太阴肺经络穴列缺，通任脉，任脉乃阴脉之海，如此水升火降是为应时之治；同时对症针泻合谷、手阳明大肠经原穴，少商、商阳点刺出血，针刺后患者顿觉咽喉部疼痛大减。约两小时后体温降至36.8℃；至翌日（己亥）复诊，咽喉部充血减半，两侧扁桃体显著缩小，复查白细胞计数 6920/mm³，中性粒细胞 65%。

己亥日辛未时，八法仍值照海开穴，而以列缺应之；加刺天突，耳针（对耳屏三针），诸症消失，饮食如常。共针 3 次痊愈。

案四：暴发火眼（急性结膜炎）

李某，男，34 岁。初诊日期：1981 年 8 月 3 日。门诊号：（针字）31 号。

主诉：两眼疼痛流泪 3 天，伴有脓样分泌物。

现病史：3 天前觉两眼发酸，流泪，继有黏性脓样分泌物于睑缘及睫毛中，觉有砂石样异物感，眼球疼痛，羞明畏光，牵连至头，昏蒙不舒。自点沃古林眼药水、四环素眼膏不效。舌质红，脉弦。

查体：体温 37℃，体检无异常发现。

眼科检查：结膜充血、发炎。尤以穹窿部充血为甚，眼球血管翳扩大，呈弥漫性潮红。

眼科诊断：急性结膜炎。

治疗：1981 年 8 月 3 日值癸丑日己未时，八法按时开足临泣穴，而应之以外关，"临泣胆经连带脉，阳维目锐外关逢"。足少阳胆经起于目锐眦（瞳子髎穴），手少阳三焦经至目锐眦，故针刺二穴清降胆火、清利三焦，清热明目，乃恰逢其时，恰逢其治。辨证配穴多取足少阳与足太阳为主，针至阴、足窍阴、光明、翳风、睛明、丝竹空，针后次日结膜充血减半，眼痛减轻。

翌日值甲寅日丁卯时，八法按时取穴先开外关穴，而以足临泣应之；继而辨证选穴加刺攒竹、瞳子髎、鱼腰、至阴、足窍阴等穴。共针 2 次痊愈。

案五：蛔厥（胆道蛔虫症）

刘某，女，23 岁。初诊日期：1981 年 7 月 4 日。门诊号：（针字）87 号。

主诉：右上腹剧痛频发，吐蛔 2 日。

现病史：患者于 7 月 2 日右上腹突发剧痛，呈阵发性加剧，翻转不宁难以忍受，遂吐出蛔虫一条。伴口苦、溲黄溺赤、大便二日未解。急去某医院治疗，诊断为"胆道蛔虫症"。注射度冷丁后疼痛缓解。第二天剧痛又作，注射硫酸阿托品、度冷丁等，痛不止，彻夜未能安枕，于翌日来我院门诊，转针灸病房治疗。

症见呻吟不已，两手捧腹，右上腹阵发剧痛，发则痛不可忍，约 1～2 小时发作一次。伴见呕吐清水，口苦不思饮食，面色灰黄，舌苔薄白，脉弦长而紧。

查体：肝脾不肿大，余无异常发现。

辅助检查：白细胞计数 11000/mm^3，中性粒细胞 70%。

辨证：本例患者平素体弱，脾虚失运，宿食停滞，日久蕴湿生热，蛔不得食而上觅，侵扰于胃，气血聚阻而痛；胃气上逆则呕吐；诸症皆蛔虫肆虐之故也。仲景以上热下寒而用乌梅丸，后世皆尊以为法。然而，痛甚呕吐，药不能进，注射麻醉药止痛副作用很大。唯针灸救急稳妥有效。

治疗：1981年7月4日时值辛酉年乙未月癸未日辛酉时，八法值公孙开穴，而以内关应之，"公孙冲脉胃心胸"，取足太阴脾经公孙穴、通冲脉，协调胃心胸气机升降，且降冲逆而安蛔止呕，是为主穴；内关为手厥阴心包络穴，心胸乃相火游行之地，针泻内关清包络相火以除烦；二穴八法主客相应，既合天时，又合病机；配针肝经募穴期门、脾经募穴章门、胃经募穴中脘，募穴均在胸腹部，是脏腑经气结聚之处，加足三里胃经合穴、胃俞乃胃之经气输注的孔穴，针刺气至痛止。

翌日（甲申日）夜半乙丑时又发生腹痛（较昨日轻），余病房值班，遂先开八法以内关开穴，而以公孙应之；加刺心经募穴巨阙、胃经募穴中脘、胆经募穴日月，配脾俞、肝俞、胆俞，此属俞募配穴法，针用泻法，气至痛止。至寅时大便，排出蛔虫数条，诸症消失而愈。

案六：小儿急惊风

车某，男，4岁。初诊日期：1981年5月11日。门诊号：2979。

主诉：突然高热、惊厥、四肢抽搐加重2日。

现病史：患儿于3天前发热，畏寒咳嗽，呼吸困难，恶心，呕吐，便干溺赤。经儿科诊断为流感并发上呼吸道感染。遂注射抗生素，体温不降，于昨日出现四肢抽搐，牙关紧闭，昏睡，食水不入。舌质红，苔黄腻，脉数。

查体：发育中等，营养欠佳，体温39.8℃，四肢痉挛，两眼闭合角膜反射存在，角弓反张（－），项强（－），腹部平坦柔软，肝脾扪不到。

辅助检查：胸透示上呼吸道感染。血常规示白细胞计数21600/mm^3，中性粒细胞70%。

诊断：小儿急惊风。

辨证：感受邪毒，热极化火生风，风火相扇，逆传心包。

治疗：疏风清热降火，开窍镇痉安神。1981年5月11日时值辛酉年癸巳月己丑日己巳时，先开八法外关穴，而以足临泣应之。外关乃手少阳三焦经穴、通阳维脉；足临泣乃足少阳胆经输穴、通带脉，二穴疏解少阳风热、清泻肝胆相火以息风定惊；继而辨证选穴，针人中、内关、太冲、涌泉，镇肝息风、开窍醒脑，针感中强刺激；12 日庚寅日壬午时，先开八法针照海穴，而以列缺应之。照海属足少阴肾经穴、通阴跷脉，列缺为手太阴肺经络穴、通任脉；二穴清热润肺、滋水涵木；继而辨证选穴针合谷、曲池、风池、大椎、百会，息风定惊厥；加十宣穴点刺出血，以期迅速退热。

针 2 次而惊厥止，体温降至 38℃以下；针第 3 次后诸症消失，体温正常而愈。

惊厥多发生于小儿，病因多由高热、颅内感染、中毒、代谢紊乱等引起。急惊风分为外感型、瘟毒型及疫痢型。若急惊风治不及时，热病迁延或吐泻之后，脾胃受损，津伤液耗，肝血不足，筋失濡养，虚风内动可演变成慢惊风。慢惊风又分脾虚、脾肾两虚与气阴两虚三种类型。治疗应根据证型的不同，辨证施治。

三、按时取穴治疗流感效果对照

王立早按　临床实践证明，子午流注、灵龟八法是针灸学中按时施治之独特针法，按时取穴治病范围广、效果好、见效速、安全性高。余几年来运用此法治疗一千多例病人，计七十多个病种，总有效率在 90% 以上。余学生邢贵昌，用按时取穴与一般对症循经取穴两种方法对比治疗流行性感冒，结果显示出按时取穴针法的优越。（见表 23）

表 23　针刺流感效果对照表

治疗方法	例数	效果			平均针灸次数	平均住院日数	曾否合并其他疗法
		痊愈	死亡	合并症			
按时取穴	6	6	无	无	1.5 次	2.5 天	无
从症或从经取穴	15	15	无	无	3 次	4 天	无

表中病例虽少，但从针灸次数与平均住院天数来看，说明按时取穴针法的确是安全而高效的针灸配穴方法。此法不仅适用于急性热病，而且适用于内伤杂病。

第六章
经脉的循行意义与病候治要

*** 第一节　十二经上下衔接相互关系及治要 ***

《灵枢·经脉》篇："经脉者，所以能决死生，处百病，调虚实，不可不通。"周身经络上下衔接、内外沟通，用针治疗，宜按十二经循行路线明确病位，找其经络变动的原因，同时恰当地针刺施术，或补或泻，或平补平泻，调整经气之有余不足，而归于平衡。

一、肺与大肠两经表里关系及治要

《灵枢·经脉》篇云："肺手太阴之脉，起于中焦，下络大肠，还循胃口，上膈属肺……其支者，从腕后直出次指内廉出其端……""大肠手阳明之脉，起于大指次指之端，循指上廉，出合谷两骨之间，上入两筋之中循臂上廉……下入缺盆，络肺，下膈，属大肠。"

从经络关系上可以看出，手太阴肺经脉，属肺络大肠；手阳明经脉，属大肠络肺。故肺与大肠经络相通而互为表里，其生理功能与病理变化有紧密的关联。肺主气，位居膈上，下覆诸脏，外合皮毛。肺主制节，凡五脏六腑之气，皆赖肺气之清肃下降，则使脏腑之气而不亢逆，所以肺有制节全身之阴阳而为气之主也，即《内经》所云"诸气者皆属于肺"。大肠主传导排泄，但必借肺气的下降方能实现。因肺与大肠，一为清金，一为燥金；肺又为水

169

之上源，金得水润，方能金清火伏，津液始能下行，则传导得以通畅。若肺失肃降，气滞于内，水源不清而金被火克，致肺气壅实则大肠传导不利；或外邪客表，皮毛失合，肺气不宣，使上窍不通则令下窍不行。

最适合调节表里两经的针治配穴之法，不外主客原络配穴法。令其上下调整，表里通和，又为法中之基本法，大量针灸临床实践表明，本经症状为主者，取本经的原穴激发脏腑真气，再配相关表里经脉的络穴，确能加强治疗效果。本经先针肺经之原穴太渊，配以大肠经之络穴偏历；若大肠经症状为主，宜先针大肠经之原穴合谷，配以肺经之络穴列缺；则可推动本经脏腑功能，协调经络，疏通气血，是为基本配穴治则。

二、大肠与胃两经同气相求关系及治要

大肠经支脉，《灵枢·经脉》篇说："从缺盆上颈贯颊，入下齿中，还出夹口，交人中，左之右，右之左，上夹鼻孔。""胃足阳明之脉，起于鼻之交颊中，旁纳太阳之脉，下循鼻外，入上齿中，还出夹口环唇，下交承浆……"

说明大肠与胃经脉有上下衔接的关系，二者同属阳明。阳明为多气多血之经；两阳合明，谓之阳明。病则气血壅滞，阳热隆盛。同时，阳明以燥气为本，胃与大肠主燥，惟其主燥，方能纳谷腐熟、传导化物。若燥气太过或者不足，均可为病。

阳明为病，多以实证为主，这是因为胃与大肠均属腑，"腑者，传化物而不藏，故实而不能满"，宜通不宜滞。饮食入胃，经过受纳、消化、传导、排泄的过程，这一过程是胃实肠虚和肠实胃虚不断更替的过程，如此才符合"六腑以通为顺""以降为常"的生理，如阳明燥化则使传导不利，糟粕凝结，热与燥合，致使胃肠成实，甚至"胀满燥实坚"俱见。

阳明病治法，邪热甚而未成实者宜清之；阳明腑实有燥屎者宜攻下。如症见发热自汗，大渴引饮，面色缘缘正赤，不恶寒反恶热；或大便燥结，肠中有燥屎若干枚，谵语烦乱，日晡潮热，先点刺阳经井穴以泄热，继而针刺手阳明经之二间、三间，配以足阳明经之内庭、陷谷，加大肠俞、天枢、上巨虚等穴，针用泻法，是为清泻阳明，调胃通肠之治。

三、胃与脾两经表里关系及治要

《灵枢·经脉》篇说：胃足阳明之脉，"从大迎前下人迎，循喉咙，入缺盆，下膈，属胃，络脾……其支者，别跗上，入大趾间出其端""脾足太阴之脉，起于大趾之端，循趾内侧白肉际……入腹，属脾，络胃，上膈，夹咽，连舌本，散舌下"。

从以上经络关系来看，足阳明经脉属胃络脾，足太阴经脉属脾络胃。故胃与脾经络相通而互为表里，则生理与病理自具有密切关联。《素问·灵兰秘典论》说："脾胃者，仓廪之官，五味出焉。"胃主纳食与腐熟水谷，脾主运化与输布津液；脾为湿土而主升，胃为燥土而主降。二者燥湿相济，升降协调，阴阳交合，方能布化精微而生气生血，内充五脏六腑，外荣四肢百骸。脾胃的这种功能是相辅相成的关系。若胃不能纳谷与腐熟，脾也就无从承接胃的"游溢精气"进而散精布化；若脾不能运化输布，则所入之食聚而不消，易因人体寒热湿燥而生变。不过脾胃同病，多以虚证为主，因脾胃同属土，为万物之母，不仅长养后天，且亦维系元真，不断地给予补充。病则生血之源失化，元气之本不充。故胃弱脾虚往往相因出现，如太阴虚寒之水湿不运证，可见腹满而吐、食不下、自利益甚、时腹自痛等证；或湿热互结，见脘腹痞满、肢体困重、面黄溺赤、舌苔厚腻等。

治宜先从表里两经的络属考虑治法，胃脘胀满为主，取足阳明胃经之原穴冲阳，配足太阴脾经之络穴公孙；若湿重便溏为主，取足太阴脾经之原穴太白，配足阳明胃经之络穴丰隆，随经络之去路而济益之，是为调理脾胃功能、调和表里经气之治；此外，加本脏俞、募配穴，如胃募穴中脘、小肠募穴关元，配胃俞、脾俞等，效果稳健。

四、脾与心两经母子关系及治要

脾经支脉，《灵枢·经脉》篇说："复从胃，别上膈，注心中。"

"心手少阴之脉，起于心中，出属心系……"表明脾心两经有上下衔接的关系。

脾为生血之源，又主统血。《灵枢·决气》篇说："中焦受气取汁，变化而赤，是谓血。"血的运行需要心阳的推动，方能周身贯体，营左养右，故心主血脉亦可说是心阳主血脉。盖心属火脏，为阳中之阳，君主之官，统领五脏六腑，从这个角度言，脾之运化有赖于心阳的推动与心血的滋养。若火衰不能行阳，则脾土失其温养而无以运化。且心阳的一个明显作用，是制阴于下，维持阴阳水火的平衡。火衰水盛则阴不为阳所制，动而浸渍脾阳，甚至凌犯心阳，则火不生土而更被水克，形成心脾两虚水寒内盛的病理，可见腹痛下利、喜温喜按之太阴病，甚至见厥冷、脉微细、但欲寐等少阴病证。

见太阴病脾阳不升、面色少华、四肢不温、体倦乏力等，取太白，脾经原穴，足三里胃经合穴，灸胃募穴中脘、任脉穴神阙，振奋中阳，化气行水。取神阙者，还因为该穴是少阴心经下络小肠经的止点，名"神阙"者，乃心阳心神所舍所合之处，灸之恰合病机；若以少阴病脉证为主，当急灸小肠募穴关元、任脉穴气海，通阳补心，引火归原，以救将绝之阳；加内关，手厥阴心包经络穴，活血通络，配公孙健脾降冲逆，二穴又属八脉交会穴，是为益气温阳、活血降逆之方。

五、心与小肠两经表里关系及治要

《灵枢·经脉》篇说："心手少阴之脉，起于心中，出属心系，下膈，络小肠……其直者……入掌内后廉，循小指之内，出其端……""小肠手太阳之脉，起于小指之端，循手外侧，上腕……出肩解，绕肩胛，交肩上，入缺盆，络心，循咽，下膈，抵胃，属小肠。"

手少阴经脉属心而络小肠，手太阳经脉属小肠而络于心，其经络循行，表明了一阴一阳脏腑协调为用。心属火脏，烛照万物以司神明，《灵枢·邪客》所谓："心者五脏六腑之大主也，精神之所舍也。"小肠为受盛之腑，受盛化物和泌别清浊。"心合小肠"，表明二者在经络上的脏腑表里联系，和在生理病理上的相互作用与影响。心阳下降于小肠，有助小肠化物泌别清浊的作用；而小肠"化物"后产生的精微物质，又是血脉的营养来源。又因小肠"与脾相连属"而统主运化，若小肠与脾虚寒，无以健运化物，必致心脉失养而神无所主。不过心与小肠在病理上，主要是心火移热于小肠，成小肠热证者为多，见心胸热烦、少寐多梦、口腔溃疡、小便短赤、舌红而赤等。

治宜针泻神门，手少阴心经以输代原穴，配支正手太阳小肠经之络穴，清心除烦，清火导赤，疏经通络；若以小肠热盛为主者，当主取小肠经原穴腕骨，配手少阴心经络穴通里，解外清内；继泻手太阳小肠经之经穴后溪，足太阳膀胱经之经穴昆仑，疏散太阳经热，清湿热利小便。

六、小肠与膀胱两经同气相求关系及治要

小肠经支脉，《灵枢·经脉》篇说："其支者，从缺盆循颈上颊，至目锐眦，却入耳中；其支者，别颊上𬈑，抵鼻，至目内眦，斜络于颧。""膀胱足太阳之脉，起于目内眦，上额，交巅。"

表明小肠与膀胱两经有上下衔接的关系，二者同属太阳。太阳本气为寒，膀胱为寒水之腑，足太阳膀胱经脉在上连督，在下络肾，借督脉之阳与少阴肾阳以化气外达，而成卫外之太阳；同时膀胱寒水之化，又借心火的下交，而心火之能下交，则以小肠为心之府，且小肠与膀胱同气相应，可导心火下交于膀胱而化气上达，这些是为太阳之气的由来。故太阳为病，实际上是表阳为病。风寒外袭，经表受病，见发热恶寒、头项强痛。

用针当先考虑疏调本经原气，太阳者，巨阳也。推动太阳经气的功能活动来抗邪御外，故取手太阳经之原穴腕骨，配足太阳经原穴京骨，调动太阳之两原，散风清热，疏调太阳经气；表邪重者，加手太阳小肠经穴后溪，配足太阳膀胱经穴申脉，且后溪通督脉，申脉穴通阳跷脉，二穴属八脉交会穴，作用强大。

七、膀胱与肾两经表里关系及治要

足太阳膀胱经脉，《灵枢·经脉》篇说："其直者，从巅入络脑，还出别下项，循肩髆内，夹脊，抵腰中，入循膂，络肾，属膀胱……其支者，从后廉，下合腘中，以下贯踹（腨）内，出外踝之后，循京骨，至小趾外侧。""肾足少阴之脉，起于小趾之下，邪走足心，出于然谷之下……上股内

后廉，贯脊，属肾，络膀胱。"

膀胱与肾相合，足太阳经属膀胱络肾，足少阴经属肾络膀胱，二者脉气相通，阴阳、脏腑、表里协调为用。肾为水脏，主藏真阴真阳，是为先天之本。水中真阳为热力化生之由，一名命火。膀胱为水腑，主藏津液而利小便，然膀胱津液必借命门真火的温煦气化，方能布津荣润周身，其"津液之余者，入胞则为小便"。故肾阳气化作用，可直接影响膀胱津液的升腾与小便的通利。肾之真阴真阳不调皆可为病，火衰则气化无力，水寒内盛，症见腰脊酸软、下肢无力、厥冷、下利、尿频或遗尿、耳鸣神疲、脉沉微等；若水亏火不归原，阴虚火旺，则又见干咳、遗精、潮热盗汗、口干咽燥、劳热骨蒸，甚至竭精亡血等。

针灸之治，在于协调阴阳使其相衡相济。以肾阳虚阴盛为主者，宜先取本脏腑俞募穴，激发脏腑之真气，取膀胱募穴中极、小肠募穴关元，配背部俞穴肾俞、膀胱俞，温阳补火、祛寒利水；加少阴肾经之原穴太溪，配足太阳膀胱经之络穴飞扬，补肾益精并强壮太阳经气，助肾和膀胱气化功能；若肾阴虚火旺者，取足少阴经照海穴，通阴蹻脉，肾经郄穴水泉，滋阴补水以制火；或取手太阳小肠经之原穴腕骨，配手少阴心经之络穴通里，外解太阳经热，内清少阴虚火，总在太阳少阴表里两经之间调和。

八、肾与心包络两经交会关系及治要

肾经支脉，《灵枢·经脉》说："从肺出络心，注胸中。""心主手厥阴心包络之脉，起于胸中，出属心包络……"

表明肾与心包两经有上下衔接的关系。心包为心之外卫，护心为之臣使，可代心行令；且心主血脉，心包络主脉所生病，《灵枢·邪客》云："诸邪之在于心者，皆在于心之包络。"是为心包代心受邪，则与心的功能与病理甚为接近已明。肾与心两经同属少阴，而肾与心包两经又上下衔接交贯，故治疗仍宜交通心肾，疏调经脉。

若见心中懊憹、虚烦不眠等阴虚火旺者，可针取手厥阴心包络之原穴大陵，配足少阴肾经之原穴太溪，功能滋阴补肾、宁心除烦；或取心包经之郄穴郄门，配以足少阴肾经之筑宾穴（阴维脉之郄），清热降火，通络除烦。

九、心包与三焦两经表里关系及治要

《灵枢·经脉》篇说："心主手厥阴心包络之脉，起于胸中，出属心包络，下膈，历络三焦……其支者，别掌中，循小指次指，出其端。""三焦手少阳之脉，起于小指次指之端，上出两指之间……入缺盆，布膻中，散落心包，下膈，循属三焦。"

心包与三焦的经络循行同样是经脉衔接、表里相合的，手少阳经脉属三焦络于心包；手厥阴经脉属心包而络三焦。心包为心主之宫城，三焦为脏腑之外围；包络为"心主之脉"，三焦为荣卫循行的道路；二者密切关联。且三焦联系命门真火而主气化，心包代心行阳令，两者配合，在于协调君、相二火。或者说，君、相二火的协调，赖于心包与三焦经气脉络的相通。病则包络脉伤，见心胸疼痛或牵引腋下、心烦、手心发热等；三焦水道主司气化，病则水湿内停，见肌肤肿胀、气逆腹冷或腹胀满等。

当从少阳与厥阴气化关系上考虑针刺配穴。少阳枢机不利可导致三焦气机障碍，且厥阴相火妄动，针宜按经循行，取手少阳三焦经之原穴阳池，配手厥阴心包经之络穴内关，振奋三焦原气助其气化，且清心除烦通血脉而制相火。若以心包热烦为主兼见风热外袭者，针泻手厥阴心包经之原穴大陵，配手少阳三焦经之络穴外关，清热疏散外邪，清心降火以除内烦，则三焦与包络共见之症，可迎刃而解。

十、三焦与胆两经同气相求关系及治要

三焦经支脉，《灵枢·经脉》篇说："其支者，从耳后入耳中，出走耳前，过客主人前，交颊，至目锐眦。""胆足少阳之脉，起于目锐眦，上抵头角下耳后，循颈行手少阳之前，至肩上却交出手少阳之后，入缺盆；其支者，从耳后入耳中，出走耳前，至目锐眦后；其支者，别锐眦，下大迎，合于手少阳，抵于顺下……"

表明三焦与胆两经不但有上下衔接的关系，而且经脉交错而行。二者同

属少阳。少阳乃一阳初生，禀春气生发，其性冲和调畅。胆为中正之官，主决断，十一脏皆取决于胆，胆气升则十一脏之气皆升，而气机之升降始得运行。三焦内连脏腑，外通皮毛，贯身之上下内外，则又为气机运行的道路。盖少阳以火为本气，少阳胆腑内寄相火，借三焦而宣布，故少阳三焦经，乃相火游行之地。然相火源于命门，三焦为原气之别，雷伏于地，龙蛰于海，相火潜藏水中，借三焦以行阳化气，故三焦总领五脏六腑，主持各经气化。三焦通，则内外、左右、上下皆通；胆火调则十一脏之气血皆调。故少阳之气，主调内达外，为营卫之枢，以冲和为顺。若邪客少阳，枢机不利，三焦滞而不畅，胆火郁而不调，少阳则见口苦、咽干、目眩、耳聋等邪火循经上炎之象，或寒热往来、胸胁苦满、心烦喜呕等半表半里不和见证。

针治当枢解少阳、清胆火、调气郁，于手足少阳选穴，适居首要。取手少阳三焦经之外关穴、通阳维脉，足少阳胆经之足临泣，手足同经同气，二者又是八脉交会穴，枢解少阳力量强大；若上证明显者，可于手足少阳经各加一穴，取支沟、阳辅通腠理之郁。总于少阳本气与半表半里两方面着眼。

十一、胆与肝两经表里关系及治要

足少阳胆经，《灵枢·经脉》篇说："下颈，合缺盆，以下胸中，贯膈，络肝，属胆，循胁里，出气街，绕毛际，横入髀厌中……其直者，别跗上，入大趾之间，循大趾歧骨内，出其端，还贯爪甲，出三毛。""肝足厥阴之脉，起于大趾丛毛之际，上循足跗上廉……上腘内廉，循股阴，入毛中，过阴器，抵小腹，夹胃，属肝，络胆，上贯膈，布胁肋……"

胆与肝两经脉气贯通，表里相合，足厥阴经脉属肝络胆；足少阳经脉属胆络肝。肝为将军之官，主谋虑；胆为中正之官，司决断。胆附于肝，肝为罢极之本，无胆气则不能决断。肝胆属木、皆禀春气，木性本直，喜条达舒畅。厥阴配少阳，是为阴尽阳生，木火合德。胆火居于肝中，又是阴中含阳。肝主疏泄，"肝之余气溢入于胆"而"胆汁化物"，故二者配合，可协助脾胃之气的升降以消化水谷。

若病则风木之脏内郁，木郁生火，则胆之相火亢甚。故肝胆为病，多为郁火证，如胆火郁热每见烦躁、口苦、胸胁苦满，甚则颊肿、目赤；肝气夹胆火冲逆，亦多见头晕、目眩、神魂不安、寐中惊惕等。同时，"木郁为火，则血不和。火发为怒，则血横决，吐血、错经血痛诸证作焉"。肝气横犯克土，则饮食不化，回食逆满，嗳气吞酸，胁痛腹胀等。

针治当因证而变，不可执泥。肝胆风火相扇上冲者，急取手足厥阴少阳经井穴，点刺出血，直折其势；继而辨证循经取穴，肝胆兼顾，选主客原络配穴法，取足厥阴肝经之原穴太冲，配足少阳胆经之络穴光明，针用泻法，泻肝清胆降火、息风潜阳安神；若以胆经郁热，口苦胁痛为主者，取足少阳胆经之原穴丘墟，配足厥阴肝经之络穴蠡沟，利胆清肝解郁，加外关、风池散风清热，协助少阳枢机转出太阳而解。亦为协调肝胆两经之治。

十二、肝与肺两经交会关系及治要

肝经支脉，《灵枢·经脉》篇说："复从肝别贯膈，上注肺。"

按手足十二经之循行来说，经脉至此，一周于身，其气常以平旦为纪，昼夜流行，与天同度，周而复始。

肝肺两脏，肺主气而行治节，肝藏血而调经脉；肝主升发，肺主肃降。二者相互制约，则气机升降，通达无阻，经脉调和，荣贯周身，是为升与降、气与血的关系。

若肺失肃降，金不制木，则肝的升发太过，可于嗽喘证兼见眩晕、胸胁胀痛等；若肝气壅滞，木火交郁，气逆火炎，灼伤肺阴，又可见胁痛、逆满、咽痛、咳痰或咳血等，是为"木火刑金"。

《伤寒论》中的"肝乘肺"一节，仲景言"刺期门"。刺期门以平其横，泻其肝邪是也。据此可悟，凡肝肺两脏相关之证，针治当先以平肝为大法。期门乃肝募穴，又是足厥阴、足太阴与阴维脉交会穴，针刺用泻法以夺其实；加肝经荥穴行间，泄热清火；肺经合穴尺泽，清热降逆平喘。若症状急迫来势凶猛者，治当急取本经及相关的他经井穴，刺络放血，迅速见效以赢得进一步救治的时间。

以上十二经上下衔接与生理病理的关系，或为表里相应，或为同气相应，其所用针灸疗法之规律，亦大略如此。每经之证候很多，针治时着眼于主证，但见一证便可循经按穴，不必悉具；其兼证，则辨其知犯何逆，随证治之。

又手足十二经以外的奇经八脉，唯督、任二脉有它的专穴，故元代滑伯仁又把任、督二脉并入十二经脉，合称为十四经脉（详见滑氏《十四经发挥》），诚有见地。查《灵枢·营气》篇说："从肝上注肺，上循喉咙，入颃颡之窍，究于畜门。其支别者，上额循颠下项中，循脊入骶，是督脉也，络阴器，上过毛中，入脐中，上循腹里，入缺盆，下注肺中，复出太阴。此营气之所行也，逆顺之常也。"可见督、任二脉与十二经脉是一个循环周流的系统。

*** 第二节　奇经八脉病候的重点配穴 ***

一、督脉的循行、功能、病候与配穴

循行　督脉起于会阴，循背行于身之后，沿脊柱里面上行，至项后风府穴处入颅内、络脑，沿头部正中，经头顶、额、鼻、上唇，到上唇系带处。

功能　督，总督也，总管之义；观督脉循行可知，其多次与手足三阳经及阳维脉交会，能统领一身之阳经，故称"阳脉之海"。又因督脉行于脊里，上行入脑，从脊里分出属肾，故与脑、脊髓、肾关系密切。

病候　《素问·骨空论》云："此（督脉）生病，从少腹上冲心而痛，不得前后，为冲疝；其女子不孕、癃痔、遗溺、嗌干，督脉生病治督脉，治在骨上（曲骨穴）、甚者在脐下营（阴交穴）。"《灵枢·经脉》篇云："（督脉）实则脊强，虚则头重高摇之，夹脊之有过者，取之所别也。"《难经·二十九难》云："督之为病，脊强而厥。"

配穴　"督脉生病治督脉，治在骨上。"先针曲骨穴，主治虚冷失精寒弱之子宫、精室、膀胱疾患，阴交穴是冲、任、肾三脉之交会穴，治疗此三脉

病位在腹者，均取之；"脊强"乃脊背僵硬，强直不舒，风邪阻滞经脉所致，一般痉病多呈此，甚至卒口噤、背反张者，取百会，督脉与足厥阴之会，加取督脉的别行络脉长强穴，又是督脉与足少阳、足少阴交会穴，加针督脉穴命门、筋缩，是为正治；"脊强而厥"之实者，针刺肝经穴或点刺十二井穴，平肝息风缓急；对于"头重高摇"属虚证清阳不升者，可采用"灸身柱、大椎、陶道穴"，身柱承接神道穴循督脉而上，加陶道，督脉与足太阳之会，灸之振奋诸阳，令督阳脉气得充，清阳得养而定虚性眩晕；大椎乃手足三阳与督脉之会，位于阳中之阳，益气温阳，是为必用之法。

二、任脉的循行、功能、病候与配穴

循行 任脉起于胞中，下出会阴，经阴阜，沿腹部和胸部正中上行，至咽喉，上行至下颌部，环绕口唇，沿面颊，分行至目眶下。任脉之别络，从鸠尾穴处分出，散于腹。

功能 任，有二义：一是担任、任受义；二是与"妊"通。观任脉循行可知，其脉多次与足三阴及阴维脉交会，总任一身之阴经，故称"阴脉之海"；其脉起于胞中，与女子妊娠有关，故称"任主胞胎"。

病候 《素问·骨空论》云："任脉为病，男子内结七疝，女子带下瘕聚。"《脉经》载任脉为病，"动苦少腹痛，上抢心，有瘕疝、绝孕、遗矢溺、胁支满烦也""苦腹中有气如指……不得俯仰、拘急""动苦少腹绕脐，下引横骨，阴中切痛"等。

配穴 人体背为阳，腹为阴，少腹乃阴中之阴，任脉起于胞中，病则以少腹部之阴寒证居多。取关元小肠募穴、足三阴之会，重灸以温暖在下之元阳。若证属寒实，见少腹绕脐下引横骨阴中切痛、拘急等，重灸任脉穴中极、关元的同时，取肝经井穴大敦、太冲（输代原穴），针用平补平泻法，疏通肝经瘀血，缓解经脉瘀滞。因足厥阴肝经"过阴器、抵少腹"，针灸可令其疝、瘕迅速缓解。

三、冲脉的循行、功能、病候与配穴

循行　冲脉起于胞中，下出会阴后，从气街部起与足少阴经相并，夹脐上行，散布于胸中，上行经喉，环绕口唇，至目眶下。其支者与足少阴之大络同起于肾，向下从气街部出体表，沿大腿内侧入腘窝，再沿胫骨内缘下行至足底；又有支脉从内踝后分出，斜入足背，入足大趾；另一分支，从胞中出，向后与督脉通，上行于脊柱内。

功能　冲，要冲义；冲脉上行至头，下行抵足，贯串全身，为气血之要冲，且与督脉、任脉汇合容纳十二经脉的气血，故为"十二经脉之海"；《素问·上古天真论》曰："女子七岁肾气盛，齿更发长；二七而天癸至，任脉通，太冲脉盛，月事以时下，故有子。"可见"冲为血海"，与月经关系密切。

病候　《难经·二十九难》云："冲之为病，逆气而里急。"孙真人《千金方》云："咳唾手足厥逆，气从小腹上冲胸咽，其面翕热如醉，因复下流阴股，小便难，时复冒者，寸脉沉，尺脉微，宜茯苓五味子汤，以治其气冲。"

配穴　是以诊得冲脉为病，宜局部与远隔取穴配合，比较稳妥。因冲脉从气冲穴起，与足少阴经相并夹脐上行，故局部宜取足少阴与冲脉交会穴气穴、肓俞、阴都为主，疏调气机，平逆降冲；远隔取穴，首选八脉交会穴公孙、内关相配，疗效显著。因公孙通冲脉，主治胸腹逆气里急，配内关，手厥阴心包络穴，清上焦虚烦，且通阴维脉而调情志：所谓"公孙冲脉胃心胸，阴维内关下总同"是也。

四、带脉的循行、功能、病候与配穴

循行　带脉起于季胁，斜向下行至带脉穴，绕身一周。在腹面的带脉下垂到少腹。

功能　约束纵行诸脉，使不妄行。

病候　《难经·二十九难》说："带之为病，腹满，腰溶溶若坐水中。"又，女人月事不调和见带下诸病，亦和带脉有关。《儒门事亲》所谓："诸经上下往来，遗热于带脉之间，寒热郁抑，白物满溢，随溲而下，绵绵不绝。"

配穴　宜先取五枢，而以足临泣应之。盖五枢为带脉与足少阳之会，而足临泣为胆经通带脉之要穴故也。《奇经八脉考》引张洁古曰："带脉之病，太阴主之，宜灸章门二穴，三壮。"章门乃脾之募穴，脏会穴，且为足厥阴、少阳之会，还是带脉之起始穴，对于寒湿下注之带下绵绵，灸之最宜。

五、阴跷脉、阳跷脉的循行、功能、病候与配穴

循行　跷脉左右成对，均起于足踝下。

阴跷脉从内踝下照海穴分出，沿内踝后直上，经前阴，沿腹、胸入缺盆，出行于人迎穴之前，经鼻旁，至目内眦。与手足太阳经、阳跷脉会合。

阳跷脉从外踝下申脉穴分出，沿外踝后直上，经腹，沿胸后外侧，经肩、颈外侧，上夹口角，至目内眦。与手足太阳经、阴跷脉会合，再上行入发际，向下抵耳后，与足少阳胆经会于项后。

功能　跷，矫健、跷捷义。跷脉主司下肢运动；又因其脉上达于目，可濡养眼目，司眼睑之开阖。

病候　《难经·二十九难》云："阴跷为病，阳缓而阴急；阳跷为病，阴缓而阳急。"急者，拘急；缓者，是相对"急"而言。就是当病者急，不病者缓。阴跷脉为病表现为阴跷脉急，即内踝以上急，外踝以上缓；阳跷为病表现为阳跷脉急，即外踝以上急，内踝以上缓。正如王叔和《脉经》所言："阴跷……脉急，当从内踝以上急，外踝以上缓；阳跷……脉急，当从外踝以上急，内踝以上缓。"《素问·缪刺论》曰："邪客于足阳跷之脉，令人目痛，从内眦始……"

配穴　是以诊得阴跷为病，则宜照海为主，而以睛明应之为佳。因照海为阴跷同足少阴肾经之所循，而睛明为阴跷与手足太阳、足阳明、阳跷五脉之会，故其效果彰显。又，"阴跷照海膈喉咙"，照海穴滋肾润咽喉，且眼目之功能必借少阴阴精上达，故取照海，配阴跷脉之郄穴交信，滋阴清热明目，效果同样良好。若诊得阳跷为病，则应以风池为先，申脉应之为合；以风池为阳跷之终穴，而申脉又为阳跷所出穴，二穴属上下对应取穴，通达阳跷脉气。

六、阴维脉、阳维脉的循行、功能、病候与配穴

循行 阴维脉起于小腿内侧足三阴经交会之处，沿下肢内侧上行，至腹与足太阴脾经同行，至胁部与足厥阴经相合，然后上行至咽喉，与任脉（廉泉穴）相会。

阳维脉起于外踝下，与足少阳胆经并行，沿下肢外侧向上，经躯干部后外侧，从腋后上肩，经颈部、耳后，前行至额部，分布于头侧及项后，与督脉会合。

功能 维，维系义；阴维起于诸阴之交后，联络各阴经通向任脉，故阴维脉功能"维络诸阴"；阳维起于诸阳之会后，联络各阳经通向督脉，故阳维脉功能"维络诸阳"。

病候 《难经·二十九难》云："阳维维于阳，阴维维于阴，阴阳不能自相维，则怅然失志，溶溶不能自收持。阳维为病苦寒热，阴维为病苦心痛。"《奇经八脉考》引张洁古释："卫为阳，主表，阳维受邪为病在表，故苦寒热；营为阴，主里，阴维受邪为病在里，故苦心痛。阴阳相维，则营卫和谐矣。营卫不谐，则怅然失志，不能自收持矣。"

配穴 当诊得阳维之为病，宜先刺风池，而配以金门，祛表散邪、疏风清热，较为合适。因风池系阳维与手足少阳交会之穴，而金门既为足太阳经之郄穴，又为阳维脉气之所发。因"阳维目锐外关逢"，加外关，手少阳三焦经络穴，调畅三焦，且通阳维脉以加强疗效；若诊得阴维之为病，则宜先刺大横而配以筑宾，较为合适。因大横系阴维脉与足太阴之会，筑宾又是阴维之郄穴，益阴调营以安神定志。"阴维内关下总同"，加内关，手厥阴心包经络穴，且通阴维脉，清心除烦效果明显。

*** 第三节　井荥输经合五输穴的综合主治 ***

一、五输穴的意义与穴性

《灵枢·九针十二原》篇说："经脉十二，络脉十五，凡二十七气以上下。所出为井，所溜为荥，所注为输，所行为经，所入为合，二十七气所行，皆在五输也。"五输穴的作用，在于通贯全身二十七条经脉气血的上下游行出入。因此，五输穴在临床中的使用率极高，作用十分重要。古人把气血在经脉中的运行，比作江河中的水流，由小到大，由浅入深，分别用井荥输经合作比，《针灸大成》载："项氏曰：所出为井，井象水之泉；所溜为荥，荥象水之陂；所注为输，输象水之窬；所行为经，经象水之流；所入为合，合象水之归；皆取水义也。"另外，阴经有输无原，六阳经各有一原穴，所过为原。五输穴的主病，是结合五行学说来推论的，《难经·六十八难》讲："井主心下满，荥主身热，输主体重节痛，经主喘咳寒热，合主逆气而泄。"

现结合临证试述其意：

井主心下满，阴井属木，内应于肝。若肝气郁结、脾土受邪，故现心下满，可取井穴治之。临床体会，井穴多治急症，如点刺中冲救急中风猝倒、不省人事、癫狂等神志病；还主治急性热性疾病，如少商、商阳点刺出血治咽喉肿痛等；针刺大敦可迅速控制癫痫发作；灸至阴可矫正胎位；灸隐白治崩漏等。

荥主身热，属火，内应于心。若心火上炎，必现身热，可取荥穴治之。临床体会，凡诸经热病初起，均可取荥穴治之。如疟疾刺小肠经之前谷；掌中发热刺心包经之劳宫；外感肺热引起之咳喘，以刺肺经鱼际；肝热易怒刺肝经荥穴行间等。

输主体重节痛，属土，内应于脾。脾主四肢，喜燥恶湿，若脾失健运，则现四肢无力，沉重微肿。取输穴治之，主一切肢节疼痛，有通经活络、散瘀止痛之效。如风湿痹证，见上肢、颈、肩痛，取小肠输穴后溪；上肢内侧痛，取心包经输穴大陵，或肺经输穴太渊；下肢痹痛，取肾经输穴太溪等。

经主喘咳寒热，属金，内应于肺，外合皮毛以司呼吸。若表邪袭肺，得寒则咳，得热则喘，易见寒热咳喘等，而肝怒则气逆迫肺亦喘，治之以经穴，取肺经经穴经渠，肝经经穴中封治之；若太阴脾虚，感寒即见大便溏泄、舌本强痛者，可取脾经经穴商丘治之。盖脾之经脉连舌本、散舌下也。又如少阳三焦经气郁闭，感邪化热，症见胁痛、目痒流泪、便秘溺赤者，可针泻三焦经经穴支沟，有清利三焦、通腑泄热之效。

合主逆气而泄，属水，内应于肾。肾为水脏，开窍于二阴。感邪伤肾，水盛火衰气化失司，症见逆气小腹急痛、脐下动气、小便不利、足胫寒而逆冷等，当配合肾经合穴阴谷治之。此外，《素问·水热穴论》曰："肾者，胃之关也。关门不利，故聚水而从其类也。"知肾水为病，极易下泻于肠或上逆于胃。合主逆气而泄，合穴主治一切胃肠病患，取胃经合穴足三里培土益胃；大肠经合穴曲池治肠疾；脾经合穴阴陵泉健脾利水等。同时合穴降逆气，还可用于泄热降气，如针泻肺经合穴尺泽，可速降肺气；狂证针刺心经合穴少海，可清心降火等。

用针需掌握配穴规律，对五输穴主病的运用，则需按证循经、按经取穴，始有方向。

二、井荥输原经合歌诀与临证举要

（一）井荥输原经合歌：

此歌原出自明代刘纯的《医经小学》（原名"十二经井荥输经合歌"），后经杨继洲修改编排，收入其所著的《针灸大成》中。现转录于此：

少商鱼际与太渊，经渠尺泽肺相连。

商阳二三间合谷，阳溪曲池大肠牵。

隐白大都太白脾，商丘阴陵泉要知。

厉兑内庭陷谷胃，冲阳解溪三里随。

少冲少府属于心，神门灵道少海寻。

少泽前谷后溪腕，阳谷小海小肠经。

涌泉然谷与太溪，复溜阴谷肾所宜。

至阴通谷束京骨，昆仑委中膀胱知。

中冲劳宫心包络，大陵间使传曲泽。

关冲液门中渚焦，阳池支沟天井索。

大敦行间太冲看，中封曲泉属于肝。

窍阴侠溪临泣胆，丘墟阳辅阳陵泉。

现将十二经五输穴分别按照阴经、阳经配属五行，列表如下（见表24、表25）：

表24　阴经井荥输经合配属五行表

本经	属性	井（木）	荥（火）	输（土）	经（金）	合（水）
手太阴肺经	金	少商	鱼际	太渊	经渠	尺泽
手厥阴心包经	相火	中冲	劳宫	大陵	间使	曲泽
手少阴心经	火	少冲	少府	神门	灵道	少海
足太阴脾经	土	隐白	大都	太白	商丘	阴陵泉
足厥阴肝经	木	大敦	行间	太冲	中封	曲泉
足少阴肾经	水	涌泉	然谷	太溪	复溜	阴谷

注：手足三阴经，井穴属木依次相生，阴经无原以输代原

表25　阳经井荥输原经合配属五行表

本经	属性	井（金）	荥（水）	输（木）	原（火）	经（火）	合（土）
手阳明大肠经	金	商阳	二间	三间	合谷	阳溪	曲池
手少阳三焦经	相火	关冲	液门	中渚	阳池	支沟	天井
手太阳小肠经	火	少泽	前谷	后溪	腕骨	阳谷	小海
足阳明胃经	土	厉兑	内庭	陷谷	冲阳	解溪	足三里
足少阳胆经	木	窍阴	侠溪	临泣	丘墟	阳辅	阳陵泉
足太阳膀胱经	水	至阴	通谷	束骨	京骨	昆仑	委中

注：手足三阳经，井穴属金依次相生

（二）临证应用举要

1.根据该穴的一般主治作用配方使用。例如：井穴多用于急救，对高热、昏迷、休克、抽搐等可刺手足十二井穴放血，或根据某经有病，在相应的井穴上刺针。如咽喉肿痛取少商、商阳放血；血崩刺大敦、隐白等。《灵枢·邪气脏府病形》篇说："输荥治外经，合治内腑。"治疗内脏病也常用合穴。

2.按四季取穴。《难经·六十八难》说："井主心下满，荥主身热，输主体重节痛，经主喘咳寒热，合主逆气而泄。"由于春夏阳气在上，人体之气行于浅表，宜刺浅；秋冬阳气在下，人体之气潜伏于里，刺宜较深。而五输穴的分布，井、荥所在部位的肌肉浅薄；经、合所在部位的肌肉较深厚。故亦可春夏取井、荥，秋冬取经、合等。此即所谓"春夏瘦而刺浅，秋冬肥而刺深"的原则。

3.子午流注针法中的各种取穴方法，均采用井荥输（原）经合五输穴。

4.按五行相生补泻原则推算穴位，其方法是：以阴经的井、荥、输、经、合配属木、火、土、金、水，即阴经的井穴属木，以相生的次序推之；阳经的井、荥、输、原、经、合配属金、水、木、火、土，即阳经的井穴属金，以相生的次序推之。再与各脏腑配属的五行属性，按相生关系，遵"虚则补其母，实则泻其子"的原则，定出各经五输穴中的"母穴"和"子穴"，即每经各取一个子母穴，按时进行治疗，试举例以说明之。

如：手太阴肺经属金，实则咳嗽、胸满、喘息、咽痛，治疗当用泻法。取本经的尺泽穴（属水），金能生水，刺尺泽即为实则泻其子；虚则多汗、咳嗽、少气不足以息，治疗当用补法，取本经的太渊穴（属土），土能生金，刺太渊即为虚则补其母。

再如：足太阴脾经属土，实则脾积、腹胀、便秘，治法当用泻法，取本经的商丘穴（属金），土能生金，刺商丘即为实则泻其子；虚则泄泻，食不消化，治疗当用补法，取本经大都穴（属火）。火能生土，刺大都即为虚则补其母。其他各经依次类推。

三、十二经病候的五输穴运用规律

本文主要根据明·高武《针灸聚英》中载有"脏腑井荥输经合主治"一节，诚如作者所言："此五脏六腑井荥输经合刺法，深得素、难之旨，学者不可不知。"本人于临床每每运用五输穴时，按此配穴用针规律，深感得心应手。现按照十二经脉流注次序，对"脏腑井荥输（原）经合主治"重加编排，同时补入心包与三焦两经五输穴的运用，庶几严谨而完整。分述如下：

（一）脉浮，病人喘咳，洒淅寒热，脐右有动气，按之牢若痛，此为肺经病。若心下满刺少商（井），身热刺鱼际（荥），体重节痛刺太渊（输），喘嗽寒热刺经渠（经），逆气而泄刺尺泽（合）。

（二）脉浮，病人面白，善嚏，悲愁不乐，欲哭，此为大肠经病。若心下满刺商阳（井），身热刺二间（荥），体重节痛刺三间（输），喘嗽寒热刺阳溪（经），逆气而泄刺曲池（合），又总刺合谷（原）。

（三）脉浮缓，病人面黄，善噫，善咏，此为胃经之病。若心下满刺厉兑（井），身热刺内庭（荥），体重节痛刺陷谷（输），喘嗽寒热刺解溪（经），逆气而泄刺足三里（合），又总刺冲阳（原）。

（四）脉浮缓，病人腹胀满，食不消，怠惰嗜卧，四肢不收，当脐有动气，按之牢若痛，此为脾经病。若心下满刺隐白（井），身热刺大都（荥），体重节痛刺太白（输），喘嗽寒热刺商丘（经），逆气而泄刺阴陵泉（合）。

（五）脉浮洪，病人烦闷，心痛，掌中热而哕，脐上有动气，此为心经病。若心下满刺少冲（井），身热刺少府（荥），体重节痛刺神门（输），喘嗽寒热刺灵道（经），逆气而泄刺少海（合）。

（六）脉浮洪，病人面赤口干，喜笑不休，汗出，此为小肠经病。若心下满刺少泽（井），身热刺前谷（荥），体重节痛刺后溪（输），喘嗽寒热刺阳谷（经），逆气而泄刺小海（合），又总刺腕骨（原）。

（七）脉沉迟，病人面黑，善恐喜欠，此为膀胱经病。若心下满刺至阴（井），身热刺通谷（荥），体重节痛刺束骨（输），喘嗽寒热刺昆仑（经），逆气而泄刺委中（合），又总刺京骨（原）。

（八）脉沉迟，病人逆气，小腹急痛，泄如下重，足胫寒而逆，脐下有动气，按之牢若痛。此为肾经病。若心下满刺涌泉（井），身热刺然谷（荥），体重节痛刺太溪（输），喘嗽寒热刺复溜（经），逆气而泄刺阴谷（合）。

（九）脉浮，病人喜乐无常，胸肋苦满，郁郁微烦，神志昏蒙，此为心包络经病。若心下满刺中冲（井），身热刺劳宫（荥），体重节痛刺大陵（输）；喘嗽寒热刺间使（经），逆气而泄刺曲泽（合）。

（十）脉浮弦，病人寒热往来，口苦咽干目眩，心烦喜呕，默默不欲饮食，水道不利，此为三焦经病。若心下满刺关冲（井），身热刺液门（荥），体重节痛刺中渚（输），喘嗽寒热刺支沟（经），逆气而泄刺天井（合），又总刺阳池（原）。

（十一）脉弦，病人善洁，面青，善怒，此为胆经之病。若心下满刺窍阴（井），身热刺侠溪（荥），体重节痛刺足临泣（输），喘嗽寒热刺阳辅（经），逆气而泄刺阳陵泉（合），又总刺丘墟（原）。

（十二）脉弦，病人淋溲难，转筋，四肢满闭，脐左有动气，此为肝经之病。若心下满当刺大敦（井），身热刺行间（荥），体重节痛刺太冲（输），喘嗽寒热刺中封（经），逆气而泄刺曲泉（合）。

（脏腑井荥输＜原＞经合主治见表26）

表26　脏腑井荥输经合主治表

病脏腑	脉象	主证	配穴					备注
			心下满（井）	身热（荥）	体重节痛（输）	咳喘寒热（经）	逆气而泄（合）	
肺	浮	喘咳，洒淅寒热，脐右有动气，按之牢若痛	少商	鱼际	太渊	经渠	尺泽	
大肠	浮	面白，善嚏，悲愁不乐，欲哭	商阳	二间	三间	阳溪	曲池	总刺合谷

病脏腑	脉象	主证	配穴 心下满（井）	身热（荥）	体重节痛（输）	咳喘寒热（经）	逆气而泄（合）	备注
胃	浮缓	面黄，善噫，善咏	厉兑	内庭	陷谷	解溪	足三里	总刺冲阳
脾	浮缓	腹胀满，食不消，怠惰嗜卧，四肢不收，当脐有动气，按之牢若痛	隐白	大都	太白	商丘	阴陵泉	
心	浮洪	烦闷，心痛，掌中热而哕，脐上有动气	少冲	少府	神门	灵道	少海	
小肠	浮洪	面赤，口干，喜笑	少泽	前谷	后溪	阳谷	小海	总刺腕骨
膀胱	沉迟	面黑，善恐喜欠	至阴	通谷	束骨	昆仑	委中	总刺京骨
肾	沉迟	逆气，小腹急痛，泄如下重，足胫寒而逆，脐下有动气，按之牢若痛	涌泉	然谷	太溪	复溜	阴谷	
心包	浮	喜乐无常，胸肋苦满，郁郁微烦，神志昏蒙	中冲	劳宫	大陵	间使	曲泽	
三焦	浮弦	寒热往来，口苦咽干目眩，心烦喜呕，默默不欲饮食，水道不利	关冲	液门	中渚	支沟	天井	总刺阳池
胆	弦	善洁，面青，善怒	足窍阴	侠溪	足临泣	阳辅	阳陵泉	总刺丘墟
肝	弦	淋溲难，转筋，四肢满闭，脐左有动气	大敦	行间	太冲	中封	曲泉	

第七章
《伤寒论》针灸条文的综合分析

《伤寒论》六经辨证不能排除经络,这一点张仲景已经用临证治疗的实例做了肯定。观《伤寒论》全书正面涉及经络、针刺、灸疗,以及用温针、烧针等火攻误治的条文,总计38条(太阳篇24条、阳明篇4条、少阴篇5条、厥阴篇4条、霍乱篇1条)。众所周知,六经辨证不仅是外感热病的辨证纲领,其在"辨病脉证"过程中不仅有主症、兼症,还因体质、治疗等多种因素而产生大量的变症,所以六经辨证的过程始终贯穿着阴阳、表里、寒热、虚实八纲。《伤寒论》中涉及针灸、经络的这38条原文,经条分缕析,可初步归纳出如下五节:一、详辨八纲与经络定位;二、三阳宜针与三阴宜灸;三、常变结合与治本为主;四、取穴规则与配穴特点;五、误用火攻的危害。现分述之。

*** 第一节 详辨八纲与经络定位 ***

一、详辨八纲

八纲是阴、阳、表、里、寒、热、虚、实八类证候,用以归纳说明病变的部位、性质及病变过程中正邪双方力量对比等情况。在诊断疾病过程中,八纲辨证有着执简驭繁的作用。

历来针灸的应用，针对疾病性质，或针或灸、应补应泻等，都是在八纲的指导下进行。如辨表里：病变在皮肉浅表部位的适宜浅刺，在筋骨较深部位的适宜深刺。正如《素问·刺要论》载："病有浮沉，刺有浅深，各至其理，无过其道。"辨虚实：是决定针灸补泻的关键，虚证宜补，实证宜泻；相对而言，针刺偏于泻而灸法偏于补。故实证一般宜针而少灸，虚证一般宜灸而少针。如《灵枢·经脉》篇说的"盛则泻之，虚则补之……陷下则灸之"以及《灵枢·九针十二原》篇所说"宛陈则除之"等补泻原则。然遇有病变不显著的情况，则须"不虚不实以经取之"，针应平补平泻。辨寒热：《灵枢·经脉》篇说"热则疾之"，是指热证可采用针刺出血的方法；寒证适宜灸法，而热证禁用灸法。

阴阳是八纲的总纲，是辨表里、虚实、寒热的前提，"善诊者，察色按脉，先别阴阳"，这同样是针灸的施术原则。大抵实证、热证宜针宜泻；虚证、寒证，宜灸宜补。然而临床中根据具体病情的变化，并非均按八纲而截然划分，常有表里兼病、虚实互见、寒热错杂的情况，因此针灸补泻也必须根据具体病情灵活运用。

在《伤寒论》有关针灸、经络的 38 条原文中，涉及针刺治疗的占 9 条（其中 8 条在太阳、阳明篇），灸法治疗的有 6 条（均在少阴、厥阴篇），很显然是"阳病宜针，阴病宜灸"，是为指导针灸治疗的一项准则。而涉及温针、烧针等误治的占 16 条（均在太阳、阳明篇），说明病在阳经，即便是感受寒邪，也不能用"火攻"发汗！此为禁忌。

在具体运用八纲的针灸条文方面，仲景是非常娴熟自如的。如第 114 条讲太阳病中风以火劫发汗后"两阳相熏灼，其身发黄，阳盛则欲衄，阴虚小便难，阴阳俱虚竭，身体则枯燥"；第 115 条的"亡阳，必惊狂"；第 118 条"脉浮热甚，而反灸之，此为实。实以虚治，因火而动，必咽燥吐血"；第 119 条的"追虚逐实，血散脉中"；第 148 条"妇人中风，发热恶寒，经水适来"；第 158 条的"表里俱虚，阴阳气并竭，无阳则阴独"；第 304 条"少阴病，得之一二日，口中和，其背恶寒者，当灸之"；第 343 条"伤寒六七日，脉微，手足厥冷，烦躁，灸厥阴"等，都是高度灵活地使用阴阳、表里、寒热、虚实的概念驾驭病情的。

二、经络定位

《伤寒论》是以六经辨证为基本框架的，但同样包括仲景在《自序》中所说的"经络府俞"。例如第 8 条："太阳病，头痛至七日以上自愈者，以行其经尽故也；若欲作再经者，针足阳明，使经不传则愈。"本条"头痛至七日以上自愈"与《素问·热论》"七日巨阳病衰，头痛少愈"之论如出一辙，是对太阳病患病之后不经任何治疗，也未病传，其自然向愈的病程是七日（或以上），其所表达的经络与传经之意已十分明显；"行其经尽"就是病邪在足太阳膀胱本经运行将尽；"欲作再经"，指太阳本经行尽（六日一周经尽）而头痛不愈，欲进入第二周，或太阳病邪欲传他经（此指阳明）；为防止病传，仲景提出"针足阳明"。为什么要针足阳明？个人认为道理有二：一是阳明为多气多血之经，抗病能力较强；二是如仲景自言"阳明居中主土也，万物所归，无所复传"，是为断其病传的首选经脉。请注意，这里完全是在讲经络。此外需要强调的是，针刺当分补泻：针太阳经必用泻法（因邪在太阳），若针足阳明经必用补法（如取足阳明胃经合穴足三里），目的在于用补法振奋阳明经气，增强抗病机能，以防止太阳表邪内传。

再如，第 108 条："伤寒十三日，过经谵语者，以有热也，当以汤下之。""过经"即过太阳本经两个周期（六日一周，十二日再周）而进入第十三日（阳明经），通过病人谵语一症进一步追问其发病日期，用以判断病在何经而决定是否攻下。这个用意当领会。《素问·热论》中写道"伤寒一日，巨阳受之……二日阳明受之……三日少阳受之……"；联系《伤寒论》太阳篇开始提出的"伤寒一日，太阳受之，脉若静者，为不传""伤寒二三日，阳明少阳证不见者，为不传也"，两者一脉相承。

又如，第 117 条："太阳病，以火熏之，不得汗，其人必躁。到经不解，必清血，名为火邪。"这里说的"到经不解"，即表证至六七日依旧盘踞在足太阳膀胱本经而不解，这期间误用火攻，致生热邪灼伤阴络则便血。

*** 第二节　三阳宜针与三阴宜灸 ***

一、病在三阳者宜针

《伤寒论》辨证论治的纲领主要是辨别阴阳，而阴阳中更强调阳气的主导作用。所以一部《伤寒论》六经名篇 397 条，仅太阳篇就占了 183 条，而且置于篇首，这样的比例与定位再明确不过地表现出张仲景主论"伤寒"。寒为阴邪，最易伤的就是阳气。太阳本寒而标阳，为人体之藩篱，故张仲景以太阳开篇并主论之。继而纵横开阖，铺就、鉴别六经为病，而为万世效法。

一般而言，阳病宜针，阴病宜灸。病在三阳者，多表现为外邪初中，正气未衰的实证、热证，故宜针；病在三阴者，多为病程较长，正气已虚的虚证或寒证，因针偏于泻，灸偏于补，故三阴病宜灸。前已述及，《伤寒论》中以针灸主治的原文 17 条，其中用针者 10 条，用灸者 7 条。用针者 10 条中，有 9 条置于三阳篇，兹引数条原文有重点地加以分析：

第 148 条："**妇人中风，发热恶寒，经水适来，得之七八日，热除而脉迟身凉，胸胁下满如结胸状，谵语者，此为热入血室，当刺期门，随其实而取之。**"

此条就是通常所说的热入血室证。热入血室为什么会症见"胸胁下满如结胸状，谵语者"？这是肝经与冲脉的循行特点决定的。考冲为血海，其脉起于气街，并少阴之经，夹脐上行，至胸中而散。女子以肝为先天，以血为本。肝藏血，肝经过阴器，抵少腹在血室外围，且布胁肋，上连目系上出额，与督脉会于颠。今热邪入于胞宫，与血互结，肝经郁热与冲脉逆气共同为患，故见胸胁下满如结胸状，甚至热犯脑络而见谵语。热入血室的病因，是女子患太阳病时值月经来潮，此时正气抗邪能力较差，易表邪乘虚内陷，影响正常行经乃致血热互结。主症可有不同程度的神志异常，月经点滴不畅甚至完全闭止。临床亦可因肝胆郁滞、气机失于转枢，症见往来寒热者；或新产出血过多、气竭伤肝、冲任空虚，亦可导致"热入血室"。热入血室必随其实而取之，本证既属实也属热，故针刺期门而泻之。期门穴位于乳下二肋间，为肝经募穴，"募"属阴，是脏腑之气聚集于胸腹部的腧穴，阳病可针刺腹募以调整经气而引邪外出，是为"从阴引阳"之治法。故刺期门以泄血中之热，疏解肝郁。仲景这里主要是给医者一个治疗的方向，从厥阴肝经入手，针刺期门，透达血室之热邪。临证时可在针刺期门基础上，加配公孙（通冲脉）、内关（厥阴包络穴，通阴维脉），二者属八脉交会穴，主治胸满胁痛，清热安神；加肝经荥穴行间以泄肝热。又因肝胆互为表里，故治厥阴必须同治少阳，以期表里两经脉气络属，易于厥阴热邪从少阳枢解。故作者临证体会尚须配以足临泣、外关、大椎、风池等，效若桴鼓。全书热入血室的原文有 4 条（第 148、149、150、221 条），而第 148 条为最重者，仲景以本条用针，足见其对针刺治疗的重视，岂可等闲视之。

第 221 条："**阳明病，下血谵语者，此为热入血室。但头汗出者，刺期门，随其实而泻之，濈然汗出则愈。**"

阳明病谵语属阳明腑实、热在气分，阳明乃多气多血之经，本条主症是下血，乃阳明热迫下焦、血热妄行、热在血分无疑。热入血室，病属实热，当泻之。肝藏血，期门是足厥肝经募穴，故刺期门泻肝清热，热除而血自安。临证同样遵循仲景治疗之大方向，加配合谷、太冲、行间、膈俞等，凉血清热、安神定惊。

第 308 条："**少阴病，下利，便脓血者，可刺。**"

上文说过，仲景书用针治疗者 9 条，其中 8 条用于三阳病证，用于阴经病证者仅此 1 条。本条仅云"可刺"，意在言外，如该病明显实热证候者，尚可言针；若见虚寒证候者，用灸属正治。由此可见，仲景对阳证用针、阴证用灸的治疗原则是显而易见的。

第 8 条："**太阳病，头痛至七日以上自愈者，以行其经尽故也，欲作再经者，针足阳明，使经不传则愈。**"

之前引用本条是讲经络，从治疗角度看，言针足阳明经，详经略穴。古今医家认为，当取足阳明胃经合穴足三里，善治阳明、太阴诸疾，主诸虚百损，又为营养强壮穴。《千金方》载灸之以防瘴疬诸毒，故刺之可扶助阳明经气，泄外感邪热。所以当邪气尚未进入阳明，预做防范，使正气旺盛，邪气减，则邪不"再经"，病可自愈。临床实践证明，经常针、灸足三里、大椎，可预防感冒。

第 24 条："太阳病，初服桂枝汤，反烦不解者，先刺风池、风府，却与桂枝汤则愈。"

服桂枝汤为对症之治。本不该烦而烦，故曰"反"，何以致此？风邪阻于经输也。从仲景用穴看，取风池乃足少阳与阳维脉交会穴，疏风解热，疏通经气；风府穴位于督脉，督脉总督诸阳，为阳脉之海。《灵枢·岁露论》云："风府无常，卫气之所应，必开其腠理，气之所舍节，则其府也。"此穴位于脑后之督脉，与风池相平而居中。风邪伤人多伤腠理，内应三焦，外合卫气。故凡风病经输不利者多取之。必须承认，仲景此言先刺风池、风府，与《灵枢经》此段的思路如出一辙！则《伤寒论·自序》所言"撰用《素问》《九卷》……"之论，言必有证也。因此，先刺风池、风府，以通"经络府俞"，因诸阳主表，且能治头项强痛，疏泄经输之风邪，以杀其势，作辅助性治疗，继而再投桂枝汤，则风邪必解，可收全功。

以上两条，虽仅寥寥数语，但已看出针灸在辅助经方治疗（包括预防病传）方面的重要作用。针灸不但适用于一般发热疾病，而且对某些传染性病患，如疟疾、痢疾、腮腺炎、流感等，针灸同样收到积极的效果。

第 147 条："太阳与少阳并病，头项强痛，或眩冒，时如结胸，心下痞硬者，当刺大椎第一间、肺俞、肝俞，慎不可发汗，发汗则谵语，脉弦，五日谵语不止，当刺期门。"

第 176 条："太阳少阳并病，心下硬，颈项强而眩者，当刺大椎、肺俞、肝俞，慎勿下之。"

此二条同属并病，针刺穴位相同，故可一起讨论。《医宗金鉴》云："合病两三经同病，并病传归并一经。"合病，就是一经的症状未除，邪气又传到他经，出现两经或三经同时发病；并病是开始两经或三经同时受病，而后归并到一经自病者。仲景在《伤寒论》太阳篇里论述了两种并病，一是太阳病汗出不彻因转属阳明的"二阳并病"，一是"太阳与少阳并病"。此两条主讲太少并病，头项强痛好定位，是太阳病；而眩冒如结胸、心下痞硬或心下硬者，并非典型之少阳病。但病邪内传则是肯定的，《医宗金鉴》又云："邪气传里必先胸，由胸及胁肋少阳经……"病位在胸及心下，又无腹满潮热之阳明证，故仲景将此种情形定为太阳少阳并病——很有分寸。太阳可汗而少阳不可发汗，汤药实难措手，于是用针代药：刺大椎、肺俞、肝俞，疏风清热以解太、少两经经气郁滞。学仲景书要善于揣摩先师的用意，太少并病这两条，前一条特意叮嘱"慎不可发汗，发汗则谵语"，病情变症蜂起，而呈阳明腑实证，甚至夹肝热侵犯脑系；后一条叮嘱"慎勿下之"，已然心下痞硬，若误下必成结胸，甚至引发更严重的后果。由此可见，针刺不但是运用方药治病的积极的辅助治疗形式，而且往往是在病情不够明确、六经辨证归并未定之时，采取的一项行之有效而安全的治疗方法。

第 231 条："阳明中风，脉弦浮大，而短气，腹都满，胁下及心痛，久按之气不通，鼻干不得汗，嗜卧，一身及目悉黄，小便难，有潮热，时时哕，耳前后肿，刺之小差，外不解……"

这一条病情同样较复杂，名为阳明中风，实则三阳合病。甚至出现嗜卧、身目皆黄、小便难、时时哕等邪盛正衰重症。又是一个方药实难措手！仲景依然想到先用针刺治疗，疏泄经络郁闭之热以控制病情发展——这层意蕴要体会。是非常实际地锻炼医者处理危重症的本领。仲景本条未出具体针穴，给医者思考的空间很大。既非汗、下，针治当从少阳以和解之。我以为可取外关、足临泣穴，八脉交会，二穴主客相应，在此基础上酌情配以他穴。

二、病在三阴者宜灸

《伤寒论》中运用灸法有 7 条原文，其中有 6 条在少阴、厥阴篇；1 条在太阳篇。简要分析如下：

第 292 条："少阴病，吐利，手足不逆冷，反发热者不死，脉不至者，灸少阴七壮。"

本条虽然手足不厥冷，且有发热之症，但吐利而脉不至，是因吐泻之后，脉气暴虚，营血不能充盈脉道而"脉不至"，病仍属虚寒，急灸少阴以通经温阳，则脉复而病可愈。仲景言灸少阴，详经略穴，余以为当重灸足少阴肾经原穴太溪，恢复少阴本经真气；同时配合冲脉取穴，因"冲脉为病，逆气而里急"，且冲脉与足少阴肾经相并上行，过脐旁，上抵胸中。经脉上联系密切。故加取通冲脉的公孙穴，配内关八脉交会、主客相应，针用补法调治。此外，可据"脉不至"，灸胃经合穴足三里，配三阴交，温经散寒养血，促其恢复。

第343条："伤寒六七日，脉微，手足厥冷，烦躁，灸厥阴，厥不还者死。"

此条系阴阳离绝、真寒假热重症。虽未明言吐、利、汗出等症，然从其"脉微、手足厥冷"已现阳气衰微之甚，更见"烦躁"，既烦且躁，浮阳上越危候。故仲景急用灸法疏肝散寒、回阳救逆，云"灸厥阴"，言下之意从足厥阴肝经选穴，我认为当灸肝经原穴太冲、井穴大敦，疏调风木并暖肝散寒；毕竟病从"伤寒六七日"而来，并灸膀胱经背俞穴厥阴俞，燮理阴阳，辅助主穴通阳以达四末。仲景最后云："厥不还者，死。"灸法回阳救逆，灸厥阴而厥不还，则阴阳离绝，气脉不得接续而亡。说明病至厥阴，尽管存在着"阴尽阳生"之转机，但处理不及时、不得当，同样预后不良。

第361条："下利，手足厥冷，无脉者，灸之，不温。若脉不还，反微喘者，死；少阴负趺阳者，为顺也。"

本条下利、厥冷、无脉，是真阳衰竭，病现危候。这种病情，仲景首先主张灸法。用大艾炷重灸，回阳救逆；若灸之阳不回而脉不至，且气上脱而反喘者，必死。原文未明确灸何穴，我以为取气海、关元（灸50～100壮）、神阙（隔盐或隔姜灸）、中脘、足三里。查关元为六阴经与任脉之会，小肠募穴；气海穴为生气之海，灸二穴为元气会聚之所、生命之根、呼吸之门，是为必取之穴；取任脉穴中脘，为八会穴之腑会、胃之募，健脾和胃，主治诸虚百损，补益气血以强后天之本。关元、气海、神阙三穴为古今针灸医家倚为治四肢厥逆，回阳固脱之要穴，习用而卓著。

仲景沿袭《内经》脉法讲三部九候，讲人迎、寸口、趺阳、太溪诊脉。遇危重症尤其如此。此条凭脉诊预后："少阴负趺阳者为顺也。"少阴脉即足内踝后与跟骨上动脉陷中之太溪穴，趺阳脉即足大趾与次趾间上五寸之冲阳穴，少阴以候肾气，趺阳以候胃气。若诊得趺阳脉大于太溪脉，说明胃气未绝，尚可救治，故为顺也。

上述三条，均属阳虚阴盛之危重症，悬性命于顷刻之间，仲景皆以灸法治之，而不首先考虑诸如四逆汤、白通加猪胆汁汤之类的方剂，颇耐人寻味，足证灸法功力之大，甚至有起死回生之效。无怪乎古今中外医家，治疗中风脱证及阳虚厥逆的重危病症时，灸太溪、气海、关元、神厥、足三里等穴而转危为安，实乃仲景先师开辟了先河！

第 304 条："少阴病，得之一二日，口中和，其背恶寒者，当灸之，附子汤主之。"

第 325 条："少阴病，下利，脉微涩，呕而汗出，必数更衣，反少者，当温其上，灸。"

此二条专论少阴病用灸法。前一条好理解，少阴感寒入里，邪从寒化证，突出的症状是"背恶寒"，少阴本虚，无以振奋太阳并督阳而呈此，仲景言"当灸之"，显然当从督脉和足太阳膀胱经取穴，如灸百会、命门、心俞、肾俞等；先温通诸阳脉气，继而用附子汤温肾散寒，属标本同治之法。此与"先刺风池、风府，却与桂枝汤则愈"思路完全一样，其所异者：彼是太阳病经输不利，先用针刺以疏通经气；此是少阴病阳虚感寒，先用灸法以温经祛寒。后一条是纯少阴病虚寒下利证。脉微涩，微属阳气虚，涩属津虚血少。阴寒气逆则呕，津液不固则汗出，便意频作而量少正是阳虚下陷之象。阳虚汗出，最典型的就是太阳篇的桂枝加附子汤证。本条病在少阴，且中阳下陷，仲景未给出治疗方药，仍是首先想到用灸法回阳，要知阳回则下利止而汗收，故曰"当温其上，灸之"，用灸法升阳、回阳之意甚明显。我以为取督脉百会、命门二穴，百会乃三阳五会穴，振奋督阳，且有升提下陷之用；命门穴位于督脉，补益元阳、温肾固脱。阳回则下利止，阳回则固表而止汗。观此二条，可归纳这样两点：一是少阴病纯阳虚者，则纯用灸法即可；二是少阴病阳虚感寒者，先灸而后方药。由此可悟，附子汤之用，主治少阴阳虚，兼祛太阳寒邪。这个文字之外的意蕴当体会。

第349条："伤寒脉促，手足厥逆，可灸之。"

此条当密切结合原文作解，不必泛引注家。病起于"伤寒"，表证无疑；如何理解"脉促"？太阳篇第34条讲"脉促者，表未解也"。促者，急迫的意思，是向上向外的脉势，所以本条的"伤寒脉促"，当是表证未解的互词，表未解者依法当以汗解。然仲景笔锋一转，云"手足厥逆"，问题一下子集中到太阳病的反面——少阴病！这种写法如同麻黄附子细辛汤条文的"反发热，脉沉者"，有发热当解表，然而脉沉，则治疗必须是温里以解表。此伤寒脉促是表证，太阳表证不可能手足厥逆，一个"手足厥逆"必是少阴里虚无疑！而少阴里虚若发汗解表必有亡阳之变。仲景这里依然没有使用方药，而是采取"可灸之"的灸法，温运阳气，使阴阳脉气交接。可见仲师在辨病脉证的把握和处理上，分寸得当，严谨而有序。

第121条："烧针令其汗，针处被寒，核起而赤者，必发奔豚，气从少腹上冲心者，灸其核上各一壮，与桂枝加桂汤，更加桂二两也。"

这是仲景用灸法施治于三阳病（确切讲是太阳病）唯一的一条。本条虽属阳经，但其见证，乃阳气不得舒展，阴寒之气上逆发为奔豚，气从少腹上冲心胸，故灸其核上，散寒而通阳。但本病不只是奔豚一证，尚有外邪踞于太阳的一面，故用桂枝加桂汤，解外邪而平降冲逆。本条嘱"灸其核上各一壮"，言下不可多灸，以防引起火逆变证。仲景立法施灸用方，细如毫发，于此可见一斑。

✱✱✱ 第三节 常变结合与治本为主 ✱✱✱

一、常变结合，用针施灸

在遇到某种特殊病情发生时，看看仲景的辨证施治。如上引证的第121条，同样是知常达变的一个特例。医者用烧针迫使太阳表证发汗，针处复被寒邪所乘，滞塞针处不得疏散，外呈凸起如核色赤（相当于感染），内生奔豚病变，是为表阳郁闭进而诱发体内阴寒之气上逆攻冲。在这种情况下，同样当灸。外灸其核以祛寒邪，内服桂枝加桂以补心通阳降冲。太阳病本不当灸是其常，然而此种特殊病情下当灸，这是病发太阳施灸的一个特例。同样，病在三阴虽然是灸的适应证，但并不排除针刺治疗。如第308条："少阴病，下利便脓血者，可刺。"不但如此，阴病也有误用"火攻"而生变的，如第284条："少阴病，咳而下利，谵语者，被火气劫故也，小便必难，以强责少阴汗也。"须引以为戒。所以，三阳宜针，三阴宜灸为大的治疗原则。但临证还需要全面分析病情，选用恰当的治法。不可凡遇阴证一律用灸，凡遇阳证一律针刺，当根据具体病情，灵活变通，标准是"观其脉证，知犯何逆，随证治之"。

二、治本为主，兼顾治标

治病求本，是指研究和找出疾病的本质，针对病因病机进行治疗。解决了疾病的"本"，疾病的"标"亦随之消除。这是辨证施治的一个原则。疾病是一个复杂的矛盾变化过程，矛盾的主要方面和非主要方面互相转化，在一定条件下，"标"也可以转化为矛盾的主要方面，这就应该遵循"急则治标"的原则。标病甚急，甚至危及患者生命或直接影响对本病的常规治疗时，则必须及时采取救急措施。

《伤寒论》的辨证施治，一般主以治本，强调审因论治。但在标病迫急的情况下，则治其标或标本兼治。在《伤寒论》有关针灸的条文中，也同样贯穿着这一原则，现举例说明如下。

第111条："伤寒腹满谵语，寸口脉浮而紧，此肝乘脾也，名曰纵，刺期门。"

腹满谵语，近似阳明腑实证，但未见腑实证所应有的脉之沉迟实大与潮热等症；脉浮紧，属太阳伤寒之脉，但未现头痛、项强、发热、恶寒之表证；故此脉证自与太阳阳明有别。《脉经》云："脉浮而紧者，名曰弦，弦为肝脉。"《素问·至真要大论》云："诸腹胀大，皆属于热。"腹满而又谵语，乃脾胃之实。由此仲景运用五行生克之理认为是"肝乘脾也，名曰纵"，木旺乘土，乘其所胜，是纵其势。病本在肝而标在脾。故仲景从肝经入手以治本，刺肝经之募穴期门以泻之。

第 112 条："伤寒发热，啬啬恶寒，大渴欲饮水，其腹必满，自汗出，小便利，其病欲解，此肝乘肺也，名曰横，刺期门。"

发热恶寒，是太阳表证；大渴腹满似阳明热证。但太阳表证不见头项强痛阳明热证又无"胃家实"之里。这种情况仲景同样运用五行生克之理辨证，认为是"肝乘肺"。盖肺主皮毛，毛孔闭塞则恶寒发热；肺失肃降，治节不行则通调水道受阻而腹满，金虽克木，但金伤反被木侮，肝热横逆犯肺，侮其所不胜，故曰"横"。病因在肝，当治其本，仲景刺期门以泻肝邪。泻肝以平其横，则肺不受侮，自能外达皮毛，在下水道通畅，"其病欲解"。

此前引述的第 121 条的治疗，同样是标本兼顾之法。该条桂枝本证在先，因烧针误治见核起而赤，并引发奔豚（后病为标），此时若不及时施用灸法，有邪陷少阴之忧，故灸疗与汤药并用，为标本兼顾之法。

以上举出三条原文为例，足以说明仲景治病，一般是治本为主，只有在标病急迫的情况下，急则治标或标本兼治。

＊＊＊　第四节　取穴规则与配穴特点　＊＊＊

一、取穴规则

综合分析《伤寒论》全书的针灸原文不难发现，张仲景选用针灸穴位有如下四条规则。

（一）强调循经取穴的重要

针灸取穴尤其是初涉针灸临床的医生，每每会遇到取穴不准的困惑，这固然有一个不断学习、实践并逐渐形成一套成熟的取穴经验这样一个过程，但退一步讲，"宁失其穴，勿失其经"。穴位可因人的胖瘦高矮而运用不同骨度法定穴，其中的偏差是有的，但经脉的循行不可偏离，在这方面，仲景给我们做了很好的示范。如第 8 条的"欲作再经者针足阳明"，第 292 条的"脉不至者灸少阴七壮"，第 343 条的"脉微，手足厥冷，烦躁，灸厥阴"等，这里，仲景并未明确具体穴位，但明确了经脉，循经取穴的意图非常明显。后世注家纷纷据症状推测是何穴，其实仲景的本意是强调取穴"勿失其经"，大的原则方向明确了，具体选取某个或某几个穴位，则因辨证病情而定。

（二）强调辨证取穴的灵活

就是根据具体病情辨证后异病同治用针。如第 147 条"太阳与少阳并病"后误汗见"谵语不止，当刺期门"；第 148 条"妇人中风发热恶寒经水适来……谵语者，此为热入血室也，当刺期门"；第 221 条"阳明病，下血谵语者，此为热入血室……刺期门"等，尽管有病在太阳、阳明、太阳与少阳并病之异，但热邪随肝经上犯脑系机理相同，故辨证取穴——针刺期门，随其实而泻之。又如第 24 条太阳中风桂枝证表现为经输不利为主者，则当"先刺风池、风府，却与桂枝汤则愈"。因风邪上犯清阳，故取穴在头，取风池疏风清热、通经活络，风府主通督脉阳气助正祛邪，反映出辨证取穴的高度灵活性。

（三）重视局部取穴用针或灸

就是根据病变部位或邻近病变部位取穴。最典型的如第 121 条："烧针令其汗，针处被寒，核起而赤者，必发奔豚……灸其核上各一壮。""核起而赤"，孤立地看类似针处局部感染，但仲景一句"必发奔豚"，一个"必"字强调了这一局部体征与水寒之邪的联系，性质属于真寒假热。由于寒邪凝滞针处不得疏散，加上烧针误汗损伤心阳，诱发水寒之气上逆的奔豚证，故仲景第一步用灸以疏散针处局部寒邪，第二步才用方药。这种重视局部与整体的关系并且先从局部入手进而内外合治的思想，有很强的示范性。他如第 176 条："太阳少阳并病，心下硬，颈项强而眩者，当刺大椎、肺俞、肝俞，慎勿下之。"病在太、少两经，故取督脉穴大椎，手足三阳与督脉之会，配膀胱经背俞穴肺俞，疏解太阳表邪主治颈项强而眩；取肝俞转枢少阳以配合太阳之开，协调肝胆而主治心下硬等，局部取穴甚为典型。

（四）善于断其病传与危证救治

就是利用经脉与三阴三阳开阖枢的关系来阻止病传，并及时救逆促使病情趋向好转。如第 8 条："太阳病头痛至七日以上自愈者，以行其经尽故也；若欲作再经者，针足阳明，使经不传则愈。"太阳主开，阳明主阖。太阳表邪于七日太阳本经行尽当自解而愈；若不愈，用针就不能针对头痛只考虑太阳经或督脉穴，而必须"针足阳明"，以截断其病传。所以断其病传选经用穴，是仲景留给我们的又一条宝贵经验。对于急症，如《金匮要略·杂疗方》有一条针对"卒死而四肢不收失便者"，仲景及时施治："灸心下一寸、脐上三寸，脐下四寸，各一百壮，差。"为了抢救及时，甚至连穴位名称都可以忽略而直接点出灸的确切部位，而且要"一百壮"才可病愈。我们仿佛置身于这种对话的情景中：仲景是在指挥他的弟子？或是在自己救治过程中的自言自语？抑或是告诉病人的家属？可见其治疗危重证的经验非常丰富。

二、配穴特点

前已述及，《伤寒论》正面涉及针灸治疗的条文是 17 条，其中明确穴位名称的是：风池、风府、大椎、肺俞、肝俞、关元、期门，取穴极其精简，甚至精简到一穴可治疗数病。就取穴部位言，均在头、颈、腹、背；就其病性言，所救治的又是急性热病；其运针操作的技术难度可想而知。可见张仲景在针灸辨证配穴方面的精深造诣与丰富的临证经验。他如《金匮要略·妇人妊娠病脉证并治》中有"妇人伤胎，怀身腹满，不得小便"，仲景判断："此心气实，当刺泻劳宫及关元，小便微利则愈。"初看大惑不解，细心揣摩后，感叹其治疗选穴竟如同他的方药那样，出神入化，胆识超群。现就《伤寒论》中的仲景配穴特点，简述如下：

（一）注重特效穴的使用

搞针灸的医生都知道，期门穴位于乳头直下第六肋间隙，一般宜斜刺或平刺，且进针不过 0.5 ～ 0.8 寸，若有效把握期门穴的针刺有一定难度。但仲景频繁使用此穴针刺多种病证，如肝乘脾、肝乘肺、妇人热入血室、太少并病误治等。考期门乃肝之募，足厥阴、足太阴与阴维脉交会穴，又为足厥阴肝经的止穴，针刺泻肝平冲、泻火安神。又如风府穴，仲景用其治疗太阳中风桂枝证见经输不利者。针刺风府穴同样必须慎重，风府为督脉与阳维脉交会穴，针时当平直或向下斜刺 0.5 ～ 1 寸，不可深刺，因深部为延髓，若无针刺经验，刺中生命中枢，可立即死亡。他如风池、大椎、百会等均为仲景常用之特效穴。由此可见，仲景注重特效穴的使用，从穴位的针刺难度上反映出仲景高超的针刺技艺。

（二）注重募穴的使用

募穴在胸腹部，腹为阴，为脏腑之气聚结于体表的部位，是气血运行的枢纽要穴，同样也是病邪由此出入之所。仲景使用频率最多的就是足厥阴肝经期门穴，为肝募穴。《伤寒论》中针刺期门的原文计有 5 条：第 111 条的肝乘脾，第 112 条的肝乘肺，第 147 条的太阳少阳并病误汗变证，第 148 条的妇人中风热入血室证，还有第 221 条的阳明病热入血室证；还有《金匮要略》中的妇人伤胎，"腹满不得小便"针泻任脉穴关元，为小肠募穴等。由此可见，仲景使用募穴多用于热证、实证，针刺用泻法，恰恰说明阳病可针刺腹募穴（腹为阴）以调整经气而引邪外出，符合《素问·阴阳应象大论》所说"善用针者，从阴引阳……"和"阳病治阴"的经旨。

（三）注重俞穴的使用

俞穴在背部，背为阳，为脏腑经气所输注的孔穴。背俞穴主要位于足太阳膀胱经，张仲景治疗太阳少阳并病，取肺俞、肝俞，既从足太阳膀胱经取穴，又不直接选诸如大杼、风门等单纯疏风解表穴位，而是选择了五脏俞——肺俞、肝俞，因太少并病，"邪气传里必先胸，由胸及胁少阳经"，胸为太阳之里，故首选肺俞穴针刺，宣肺以达表；同时，邪在少阳，针刺肝俞，助其转枢外达；可见，仲景从背俞穴入手，引入里之邪外出，是对《内经》"从阳引阴"治疗法则的活的运用。同时，从经脉循行的角度，足厥阴肝经"其支者，复从肝，别贯膈，上注肺"。十二经脉循行至此，一周于身，其气常以平旦为纪，昼夜流行，与天同度，周而复始。肝经为十二经循环的终点，肺经为新一轮循环的起点，故取肺俞、肝俞相配，既是恰合病机之治，更是充分调动气血循环的调节机制，使病邪顺利从少阳转出太阳而解。由此可见，仲景在选穴用针方面同样是周密精细，原则性与灵活性高度统一，且富于辨证意蕴。

*** 第五节 误用火攻的危害 ***

一、灸法滥用的警示

张仲景既重视"辨证论治"，更重视"审病求因"。一部《伤寒论》不仅从正面详细辨析宜针、宜灸的适应证候，还从反面告诫滥用灸法所导致的病变及其后果。误用灸火引起的病变，举例如下：

第 119 条："微数之脉，慎不可灸，因火为邪，则为烦逆，追虚逐实，血散脉中，火气虽微，内攻有力，焦骨伤筋，血难复也。"

第 120 条："脉浮宜以汗解，用火灸之，邪无从出，因火而盛，病从腰以下必重而痹，名火逆也。"

这两条都是从脉入手，首先告诫微数之脉禁灸。因此种脉象阴虚火旺者多，当以滋阴清火为基本治法。灸即是火，适用于虚寒证而有温经祛寒、助阳补火之功。反之，火邪内炽则烦闷气逆必见。甚而火邪内攻、血散脉中，阴虚之人容易焦骨伤筋，加以火邪，则枯槁之形立见，乃至造成阴血难以恢复的后果。这是犯了虚虚实实之戒啊！

浮脉为阳表病居，以汗法解表是为正治。若用灸火逼迫汗出，显然是误治。上条讲得很明确：火气虽微，内攻有力。表证是机体具备一个欲从表而解的作用趋向，今用灸火，不仅治疗性质相反，而且逆其病势而行，致使邪无从出，血气因火热而上逆，腰以下必因气虚而重、血虚而痹，造成典型的上实下虚"火逆"证。

临床常见不少患者喜食辛辣肥甘、经常熬夜、工作和生活压力过大、欲望过盛而内伤火热有余，此类病人更不宜用灸法。

有种倾向值得注意，即我们在强调灸法温经散寒通络的积极效用的同时，往往忽略了灸火最易耗散人体精血津液的一面，仲景以阴虚和太阳表证脉象为例，谆谆告诫医者不可滥施灸疗。这两条在针灸临床上有很现实的借鉴意义。

二、火逆变证及其危害

"火热疗法"就是用"火"治病的方法，它在民间很是流行。火热疗法历史悠久，对某些寒性痛证也有一些疗效。这种疗法在汉代很盛行，因施术者不易掌握发汗的尺度，且缺乏"审证求因"的辨证能力，因而盲目滥用，每每发生不良后果，甚至造成病情恶化。仲景目睹火逆变证的大量事实，收载于《伤寒论》中多达16条，其中三阳篇就占15条，对临床颇有借鉴、指导意义。略述如下：

（一）火逆伤阴

在伤阴证中，又可分为伤津、伤血两种。

火逆伤血者，**如第117条："太阳病，以火熏之，不得汗，其人必躁，到经不解，必清血，名为火邪。"**

第118条："脉浮热甚，而反灸之，此为实，实以虚治，因火而动，必咽燥吐血。"

上二条均为妄施灸火，造成血热燔灼、失其常度而动血。前者是热伤阴络而便血；后者是热伤阳络、迫血妄行而为吐血。

火逆伤津者，**如第113条："太阳病二日，反躁，反熨其背而大汗出，大热入胃，胃中水竭，躁烦，必发谵语……"**

太阳病二日，邪在表可知。表证不当有躁而见躁动不安，故曰"反躁"；本身就有躁，则津伤热盛可知，谁知医者竟以火疗熨背强发其汗，实属误治，故曰"反熨其背"。本已热盛，加上火邪乘虚入胃，热盛津枯，则津液亡失，胃中水竭，症见躁烦、谵语……

第284条："少阴病，咳而下利，谵语者，被火气劫故也，小便必难，以强责少阴汗也。"

本条少阴病证乃火邪伤阴所致。咳而下利有寒热之分。寒证宜服真武汤，热证宜服猪苓汤。本条虽未明言寒热属性，若纯属虚寒证，一般是不会致生火逆病变的。故本条显然属于少阴热化证，医者反以火气劫汗，强发少阴汗以致心肾阴液大伤，肾阴虚液亏则小便难，心阴虚火浮于上，心神被扰而谵语。

（二）火逆亡阳

火逆既可伤阴，亦可亡阳。这是因为邪居太阳之表，应以宣散解表为法。医者不明，反用烧针迫汗外出，适值素体阳虚、卫外不固者，必大汗淋漓，阳气随津外泄，致生亡阳变证。

第 29 条："**伤寒脉浮，自汗出，小便数，心烦，微恶寒，脚挛急……若发汗，复加烧针者，四逆汤主之。**"

本条"复加烧针者"语下，虽未明言火逆症状，但从主方"四逆汤主之"，可知因烧针迫汗造成亡阳之变。由于阳气外亡，神气浮越，则惊狂、烦躁不安等症必见。

第 115 条："**伤寒脉浮，医者以火迫劫之，亡阳，必惊狂，卧起不安者，桂枝去芍药加蜀漆牡蛎龙骨救逆汤主之。**"

第 122 条："**火逆下之，因烧针烦躁者，桂枝甘草龙骨牡蛎汤主之。**"

此二条同属火劫亡心阳证治。前一条，伤寒脉浮属表证，以法当汗解。误用火劫，至阳气散乱而见惊狂、卧起不安状。故去芍药之阴柔，加龙、牡潜敛阳气而定惊安神，蜀漆消痰以疗狂。后一条，"火逆下之，因烧针烦躁者"，显然比桂枝甘草汤伤心阳之"心下悸"要重，故加龙、牡潜阳安神，收敛心气。以亡阳与伤津比较，亡阳更为危急，津伤而阳不亡，其津犹可复生。倘若亡阳，即便津未伤，其津亦难以后继。一般而言亡阳重，伤津较轻。

第 158 条："**太阳病，医发汗，遂发热恶寒，因复下之，心下痞。表里俱虚，阴阳气并竭，无阳则阴独，复加烧针，因胸烦，面色青黄，肤瞤者，难治；今色微黄，手足温者易愈。**"

本条是火劫后亡中阳证。汗不得法加上误下，汗下使表里俱虚，表邪内陷致心下痞。汗下本已致虚，医者复加烧针取汗，火邪内迫，阳气大虚。面色青黄、肌肤瞤动者，土虚木乘也，属中土衰败之象，是为难治。

第 226 条："**阳明病，脉浮而紧，咽燥口苦，腹满而喘，发热、汗出，不恶寒反发热，身重……若加温针，必怵惕，烦躁不得眠。**"

本条属阳明里热实证。阳明病脉浮紧，浮是里热盛于外，紧是邪已成实，故表现为诸多里热实证。若加温针发汗，以热助热，肾阴心血损伤，人见怵惕惊恐，心烦肾躁，夜卧不安。

（三）温针"坏病"

第16条："太阳病三日，已发汗，若吐，若下，若温针，仍不解者，此为坏病……"

太阳病若治疗不当，往往变成坏病。坏病就是经过汗、吐、下、温针等误治，病仍然不解者。

第123条："太阳伤寒者，加温针，必惊也。"

太阳伤寒即病邪在表，法当汗解。加温针即火劫发汗也，伤营损心，神气外浮，必见惊吓。

第267条："本太阳病，不解，转入少阳者，胁下硬满，干呕不能食，往来寒热。尚未吐下，脉沉紧者，与小柴胡汤。若已吐下发汗温针，谵语，柴胡汤证罢，此为坏病。"

本条开始为太阳病，表未解转入少阳者，而呈少阳见证。病转属少阳半表半里，脉由浮紧变为沉紧，这个"紧"即弦脉之属，故与柴胡汤。若经屡屡误治（包括温针）后出现谵语，乃津伤液耗，里热成实也。是为坏病。自然，此前之柴胡证消失。

（四）被火风阳犯脑

如第6条："风温为病，脉阴阳俱浮，自汗出，身重，多眠睡，鼻息必鼾，语言难出……若被火者，微发黄色，剧则如惊痫，时瘛疭，若火熏之……"

第116条："形作伤寒，其脉不弦紧而弱，弱者必渴。被火，必谵语……"

此二条言"被火"之变。风温与太阳病根本不同，仲景于第6条提出这一概念，目的是与太阳病做鉴别，属于温病误治后的变证。邪热内闭，体若燔炭，津伤液耗，一派热邪弥漫证候。若再误用火攻（被火者），轻者热伤血分，表现为皮肤微发黄色，重者热极生风，攻冲犯脑，筋脉失养，症见惊痫、瘛疭，甚至狂躁、谵语。下一条，形作伤寒，当有伤寒表证如头痛、恶寒、发热等，但非见表阳郁闭之脉，相反脉弱。云"弱者必渴"，表明体内津血不足，血虚则脉道不充，津虚则渴欲饮水自救；如此阴虚胃津不足之体，再误用火攻，火邪愈炽，上扰神明，必见谵语。

由此可以看出，一部《伤寒论》，治疗的关键在于"保胃气，存津液"。上引火邪为病的条文里，所描述的瘛疭、惊狂、烦躁、谵语、怵惕、肤瞤、甚至病情危重见捻衣摸床等，显然是机体津液被火气劫严重损伤的结果，它直接威胁着病人生命，造成这种医治的失误，仲景列出有 16 条之多，足令医者振聋发聩！

单志华按　从分析仲景火逆误治 16 条原文中不难发现，古代使用灸法，火力较强，很可能像今天的"瘢痕灸"那样，灸至伤及皮肤的程度。否则不会引起普遍出现的火逆证。这从一个侧面反映出古代灸法的医疗实践同样经历了漫长艰苦的摸索过程。由于现代针灸学的普及，针刺与灸疗相提并重，如能掌握灸法的适应证及恰当把握灸法的火候，在辨证论治原则指导下，一般不会造成火逆证、漏汗亡阳、火毒伤阴等病变。

有关《伤寒论》针灸条文中火逆以外的证治，同样对临床具有一定的指导意义。例如阴虚火旺的患者，误用温热之剂，亦可出现"血气流溢，失其常度，两阳相熏灼"的变证；阴虚热盛，热入血分，热邪下迫、灼伤阴络则便血，邪热上冲、损伤阳络则必咽燥吐血；又如平素肾阳不足的患者易感外邪，除见"反发热，脉沉者"外，亦可能见气从少腹上冲心胸，治疗用桂枝加桂汤；此外，因心阳虚，阳气不得潜敛，表现为心悸叉手自冒、心烦少寐的患者，用桂枝甘草龙骨牡蛎汤镇心安神；癫狂证属邪实正虚者，选用桂枝甘草龙骨牡蛎汤加蜀漆姜枣，养心益气、潜阳安神、消痰定惊，疗效稳定。

仲景不仅精于汤药，而且善于用针施灸，特别是明确示人以"阳证宜针，阴证宜灸"的规律。同时常中有变，常变结合，联系具体病情，也有阴病用针、阳病用灸的特例。此外，对火逆证的因、理、证、治做了精辟的论述发挥。由此观之，仲景审证求因，辨证处方，用针施灸，其精细与周到，足以启迪后人。

第八章
伤寒六经辨证针灸配穴提要

讲六经辨证，这里首先有个结构次序问题，只要我们潜心仔细读一读《素问·至真要大论》，这个问题就像百川归海一样自有归宿。它必须落实到天时"六气"，落实到人体经络，落实到"五脏元真"，并由此纵横相贯——纵则为三焦升降、交通阴阳水火，横则内调脏腑、中调气血、外调营卫，如此升降出入、气化周流。而六气必须有一个依托、一个物质基础，这个依托和物质基础就是经络。

昔贤张锡纯有云："经者，气血流通之处也。人之脏腑与某经相通，即为某经之府。其流通之气血原由府发出，而外感之内侵遂多以府为归宿……手足虽有十二经，其名则分为六经，因手足经之名原相同也。其经有阴有阳，其阳经分太阳、阳明、少阳，其阴经分太阴、少阴、厥阴。"问题已经很清楚了，《伤寒论》的六经尽管内涵丰富，但它仍是以十二经脉手足同名之经作为六经的物质基础，通过"经络府俞，阴阳会通"的气化（标本中见之化）作用，将六经经气布散、贯通，并通过错综复杂的经络交织，即通过十二经脉脏腑表里间的相互属络，通过十二正经"离入出合"的别行部分（四肢肘膝上下的正经离别），再深入胸腹体腔。阳经经别进入胸腹后都与其经脉所属络的脏腑联系，然后均在头项部浅出体表，继而阳经经别合于阳经经脉；阴经经别合于相表里的阳经经脉，故十二经共有"六合"。由此可见，通过经别离入出合的循行分布，更加强了脏腑之间及脏腑与人体各部分之间的周密联系，再加上十二经筋、十二皮部，其相互配合、协调，有分有合。合则"周身灌体、和内调外、营左养右、导上宣下"（《中藏经》）而布散贯通，构成强大的六经气化功能；分则经气各就各位，开阖枢转，形成太阳主表、阳明主里、少阳主半表半里，太阳、太阴主开，阳明、厥阴主阖，少阳、少阴主枢的大一统格局。

考《伤寒论》的方药部分，如晋·皇甫谧在《针灸甲乙经·序》中所言："仲景论广伊尹《汤液》为数十卷，用之多验。"说明是传承《神农本草经》《汤液经》一脉；但其六经辨证的理论体系，客观讲应是建立在《内经》的理论基础上的，同样是以阴阳、五行、脏腑、经络为基本框架，以"辨病脉证"为主线，进而纵横开阖，展开他庞大的辨证论治体系的。所以，仲景勤求《素问》《九卷》《阴阳大论》等古训，博采《神农本草经》《汤液经法》等众方。成书于战国时期的《内经》，东汉末年的张仲景不可能视而不见，这一点是肯定的。恰如仲景《伤寒杂病论·原序》中所言："夫天布五行，以运万类，人禀五常，以有五脏，经络府俞，阴阳会通，玄冥幽微，变化难极……"与《内经》的主旨完全吻合。所以，《伤寒论》与《内经》有明显的传承关系，这种关系如同父子，儿子本事再大，寻根溯源，他得姓父亲的姓，这是血缘与人伦决定的。

《伤寒论》的六经，有经络的物质基础，同时又强调人体在疾病状态下的传变特点，以"辨病脉证"的形式灵活而异常丰富地展示出来，客观地讲是脏腑、经络、气化的综合体现。《灵枢经》的六经，基本可以认为是手足十二经脉的简称，专指经络言，是指导针灸治疗的理论根据。《素问·热论》的六经，详论经络受邪所产生的热性病证及其传变，加上《素问·六微旨大论》等，专门讨论标本中见六经气化，则脏腑、经络、气化一贯首尾，可以说是《素问》六经的特点。可见《伤寒论》的六经辨证与《内经》存在着无法割断的文化血脉。

脏腑与经络相表里，彼此间有着内在的生理联系。六经三阴三阳从生理机制上看，则太阳主开、阳明主阖、少阳主枢；太阴主开、少阴主枢、厥阴主阖。这是强调三阴三阳的作用趋向，因而决定了六经为病的病变部位，即太阳主表、阳明主里、少阳主半表半里；三阴与三阳是相表里的关系，且互为中见之气，所以气化功能由此产生。则论治当从六经六气的高度加以辨证。

从邪正关系与病变性质分，凡正盛邪实，抗病能力强，病势亢奋，表现为热为实的，多属三阳病证，治以祛邪为主；凡抗病能力衰弱，病势虚衰，表现为寒为虚的，多属三阴病证，治疗当以扶正为主。此是概言其常。《伤寒论》中还涉及合病、并病、"传"、"变"等概念：

"合病"即一经的症状尚未解除，邪气又传到他经发病，表现出两经或三经同时俱病者；"并病"即两经或三经同时受病，而后归并到一经自病者；"传"，是传经，指病情循着一定的趋向发展，病邪或病证由此及彼；"变"，就是变化，指病情因误治及内在因素不循一般之常而起着性质的变化。然有传必变，故多"传""变"并见。

盖外感热病传变与否，决定于三个主要因素：①正气的强弱；②感邪的轻重；③治疗是否恰当。

伤寒六经传经的一般规律是：太阳、阳明、少阳、太阴、少阴、厥阴，顺次而传；但也有从太阳传少阳的，谓之"越经传"；太阳传少阴，阳明传太阴，少阳传厥阴的称为"表里传"；此外，尚有素体虚弱，病邪不经三阳经，而直接出现三阴证候的，称为"直中"。

夫六经病传次序是示人以法，但法无常法，临证中疾病的传变，总以具体脉证为论治的主要依据。

现将本人对《伤寒论》六经辨证大的框架，结合针灸配穴，扼要阐述如下。

*** 第一节　辨太阳病脉证并治配穴提要 ***

讲太阳病离不开太阳主表，太阳者，巨阳也，足太阳膀胱经是十二经脉中跨度最长（起于目内眦睛明穴，行身之背，直至小趾外侧至阴穴）、经穴最多（67穴）的一条经脉，以其庞大的太阳之气形成人体之藩篱。那么，何谓太阳之气？《素问·六微旨大论》云："太阳之上，寒气治之，中见少阴。"是以寒为太阳本气，太阳为其标气，其中见所络之气化，则为少阴之热气也。张锡纯说："（太阳）热力之由来，不外君相二火。君火生于心之血脉与肺相循环，而散热于胸中大气（一名宗气），以外通于营卫，如此日丽中天，

212

有阳光下济之热也，是以其经名为太阳；相火生于肾中命门，肾原属水，中藏相火，其水火蒸热之气，由膀胱连三焦之脂膜以透达于身之外表……为其热力发于水中，故太阳之经又名太阳寒水之经也。唯太阳经之热力生于君相二火，是以其经不但以膀胱为腑，而亦以胸中为腑。观《伤寒论》陷胸诸汤丸及泻心诸汤，皆列于太阳篇中可知也。"只有站在脏腑、经络、气化三者一体的高度才能有这番解说。

膀胱气化功能有两个方面：一是支配和调节津液（藏津）；二是贮存和排泄水液（州都之官）。津液随阳气而升腾，但津气透出体表，需赖肾气的蒸化。因而散布于体表的太阳之气谓之太阳表气。太阳表气有固护体表、抵御外邪入侵的功能，因此又称卫外之气。那么，太阳表气与外合皮毛的肺气是什么关系呢？卫出下焦，膀胱气化主持在外卫气的运行；心主血脉，肺主气而朝百脉，心肺之气主持在内营气的运行。故太阳表气又有协调营卫的功能。

太阳主一身之表，统摄营卫，抗御外邪侵袭，为六经藩篱。外邪袭表，太阳首当其冲，卫气奋起抗邪，正邪交争于表，就会出现太阳经输不利诸证；若邪循经入腑，则出现太阳腑证。此外，在太阳病过程中，随着失治、误治，使病情变化，亦可见到诸多兼证和变证。

太阳病的治法，经证当解表；腑证治法因蓄水、蓄血而异。蓄水证，宜通阳化气行水；蓄血证，治当活血化瘀。

一、太阳经证

（一）太阳中风证

症状 头项强痛，发热，汗出，恶风，鼻鸣干呕，脉浮缓。

分析 常由表阳不足，腠理不固，风邪伤卫，营卫不和所致。风邪袭表，卫外失职，则恶风；卫阳之气与邪气交争于表则发热；卫气失固，营阴不能内守则汗出；太阳经脉循于头项，邪伤太阳经脉，经气不利，故头痛项强；邪壅肌腠，影响三焦气机宣畅，迫于肺则鼻鸣、逆于胃则干呕；邪犯肌表，气血逼迫于外与邪抗争，故脉浮；因汗出肌疏则兼脉缓。

治法 解肌祛风，调和营卫。

配穴　风池、风府、京骨、足三里、后溪、申脉。

释义　《伤寒论》第24条："太阳病，初服桂枝汤，反烦不解者，先刺风池、风府，却与桂枝汤则愈。"仲景以风池、风府治太阳经输不利病。风池为足少阳、阳维脉交会穴，可疏解表邪，祛风清热，主治热病头痛，颈项强痛。风府为督脉、阳维脉交会穴，主治头痛项强，疏导督脉，通调诸阳。京骨为膀胱经之原穴（原穴为脉气聚会之处），疏调膀胱经气。足三里为胃经合穴，健运后天之本，使谷气充实，调和营卫以止汗。后溪为手太阳小肠经输穴，通督脉，督脉统摄一身阳气；申脉属足太阳经穴，通阳跷脉；二穴八法相配，可疏通督脉的阳气与太阳经气，解肌祛风以达表。在针刺操作上，风池、风府二穴尤其慎重，风池针尖微下，向鼻尖方向斜刺0.5～1寸即可，风府直刺3～5分即可，均不可深刺；除足三里针用补法外，余穴均用平补平泻法。

（二）太阳伤寒证

症状　恶寒发热，无汗而喘，头项强痛，身疼腰痛，骨节疼痛，或呕逆，苔薄白，脉浮紧。

分析　太阳伤寒病理，即寒邪实于表而发病。风寒束表，故恶寒；卫阳被遏，邪正相争，故发热；肺合皮毛，因腠理闭塞，肺气不宣，故无汗而喘；寒为阴邪，不独表气被郁，且营阴郁滞，经气不利，故头项强痛，身痛腰痛，骨节疼痛；苔薄白，脉浮紧，均为风寒束表之症。

治法　散寒解表，宣肺平喘。

配穴　大椎、大杼、风门、肺俞、京骨。

释义　大椎为督脉、手足三阳经交会穴，取之疏风清热、宣通诸阳。大杼为手足太阳经交会穴、骨之会，又名寒府，为寒邪侵入人体之门户；风门为足太阳与督脉交会穴，又名热府，为风邪侵入之门户；二穴相配疏通膀胱经气，促使气血通畅，通达阳脉，舒筋利节，主治身痛腰疼骨节疼痛。配合大椎，三穴重泻，发汗解表。膀胱经背俞与督脉有密切联系，相互沟通，以宣通诸阳，祛邪外出。皮毛者肺之合，取足太阳膀胱经背俞穴肺俞，疏通背部经气，宣肺发表平喘；配足太阳经原穴京骨，疏经络通血脉，开闭宣郁以散寒凝。诸穴捻转提插针用泻法，共奏宣肺平喘、解表发汗之功。

二、太阳腑证

太阳腑证，多由表证未解，病邪循经入腑，或与原有宿疾合邪所致。腑证有蓄水、蓄血之分，若表邪内陷，影响膀胱气化功能，以致水道失调，则成太阳蓄水证；若在表之邪热不解，循太阳经脉深入下焦与血相结，则成太阳蓄血证。

（一）太阳蓄水证

症状　发热恶风，汗出，小便不利，小腹胀满，烦渴，甚者渴欲饮水，水入则吐，苔白，脉浮。

分析　发热恶风、汗出、苔白、脉浮，为太阳表证未解之象；因病邪已循经入腑，膀胱气化失职，不能化气行水，故小便不利，小腹胀满；气不布津，津不上承，故烦渴；因病属蓄水，严重时可因水气上逆，胃失和降，而有渴欲饮水，水入即吐的证候。

治法　通阳化气行水。

配穴　一组：中渚、肺俞、太溪、京骨、膀胱俞；二组：气海、足三里、中极。两组可交替使用。

释义　本证为太阳表气抗病能力不足，外邪循经乘虚下陷，影响膀胱气化，出现以小便不利为主的膀胱蓄水证。治以宣肺利水通阳解表法。取中渚，手少阳三焦经输木穴，宣畅三焦气机，针用泻法以助蓄水之行；肺俞、膀胱俞，宣通肺气与足太阳膀胱经气，因足太阳主一身之表，外合皮毛，故针泻以解太阳表邪；肾为水脏，膀胱为水腑，取京骨乃足太阳膀胱经原穴，太溪为肾经以输代原穴，化气行水取太少之两原。取足三里针用补法，遵仲景"针足阳明，使经不传"之意，可疏调阳明经气，健运脾胃而施布化；中极为膀胱募穴，阳病入阴当从阴引阳；配任脉穴气海，为强壮保健穴，以加强调气作用，使气机调畅，气行则水行而水道通利，恰合膀胱气化失职、气阻水聚之病机。

（二）太阳蓄血证

症状　少腹急结或硬满疼痛，其人如狂，小便自利，舌质紫暗或有瘀斑，脉沉涩。

分析 在表之邪热循经深入下焦，与瘀血结于少腹部位，故少腹急结，或硬满疼痛。因病在血分，膀胱气化功能未受影响，故小便自利。心主血脉而主神明，瘀热在里，血热扰心，可见其人如狂；瘀血内阻，血行不畅，故脉沉涩，舌质紫或有瘀斑。

治法 活血祛瘀，疏经泄热。

配穴 关元、巨阙、四满、膈俞、太溪、飞扬。

释义 取巨阙穴心之募，关元穴小肠募，能调心火下降以通肾，使水火既济，且通调血脉治少腹急结，此乃阳病而针刺腑募穴以调整经气引邪外出；四满为足少阴肾经与冲脉交会穴，针泻主治少腹积聚，功能活血祛瘀，疏调肝肾；配膈俞血之会，统治血病，针泻血热，活血化瘀；因病属经邪入腑而来，取太溪足少阴肾经以输代原穴，配飞扬足太阳膀胱经之络穴，别走少阴，二穴疏通表里经气，泄热行血，且属原络相配，主治膀胱与肾经表里相通之疾。

＊＊＊ 第二节　辨阳明病脉证并治配穴提要 ＊＊＊

《伤寒论》辨阳明病开篇即云："太阳阳明者，脾约是也；正阳阳明者，胃家实是也；少阳阳明者，发汗利小便已，胃中燥烦实，大便难是也。"这是讲阳明病的来路，说明阳明病多由太阳、少阳病误治伤津化热化燥传变而成。阳明病主里主燥，胃津受伤，热盛津伤进而化燥成实，为阳明病主要病机；"不恶寒，反发热"是与太阳病相区别的要点。病的性质属里实热证。因病位在胃与大肠，故以"胃家实"作为辨证纲要。

胃气来源于后天水谷精微，与先天真气相接。胃、大肠、小肠同为腑，而以胃气为主。胃主受纳、消化；小肠、大肠主吸收与排泄。胃气乃气血化生之源，故阳明为多气多血之经。通过一系列的生理转换，源源不断地化生阳气和津液。

本病主证有热发于外和热结于里两种类型。邪犯阳明，胃热亢盛，表现为邪热弥漫全身之大热、大渴、大汗、脉洪大，然肠中并无燥屎内结者，称为阳明经证；热邪深入肠腑与燥屎互结，症见腹满、燥、实、坚者，称为阳明腑证。

阳明病治法主以清热、攻下。经证宜清；腑证当下。

一、阳明经证

症状　口咽干燥，烦渴欲饮，不恶寒反恶热，面色缘缘正赤，身大热，大汗出，舌红苔黄，脉洪大有力。

分析　邪入阳明，热盛于内且充斥于外，故身大热，不恶寒反恶热；热蒸于里，逼津外泄，故大汗出；热盛耗液伤津，故烦渴引饮；舌红苔黄，脉洪大有力，均为阳明热邪炽盛之象。

治法　清泻阳明经热。

配穴　取穴以手足阳明经为主：商阳、内庭、冲阳、合谷、曲池。

释义　急刺井，取手阳明大肠经井穴商阳，三棱针点刺放血，清泻阳明经热；荥主身热，取足阳明胃经荥穴内庭，泄热除烦，引阳明经热下行；冲阳为足阳明胃经原穴，激发本经真气以固护津液；合谷为手阳明经之原穴，开闭宣窍，在外疏风解表、在内清阳明经热；曲池为手阳明经之合穴，合主逆气而泄，清泻阳明、走而不守。诸穴共奏疏风解表、清热生津、导热下行之功。

二、阳明腑证

症状　日晡潮热，手足濈然汗出，腹满硬痛，或绕脐痛，大便秘结，或热结旁流，甚或神昏谵语，舌苔黄燥，或焦黄起刺，脉沉实有力。

分析　阳明燥热与肠中糟粕互结，燥结于中而腑气不通，故见大便秘结、腹胀满硬痛、拒按等；肠中燥屎内结，热邪迫津下趋，故见泻下青色稀水，量少秽臭，所谓"热结于中而流于旁侧"也；里热蒸于外，值阳明气旺之时而增剧，故见日晡潮热，手足濈然汗出；燥热夹浊邪上扰心神，故神昏谵语；热盛伤津，津液枯燥，故见苔黄或焦黄起刺；阳明腑实，脉应之沉实有力。

治法 泄热通便，急下存阴，安神定志。

配穴 四组配穴轮用：

①合谷、内庭；②大肠俞、天枢；③支沟、阳陵泉；④上巨虚、下巨虚。

释义

1.取合谷，手阳明大肠经原穴，清热泻火控制病情；配内庭，足阳明胃经荥穴，泄热安神，引阳明燥热下行。

2.大肠俞配天枢为俞募配穴法：天枢为大肠募，针刺重泻，下气宽肠，促进大肠蠕动；大肠俞，主调节大肠津液，助大肠通便。二穴相配，疏调肠腑气机，通便泄热生津。

3.支沟配阳陵泉为治阳明燥结之有效穴；阳陵泉为胆经合穴，合主逆气而泄，支沟为手少阳三焦所行为经，所谓"支沟号飞虎，一针气可通"，取之清热降气。二穴配合还可镇静安神。临床证明，针泻支沟、阳陵泉二穴，泄热通便迅速。

4.取足阳明胃经上巨虚，大肠经下合穴，疏调大肠津液；下巨虚，为小肠经下合穴，取之疏通小肠气机，助消化。二穴同取，清热生津液，治大便秘结。

*** 第三节　辨少阳病脉证并治配穴提要 ***

《素问·六微旨大论》云："少阳之上，火气治之，中见厥阴。"是以火为少阳本气，少阳为其标气，其中见所络之气化，则为厥阴之风也。所以少阳为病，多见火证、风证。从经脉言，手少阳三焦，足少阳胆，由于经脉络属的关系，肝与胆相表里，心包与三焦相表里。胆属少阳之府，但寄附于肝，禀春木之气而主决断。《东医宝鉴》云："肝之余气泄于胆，聚而成精。"说明胆汁化生来源于肝，借肝主疏泄而助消化。在病理上，胆火游行于三焦，三焦为营卫气机运行的道路，与胆同主少阳之气。《灵枢·营气》篇云："气从太阴出……合手少阳，上行注膻中，散于三焦；从三焦注胆，出胁，注足少阳经。"十分明显，三焦气化功能直接影响着营气、卫气与宗气的运行，并主司通调水道，最后注入足少阳胆经。故少阳之气，是胆和三焦协调气化的综合体现。

少阳主半表半里，为三阳经的枢纽。少阳病多因太阳病不解，在表之"血弱气尽，腠理开，邪气因入，与正气相搏，结于胁下"，郁于胆腑，正邪分争于表里间，枢机开阖不利所致。因病变既非表证，又非里证，介乎表里之间，故称半表半里证。因邪不在太阳之表，则不应解表；邪不在阳明之里，更不应攻里，故少阳病治疗原则宜"和解"为主。

症状　往来寒热，胸胁苦满，默默不欲饮食，心烦喜呕，口苦，咽干，目眩，苔薄白，脉弦。

分析　邪入少阳，机枢不利，正邪分争于半表半里之间，邪盛正衰则恶寒，正胜邪却则发热，邪正分争故呈往来寒热之象；少阳经脉布胸胁，邪犯少阳，经气不利，故胸胁苦满；《灵枢》云："邪在胆，逆在胃。"胆气郁而犯胃，胃失和降，则默默不欲饮食，心烦喜呕；少阳胆火循经上炎，则口苦、咽干、目眩；邪热未入阳明之里，故苔白，脉弦为少阳主脉。

治法　和解少阳。

配穴　取手足少阳经穴为主：足临泣、外关；兼表者加委中、阳陵泉。

释义　少阳病见半表半里，当取足临泣配外关，为八脉交会穴主客相应法，主治枢机不利、和解少阳。足临泣为足少阳胆经之输穴，八脉交会穴通于带脉，善疗目锐眦痛，目眩，胸胁痛，口苦，咽干，往来寒热诸疾；外关为手少阳三焦经的络穴，八脉交会穴通阳维脉，主治热病，耳聋，耳鸣，胁痛；二穴八法相配主客相应，功能疏风通络、和解少阳。李时珍《奇经八脉考》云："带脉者，起于季胁足厥阴之章门穴，同足少阳循带脉穴，围身一周，如束带然。又与足少阳会于五枢、维道，凡八穴……"可见胆经与带脉有直接关联，"临泣胆经连带脉"，带脉又约束诸脉，故足临泣的运用范围较广，在少阳病中，主治胆火气郁的目赤头眩、耳聋咽痛、颊颈肿痛、胸胁苦满等。外关为手少阳三焦经之络穴，别走心包，通阳维脉，《奇经八脉考》云："阳维之脉与手足三阳相维，而足太阳、少阳，则始终相联附者。寒热之症，惟二经有之，故阳维为病亦苦寒热。"可知阳维脉与膀胱经、三焦经有直接关联。"阳维目锐外关逢"，少阳主枢，太阳主开，阳维脉起于诸阳之会，亦主阳主表。故取外关，助少阳之枢以外达于太阳，主治寒热往来，并疏通三焦气机，调解心包之热以治心烦喜呕。且足临泣、外关相配，可治目锐眦、耳后、颊颈、肩、肋胁之疾。是为少阳之半表半里见症的基本配穴，其兼见症可加减变化：若胸中烦而不呕，宜加心包经输穴大陵；若渴者泻肺经井穴少商；若腹中痛者，宜补心包经之络穴内关；若胁下痞硬者，刺三焦井穴关冲；若心下悸、小便不利者，宜补腑之会，胃之募穴中脘，泻小肠募穴关元；若不渴，身有微热者，取小肠经之输穴后溪，配膀胱经原穴京骨；若咳者，刺膀胱经背俞之肺俞穴与大肠经之络穴阳溪，无不应矣。

此外，根据病情需要，少阳病兼表邪者，可加委中配阳陵泉，以和解少阳经气疏经解表。委中属足太阳经合穴，阳陵泉属足少阳胆经合穴。按开、阖、枢来说，太阳主开主表，阳明主阖主里，少阳主枢主半表半里；所以太阳之能开，阳明之能阖，都依赖少阳之枢转。如风邪侵入少阳胆腑，发生上述之半表半里诸证，亦可取足太阳经合穴委中，功能解表降逆，活血散风；配足少阳经合穴兼筋会阳陵泉，可降逆舒筋，更能转少阳之枢以助太阳之开，加强了委中疏解表邪功能。

*** 第四节　辨太阴病脉证并治配穴提要 ***

《素问·六微旨大论》云："太阴之上，湿气治之，中见阳明。"是以湿为太阴本气，太阴为其标气，而其中见所络之气化，则为阳明之燥也。故临床最多见的就是脾虚湿盛证。太阴属于脾肺，由于经脉络属的关系，脾与胃相表里，肺与大肠相表里，胃主受纳，大肠主排泄，是讲阳明腑的生理；脾主运化，其精微物质则赖肺的敷布并输精于皮毛，是为全身主持营养吸收的两大关键脏器。所以，讲太阴，一个是脾，一个是肺，一个是运化，一个是敷布。抓住脾肺就等于抓住太阴病的纲领，这对于临床辨证，准确主动有效地把握病情，意义重大。此外，脾主升清，肺主肃降。脾为胃行津主持中焦水液之运化，肺的肃降与布津直接影响着大肠的传导排泄，所以有肺为清金、大肠为燥金之说。故《素问·阴阳应象大论》云："清阳出上窍，浊阴出下窍；清阳发腠理，浊阴走五脏；清阳实四肢，浊阴归六腑。"这是对太阴与阳明生理关系的绝妙的诠释——依然是站在气化的高度！

　　明乎此，我们再来看什么是《伤寒论》六经中的太阴病，仲景切入太阴的角度很是耐人寻味："自利不渴者，属太阴，以其脏有寒故也，当温之，宜服四逆辈。"自利，是脾阳虚大便稀溏；不渴，是肺气虚水湿上蒙。仲景判断是"脏有寒"，前面是"属太阴"，紧接着云"脏有寒"，那么这个"脏"，无疑是脾肺同指。所以讲太阴病当包括肺，而不仅仅是脾。

　　强调脾与肺共同主太阴，很有临床价值：治疗除了温运脾阳外，还要温肺散寒，比如甘草干姜汤证，一是见于《伤寒论》太阳上篇的阳虚寒气上逆诸症，另一是见于《金匮要略》论述肺痿的一段，其云："肺痿吐涎沫而不咳者，其人不渴，必遗尿，小便数，所以然者，以上虚不能制下故也。此为肺中冷，必眩，多涎唾，甘草干姜汤以温之。"

　　太阴主开，为三阴之屏障。病则最易受寒邪影响。临床上寒湿内阻而损伤脾阳比较常见，或寒邪直犯脾胃，或由三阳病误治失治，胃肠受损，进而损伤脾阳，出现脾虚寒湿内停的一系列证候，称为太阴病。

　　症状　腹满而吐，食不下，自利益甚，时腹自痛，喜温喜按，口不渴，舌淡苔白，脉缓弱。

　　分析　本证由脾阳虚弱，寒湿内停，健运失职，升降失常所致。

　　盖太阴以湿为本气，足太阴脾主腹，行湿土之用。唐容川说："究湿之气化，非寒非水，乃水与火交而后成湿。"脾之功用，其理同然，饮食入胃，要赖脾阳的运化与输布，阳气作用于水谷，方能化津液生精气以周身贯体，营养四肢百骸。若脾阳不运，则饮留于中，因虚生寒，故太阴为病的主要表现是脾虚寒证。足太阴脉入腹属脾络胃。脾虚不运，寒凝气滞于中，故腹满时痛而喜温喜按；中虚寒盛，气机升降失常，胃逆不降则腹满而吐、食不下；脾阳下陷，水寒下注于肠则自利益甚，时腹自痛；病属虚寒则喜温喜按，口不渴，舌淡苔白，脉缓弱。

　　治法　温中散寒，益气健脾。

　　配穴　中脘、脾俞、章门、足三里、阴陵泉。

　　释义　湿为阴类。太阴主湿，太阴为病，即湿气为病。湿与燥反，二者必互通交济，始可各抵于平。若湿气太过则困脾，脾困不得健运，则饮留湿滞而腹满。故太阴之为病，即阴为之、湿为之。言治，则太阴本气为湿，故当燥湿；本气根于脏腑，故当健脾益胃。取中脘、脾俞、章门、足三里、阴陵泉为是。中脘正在胃中，为胃之募、腑之会，主消纳水谷，运化精微，重灸中脘温中散饮。脾俞为膀胱经之背俞穴，针用补法，先针后灸，功能健脾利湿益气，为水湿内困、脾阳不振的要穴，对脘腹胀满、喜温喜按、纳差便溏、四肢困乏等寒湿夹虚者有效。章门为脾之募穴、脏之会，带脉可起，消化水谷，运化精微，补脏器衰弱，增强带脉之功能，使清阳上升，浊阴下降；与脾俞相配，增强脾之运化功能，二穴俞募配穴法，功能温中益气健脾，脾温则气运而水湿自化。次取胃经合穴足三里，调运上下，和胃降逆止呕；脾经合穴阴陵泉，健脾利湿，导水湿从小便而出，即所谓利小便以实大便。二穴均为合穴，合主逆气而泄，相配调和脾胃气机，升清降浊。

*** 第五节　辨少阴病脉证并治配穴提要 ***

《素问·六微旨大论》云："少阴之上，热气治之，中见太阳。"是以热为少阴本气，少阴为其标气，其中见所络的气化，则为太阳之寒也。少阴为三阴之枢，主心肾，统水火之气。经云：阴阳者，天地之道也；水火者，阴阳之征兆也。所以，讲少阴必讲水火阴阳。由于经脉的络属关系，肾与膀胱相表里，心与小肠相表里。生理联系密切，为病则多从表里两经的属络方面用针配穴。此外，讲少阴必讲心肾，心主血脉而藏神，主司全身血液运行，心神依赖心血滋养而得以安定；肾主水，主司全身水液代谢，肾阴、肾阳又主藏精化气，是为人体阴阳之根本。少阴之气最主要的表现形式就是心肾水火相交产生的气化活动，心火通过经脉的作用下达于肾以助肾之气化，肾水通过阳气的作用上交于心，如此水升火降，是维持人的精神思维活动，维持血液和水液正常运行的必要条件。从这个意义上讲，少阴主枢，即主导水升火降的枢转和调节。所以，心肾相交，水火既济，反映出少阴主枢的功能稳定。而少阴主枢出了问题，首先表现在水火阴阳的失调，或病水或病火，病水则从阴化寒，病火则从阳化热。这就是少阴病寒化、热化的由来。此外，少阴主枢还体现在六经病的阴阳转化上，比如："少阴病，八九日，一身手足尽热者，以热在膀胱，必便血也。"这是少阴病正复阳回而转化为太阳病。又如："少阴病六七日，腹胀不大便者，急下之，宜大承气汤。"同样是少阴病转阳化热为阳明病。

　　关于少阴寒化热化问题，张锡纯是这样理解："若自太阴传来，是阳明、少阳之邪顺序传入少阴，则为热证；若外感之邪直中真阴，则为寒证者。——而愚临证实践以来，知少阴病之凉者原非直中，乃自太阳传来，为表里之相传，亦为脏腑之相传（膀胱）。"又云："至少阴病之热者，非必自传经而来，多由伏气化热入少阴也。所谓伏气者，因其素受外寒甚轻，不能即病。其所受之寒气伏于三焦脂膜之中，阻塞气化之升降而化热（气化因阻塞而生热，伏气即可与之相合而化热）。恒因少阴之虚损，伏气乘虚窜入少阴，此乃少阴之热病初得，即宜用凉药者也。"张氏此论非纸上谈兵也，是据临证感悟得出：太阳少阴表里相传多寒化，寒气潜伏日久阻塞化热者多热化。具体病机是：少阴心肾水火不交，病从阴从水化寒，阴寒内盛，阳气衰弱，表现为一派寒化症状；若阴寒盛极，格阳于外，可见面部潮红、躁动不安的真寒假热症状，即戴阳证。若病邪从阳从火化热，阴虚火旺，可见心烦、不眠、咽痛、舌生疮、舌赤红等一派热化症状。

　　然少阴病损伤心肾，临床更见以肾为主。因肾主一身之阳气，病则阳虚内寒者为多，阴虚内热者次之。少阴病心肾阳气虚衰是伤寒病的危重阶段。《素问·生气通天论》云："阳气者，若天与日，失其所，则折寿而不彰。"故病在少阴阶段，阳存者生，阳亡者死。

　　少阴寒化证的治疗，急当回阳救逆；若少阴热化证，当于滋阴清热法求之。

一、少阴寒化证

　　症状　恶寒蜷卧，精神萎靡，四肢厥冷，下利清谷，自利而渴、渴喜热饮，小便清长，舌淡苔白，脉微细。

　　分析　少阴病为阳气虚衰，阴寒内盛所致。阳衰不能温煦，故恶寒蜷卧，四肢厥冷；心肾虚衰，气血不足，故精神萎靡，似睡非睡；肾阳虚衰，损及脾阳，不能运化水谷，故下利清谷；阴寒内盛，阳虚不能化气升津，津液不得布化，故自利而渴，但喜热饮或饮而不多为特点；小便清长，舌淡苔白，脉微细皆为阳衰阴盛之象。

治法 回阳救逆，温热散寒。

配穴 灸关元、气海、神阙（隔盐，上覆姜片灸）；针太溪、神门、心俞、巨阙。

释义 微者肾气不能鼓荡，细者心血不能充盈。心肾二脏，一为阳中之阳，一为阴中之阴，本是水火阴阳的界畔。然未济之水火不能生化，惟水上滋以行阳，火下降以行阴，成水火既济，则阴中有阳，阳中有阴，始能化生不息。且心肾之中，肾为阴阳之根，《难经·八难》云："诸十二经脉者，皆系于生气之原，所谓生气之原者，谓十二经之根本也，谓肾间动气也。"《类经》亦载："卫气之行，昼在阳分，然又兼足少阴肾经方为一周。"据此要旨，针治当取关元、气海、神阙穴，用大艾炷灸数十壮乃至百壮，以肢温脉复为度。复取太溪、神门，心肾少阴之两原，针用补法，以调补阴阳气血生化之本。考关元、气海、神阙均为任脉穴，《奇经八脉考》云："任为阴脉之海，其脉起于中极之下，少腹之内，会阴之分。上行而外出，循曲骨，上毛际，至中极，同足厥阴、太阴、少阴并行腹里，循关元，历石门、气海，会足少阴、冲脉之阴交，循神阙……"故主生化之本，气血之源。神阙（禁针）灸之回阳固脱，温经散寒；关元乃足三阴经与任脉之会、小肠之募，男子藏精、女子蓄血，为人身精血之所藏，五脏之真元，呼吸之门，灸之益命门真火而扶振元阳，又能调补三阴助其气血上升，尤为回阳救逆之要穴；气海为生气之海，亦属强壮要穴，灸能益元真不足，壮一身阳气，凡属气虚阳衰者是其职权。太溪为足少阴肾经以输代原穴，功能补肾、益气、填精，调治三焦；神门为手少阴心经以输代原穴，调养血脉而安神志。肾主阳气，心主血脉，此心肾两原同取，使阴阳相贯，气血周流。诸穴合观，补阴阳之根，助气血之源，实为重要。

二、少阴热化证

症状 心中烦，不得卧，口燥咽干、咽痛，舌尖赤红少苔，脉细数。

分析 少阴病水火不交，可阳虚生寒，亦可阴虚生热。病阴虚，肾水不足以上承，以致热灼真阴，心火无制而炎上，故心中烦、不得卧；或伏邪入于少阴，从本化热，同样可导致热灼真阴，则肾水无以上济心火，火亢于上，见口燥咽干或咽痛，舌红少苔，脉细数。

治法　壮水制火，清热除烦。

配穴　少冲、涌泉、郄门、照海、列缺。

释义　取少冲，手少阴心经井穴，点刺出血以清心火；涌泉为足少阴肾经井穴，有滋阴泻火、交通心肾之功，且阴阳二气之根皆从下而上，虚火上炎可壮水制火，实火独亢亦能釜底抽薪，与少冲同取，可益阴潜阳，使水火相济。郄门为心包经之郄，对烦甚欲卧不得之疾，有通络、降逆、除烦之用。肾经支脉从肺出络心注胸中，取肾经照海穴，通阴蹻脉，功能滋阴泻火，使津液上承，善治咽喉肿痛；配列缺，为手太阴肺经络穴、通于任脉，疗肺系清利咽喉，善治口燥咽干。照海与列缺相配，为八脉交会穴，统治胸膈、喉咙、咽部诸疾，对于少阴病阴虚火旺、上焦虚烦等，效果良好。

*** 第六节　辨厥阴病脉证并治配穴提要 ***

《伤寒论》六经辨证体系中的厥阴篇，是历代伤寒注家争论最多乃至当代学界仍然没有得到统一认识的一篇，甚至被称为"千古疑案"。其实，之所以形成对厥阴篇学术争论的"死结"，关键是还没有找到足以驾驭厥阴篇（确切说是整部《伤寒论》）的一个理论认识工具，还不具备一定高度的学术视野。孔子说："工欲善其事，必先利其器。"（见《论语·卫灵公》）研究《伤寒论》的"利器"，我认为从气化学说入手是完全可行的，从标本中见的角度来认识厥阴篇，就会破疑解惑，并积极借鉴气化学派的成功经验，开拓思路，带着问题自觉地临证，进而达到认知与实践的融合统一。

就厥阴病本身的特征而言，把握厥阴病当抓住两点：一是厥阴者，两阴交尽、阴尽阳生；《灵枢·阴阳系日月》篇明确指出："两阴交尽，故曰厥阴。"表明厥者，尽也。阴尽则阳生，是为阴中有阳；二是经脉的意义，厥阴当然包括足厥阴肝和手厥阴心包及其经脉循行。临证只有联系到肝与心包为病，则厥阴病的临床价值才能落到实处。其实厥阴病的这两点，本质上是一个问题：即讲厥阴病的区域定位，就是肝与心包及其经脉循行；讲厥阴的气化属性和厥阴为病的病机特点，就是两阴交尽、阴尽阳生。

《素问·六微旨大论》云："厥阴之上，风气治之，中见少阳。"是以风为厥阴本气，厥阴为其标气，其中见所络之气化则为少阳之火。故厥阴的证候，多是风火相交，其经脉与少阳互为表里。张锡纯说："厥者，逆也，又，尽也。少阴自少阳、太阴传来，而复逆行，上传于肝。且经中气化之相传至此，又复阴尽而阳生也，是以名为厥阴也。"又云："少阳者，肝中所寄之少阳相火也。为肝中寄有相火，因外感之激发而暴动，是以消渴。相火夹肝气上冲，是以觉气上撞心，心中疼且热也。"可知厥阴之气乃肝在相火作用下而产生，其经脉深布于胸胁。肝为厥阴之脏，内寄相火，相火源于肾中命门，所谓"肾原主水，中藏相火"是也。

厥阴主阖，为三阴之尽，阴尽则阳生，故生理上会进入一个新的循环，这与十二经脉始于肺经，依次循行一周至肝经后，又从肺经开始进入新一轮循环颇相吻合。肝在生理上体阴用阳，主生发之气，若阳气当生不生则为病，郁而化热，于是厥阴病机有寒热错杂、厥热胜复之临床表现，这是厥阴病的一个特征；厥阴病的另一个特征，是"厥与下利"。仲景独于厥阴篇讲到"厥"的定义："凡厥者，阴阳气不相顺接便为厥。厥者，手足逆冷者是也。"何谓阴阳气不相顺接？张锡纯说："盖肝主疏泄，原为风木之脏，于时应春，实为发生之始。肝膈之下垂者，又与气海相连。故能宣通先天之元气，以敷布于周身，而周身之气化，遂无处不流通也。至肝为外感所侵，其疏泄之力顿失，致脏腑中之气化不能传达于外。是以内虽蕴有实热，而四肢反逆冷，此所谓阴阳之气不相顺接也。"厥阴病的下利，归纳类型有三：一为邪热交阻，下迫于肠，症见"热利下重"；二是宿食积滞，邪热与燥屎互结，逼迫肠中津液下渗之"下利谵语"；三是阴寒内盛之虚寒下利，症见"下利清谷"。此外，寒滞肝脉，阴寒之气犯胃冲胸攻头，还可见厥阴呕逆头痛等。

肝与心包同属厥阴，由于经脉的络属关系，肝与胆相表里，心包与三焦相表里；包络相火下交于肾，肾水得以涵养肝木，则木气条达，三焦气机通畅。病则相火炎上而为上热，火不交于水而为下寒。

　　考虑到厥阴病本身的复杂性且争议颇多，故本节针对厥阴病的讨论，较之太阳、阳明、少阳、太阴、少阴五节，篇幅明显要长一些，选出有代表性的若干条原文并分类归纳，结合针灸配穴详加辨析，尽可能地做到脉络清晰，以求梳理出厥阴为病的本来面目。

　　前已述及，厥阴是六经传变的最后阶段，是阴尽阳生的阶段。分析讨论厥阴为病的病机，可概括为如下五类病证：一、寒热错杂证；二、厥热胜复证；三、厥逆证；四、下利证；五、呕哕证。

　　现结合原文试做主要探讨如下：

一、寒热错杂证

　　第 326 条："厥阴之为病，消渴，气上撞心，心中疼热，饥而不欲食，食则吐蛔，下之，利不止。"

　　分析　盖风为厥阴本气，风木之气禀少阳冲和之性而敷布、条达，方可和阴通阳，气血调畅。故厥阴中见少阳之化，正是肝与心包内寓相火、体阴而用阳的生理特点。然厥阴为病，阳不为其所用而相火内郁，风火交扇，以致肝气横逆夹相火上冲，见气上撞心、心中疼热，相火亢而无制，心包之火不得下行，上炎灼津，故消渴；"饥而不欲食"表明火热在上而虚寒在下，"食则吐蛔"言其胃中虚冷，此是火聚于上而寒凝于下，若徒以苦寒去火，必下寒愈甚、水土俱衰而下利不止。

　　治法　疏风降火，养肝和胃。

　　配穴　取厥阴经穴为主：间使、太冲、蠡沟、郄门、巨阙、足三里；

　　释义　心包为心之外围、代心行令，取手厥阴心包经之经穴间使，清包络相火，主治心中疼热；配足厥阴肝经以输代原穴太冲，疏风降火平肝，引热下行；加蠡沟，足厥阴肝经络穴，调肝胆以制相火；配郄门，手厥阴心包经郄穴，主治气上撞心之急性热性证候，取效迅速。四穴均为厥阴经穴，间使、太冲、蠡沟、郄门均针刺 1 寸，行提插、捻转泻法。巨阙向下斜刺0.5～1 寸，平补平泻，可迅速控制其风火相扇势头，且搓针能够引血归经。肝主藏血，其经脉循行夹胃属肝贯膈布胁肋，取足三里胃经合穴，针用补法，益气和胃，培补后天之本；配巨阙穴，为心募，调心火下降以济肾，引火归原，火生土而健脾胃。

第338条："伤寒脉微而厥，至七八日肤冷，其人躁无暂安时者，此为脏厥，非蛔厥也。蛔厥者，其人当吐蛔，今病者静，而复时烦者，此为脏寒，蛔上入其膈，故烦，须臾复止，得食而呕，又烦者，蛔闻食臭出，其人当自吐蛔。蛔厥者，乌梅丸主之，又主久利。"

分析 脏厥，即少阴脏气虚败之厥，属少阴阴寒重证。真阳不足，感寒即见脉微，阴盛阳衰则厥。值七八日阳经主气之时，厥不但不回，且更见肤冷，说明真阳虚极已外现于营卫不支，进而人见躁动不安，是为正不胜邪、脏气败脱的恶候。所谓蛔厥，是其人吐蛔而外现厥冷。因厥阴病脏寒是寒在膈下、热在膈上，蛔虫避寒就热，故上入其膈而烦；须臾烦因蛔下而复止。寒在膈下本不能食，得食胃气上逆则呕；蛔因食动上窜入膈，故又见其烦；如此呕烦并见，蛔必不下而闻食嗅出，见其人吐蛔。仲景这里不厌其烦地描述蛔厥见证，可见此证在当时的普遍存在。其基本病机就是寒热错杂。观"又主久利"四字，可知仲景创制乌梅丸，既主治蛔厥，更统治厥利相因的厥阴病。

治法 调和阴阳寒热，温中和胃，安蛔止痛。

配穴 公孙、内关、中脘、期门、阳陵泉、胆囊穴。

释义 本证寒热错见，上热下寒，属厥阴病机。加之蛔动而生烦呕，使气机逆乱，升降不调，阴阳失和而外现厥逆。针治宜运调升降、开郁降逆、温中驱蛔，清热除烦。取公孙配内关，为八脉交会穴，八法主客相应。公孙为足太阴脾经穴，通冲脉，主治胃心胸气机诸症，顺降冲逆之气；内关为手厥阴心包经络穴，别走三焦，通阴维脉，清包络之热以除烦，且宁心安神。二穴同取，健脾和胃降逆，升清降浊而祛烦呕、安蛔动，使阴阳气脉通和而厥逆可复。因中焦有寒，取任脉穴中脘，为胃募、腑之会，灸之温运中宫安蛔止痛；其膈上有热者，又当治从厥阴，针刺期门，乃肝经募穴，又为足厥阴、足太阴与阴维脉交会穴，疏泄肝胆瘀滞、清肝泄热。胆囊穴属经外奇穴，用以止痛，主治胆道蛔虫病、胆绞痛等；阳陵泉乃胆经合穴，合主逆气而泄，泻肝胆降冲逆而安蛔。

王立早按 胆道蛔虫病儿童多发，临床见上腹剑突下阵发性钻顶样剧痛或绕脐疼痛，突然发生或停止，发作时疼痛难忍，辗转不安，痛甚引右肩胛部，呕吐或吐蛔，得食更甚，汗出，恶心，四肢厥冷，脉微或伏，心烦不安，缓解后安静如常，舌面多有红点。本证由蛔虫内扰，蛔虫躁动于肠，故绕脐疼痛；胃气上逆，故呕吐，甚则吐蛔；得食则虫动更甚，故疼痛加剧，痛剧时气血流行不畅，故肢冷脉微或伏，心烦不安，虫安则诸症缓解，其人安静如常。本证虽由蛔虫引起，但病机寒热错杂，呕吐心烦属上热；腹痛，四肢厥冷属下寒。治法宽中和胃，安蛔止痛。手法操作：胆囊穴针2～2.5寸，阳陵泉针2寸，施提插捻转之泻法，使针感下达足部为佳。中脘针1.5～2寸，捻入捻出并加灸。内关针1.5寸，公孙斜刺1寸。留针半小时。针期门斜刺0.5～0.8寸，用泻法。除上述配穴外，可酌加日月（胆募穴）、胆俞，二穴属俞募相配法，疏通胆道而缓挛急；四缝穴亦属经外奇穴，位于第二、三、四、五指掌面，近端指关节横纹中点，以三棱针点刺出血，可助胃肠道消化，并消虫积。

第356条："伤寒六七日，大下后，寸脉沉而迟，手足厥逆，下部脉不至，咽喉不利，唾脓血，泄利不止者，为难治，麻黄升麻汤主之。"

分析　本条为上热下寒重症。阴经本不可下，误用下法必致邪实正虚，病情加重。寒中厥阴，值六七日阴尽出阳之期热象较显，医者不辨阴阳而竟大下，欲出之阳遂即内陷，故寸脉沉迟；厥阴病在下本寒，大下后虚寒愈发严重，必下部脉气不充，见泄利不止。足厥阴肝经上贯膈、循喉咙之后、上入颃颡、上注肺。下后亡阴，在上之郁热循经淫于肺、迫于喉，故咽喉不利唾脓血；误下气机逆乱，阴阳二气不相顺接，故见手足逆冷。本条属厥阴病上热下寒重症，邪实正虚，治疗实难措手。仲景立麻黄升麻汤一方，寒热互投，虚实并治，意在阴阳上下调和。

治法　温肾暖肝以治下寒，清肃肺热以疗上热。

配穴　涌泉、大敦、内关、太渊、照海、列缺。

释义　上热下寒重症，阴阳势必不调，而阴阳二气之根皆从下而上。灸肾经井穴兼根穴涌泉，固护阴阳之根，交通心肾，使水升火降，上下相贯；肝藏血，体阴用阳，主生发之气，配灸肝经井穴大敦，暖肝散寒，调肝和血，升举下陷之阳。二穴主治下寒，用灸以脉起厥回利止为度。取内关，手厥阴心包之络，别走三焦。心包主脉所生病，三焦主气所生病，两经循行遍及整个胸腹腔间，故凡五脏六腑气滞血阻诸疾，主取内关开郁行滞、通脉活血，对厥阴风火上炎、灼伤肺络者，针泻内关，清火涤痰、通调厥阴经脉；配太渊，手太阴肺经以输代原穴，脉之会，调百脉而利肺气。取太渊穴当避开桡动脉，直刺0.3～0.5寸，不提插。肾主水，其脉上贯肝膈、入肺中、循喉咙、夹舌本，加取足少阴肾经照海穴，通阴跷脉，滋水涵木以制火，主治咽喉疾患，配列缺，手太阴肺经络穴、通任脉，清肺热、止咳血；且二穴为八脉交会穴主客相应，是为上下标本兼顾之治。取列缺穴时，两手虎口自然平直交叉，食指按在另一手桡骨茎突上，指尖下凹陷处即是，针向上斜刺0.3～0.5寸，用泻法稍稍捻转即可。

总之，配穴有针有灸，治分寒热，符合仲景寒热并施原则，旨在调和阴阳。

第358条："伤寒本自寒下，医复吐下之，寒格，更逆吐下，若食入口即吐，干姜黄芩黄连人参汤主之。"

分析 虚寒下利之体又感寒邪，医者不辨表里虚实竟妄施吐下，致使中气大虚，升降失常，形成寒甚于下反格热于上的"寒格证"，进而吐利俱现。"食入口即吐"表明胸膈有热，热因寒格，寒格又本于中虚。故以干姜黄芩黄连人参汤，苦辛甘并投，辛开苦降、甘以缓急，散寒清热补中，是为恰和病机之治。

治法 调和气机升降，固本培元和中。

配穴 内关、公孙、足三里、阴谷。

释义 取内关与公孙相配，为八脉交会穴主客相应，调治中、上二焦。内关为心包经之络穴，通阴维脉。阴维脉起于肾经之筑宾穴，上行过腹，循胁肋，上胸膈至颈。故针内关统治胸胁腹之疾，有疏肝解郁、降逆止呕、宽胸利膈、调和脾胃之功。公孙为脾经之络穴，通冲脉。冲脉起于气街、并少阴肾经夹脐上行、至胸中而散，病则逆气里急，故针公孙助脾胃运化以止吐利，调和气机升降。二穴配合，针用泻法，令气机通达以通利寒格。继而取肾经合穴阴谷，补肾益气，升举下陷之阳；取胃经合穴足三里，扶土和中。二穴针用补法，戊与癸合而化火，火生土，温运中焦是也。

二、厥热胜复证

第 336 条: "伤寒病,厥五日热亦五日,设六日当复厥,不厥者,自愈。厥终不过五日,以热五日,故知自愈。"

第 342 条: "伤寒,厥四日,热反三日,复厥五日,其病为进,寒多热少,阳气退,故为进也。"

第 341 条: "伤寒发热四日,厥反三日,复热四日,厥少热多者,其病当愈。四日至七日热不除者,必便脓血。"

分析 厥阴病的厥热胜复,最终要达到阴阳平衡、阴阳交合,则病可愈。如第 336 条阴阳平和,病可自愈,何以知之? 当察其日数。寒中厥阴,致厥五日,继而见发热五日;厥热往来,当六日复厥而不厥,且发热亦罢,则厥去热自恢复如常。此条不仅厥热日数相等,而且反映了机体对病的制约与自身稳定的调节功能,故知病必自愈。第 342 条厥多于热者则为病进。寒中厥阴,厥热交替的结果是厥多热少,且复厥五日而热不见复,则寒厥已甚,是为病进。第 341 条热多于厥者,过则伤阴。寒中厥阴,阴阳错杂,见厥热往复。本条厥少热多者,照理其病当愈。然"病当愈"不等于病愈。因厥阴之热,为肝经、包络夹相火而生,厥退而热不止,风火相扇最易动血,灼伤血脉、侵及阴络,血热肉腐成脓,必便脓血。是未得中见阳化也,故当愈不愈。

治法 滋阴养血,清热调肠。

配穴 太溪、三阴交、劳宫、膈俞、大肠俞、上巨虚。

释义 取太溪,足少阴肾经以输代原穴,滋阴补肾以制相火,且能调治三焦,引热下行;配三阴交,肝、脾、肾足三阴之会,调补三阴,益精气而和血脉。二穴针用补法,滋阴补血以固本。取劳宫,手厥阴心包络之荥穴,清包络相火以活血通脉;加膀胱经背俞穴膈俞,为血之会,点刺拔罐放血,清血中热邪;配大肠俞,针用泻法,清肠导滞以除邪;上巨虚乃大肠经下合穴,针用泻法,清热凉血,化瘀降浊。

三、厥逆证

（一）寒厥证

第 352 条："大汗出，热不去，内拘急，四肢疼，又下利厥逆而恶寒者，四逆汤主之。"

分析 言厥阴病误汗致变救逆。此条言"大汗出，热不去"，说明误用汗法之前就有热。本属厥阴病的厥热往复，医者不识，误以发热为邪在表而令其大汗，致阳随汗泄，肝木夹水寒之气上逆，阴盛于内，格阳于外。肝主筋，寒主收引，津泄阳亡，阴寒内盛，见腹中拘急、四肢筋脉挛急而痛；若再见下利厥逆恶寒者，则病已深入，不仅阳气外亡，且真阳下脱，病已危重。故主以四逆汤回阳固脱救逆。

治法 回阳固脱，散寒消阴。

配穴 神阙、关元、曲泉、命门、大椎。

释义 灸任脉穴神阙（隔盐灸），小肠募穴关元，此二穴为回阳救逆之要穴，功能温暖下元、培本固元，温阳祛寒治腹中冷痛；配肝经合穴曲泉，针灸并用，艾炷燃尽为度，调气活血，舒筋利节，且有升举下陷之用。以上三穴配合，主治肝木夹风寒逆犯之腹内拘急、四肢疼等。若更见下利厥逆而恶寒者，则真阳欲脱，当急取督脉要穴命门、大椎重灸，考督脉其支脉贯脊络肾，总督诸阳并统摄元阳，为阳脉之海。灸此二穴，功能温肾壮阳固脱，协调诸阳脉气，兼能固护表阳。以求寒散阴消，厥回利止。

（二）热厥证

第 350 条："伤寒，脉滑而厥者，里有热，白虎汤主之。"

分析 此言热厥脉证。《伤寒论·辨脉法》云："凡脉，大、浮、数、动、滑，此名阳也。"滑脉属阳，特点是往来流利，主热。伤寒脉滑而厥，必是热邪内伏，阳气闭阻不能外达于四末，是为"里有热"之热厥，临床体会多脉见沉滑。因里热未有化燥成实，故只宜白虎汤清透伏热即可。

治法 清热生津，宣达阳郁。

配穴 行间、二间、合谷、太冲、胃俞。

释义 荥主身热，取行间，足厥阴肝经之荥穴，配二间，手阳明大肠经之荥穴，二穴针用泻法，主清深伏于肝经邪热和清泻阳明里热；且二穴相配，乙与庚合，有疏经清热开郁之功。然热邪深伏于里不能透达，当加配手阳明大肠经之原穴合谷，配足厥阴肝经以输代原穴太冲，针用泻法捻转为主、适度提插，清泻阳明、厥阴热邪，通经开闭、宣达阳郁；加配膀胱经背俞穴胃俞，平补平泻，益胃生津而止渴。

（三）痰厥证

第 354 条："病人手足厥冷，脉乍紧者，邪结在胸中，心下满而烦，饥不能食者，病在胸中，当须吐之，宜瓜蒂散。"

分析　此言痰实致厥证治。厥冷有虚实之分，紧为实象，云"脉乍紧者"，必有实邪结聚。本条由于痰聚胸中，遏阻胸阳畅达，邪实于上，气机壅滞，阴阳气不相顺接，故外见手足厥冷，内见心下满而烦；因病位在胸无干于胃，故但饥而不能食；同时此症反应出气逆欲呕、拒邪上出的病势。治疗宜瓜蒂散，取"其高者因而越之"义。实邪去则胸阳宣畅，阴阳气贯通，自然厥回烦清。

治法　化痰蠲浊，调畅气血。

配穴　膻中、丰隆、合谷、太冲。

释义　取膻中，心包络之募穴、气会穴，宣通胸阳使之畅达；配丰隆，足阳明胃经络穴，长于理气化痰降逆；二穴针用泻法，以祛胸中痰实。施术时令病人咳嗽几声，理气化痰效果理想。加合谷，手阳明大肠经原穴，调气开闭、引热下行，清泻心下之烦满。肝经脉上贯膈、布胁肋、循喉咙之后，配太冲足厥阴肝经以输代原穴，清肝泻浊，疏调经脉壅滞，通经活络，宣导气血。针用泻法，捻转为主配合提插，二穴同用谓之"开四关"，使得阴阳脉气交相贯通，则痰消烦清厥回。

（四）水厥证

第 355 条："伤寒，厥而心下悸者，宜先治水，当服茯苓甘草汤，却治其厥。不尔，水渍入胃，必作利也。"

分析　伤寒见厥，证属阳虚里寒；又心下悸动，当有水邪可知。"心下"即胃之上脘，水停心下，在上凌犯心阳则悸，在下侵渍胃阳、谷气不达四末则厥；厥证最忌下利，水之与寒同气相求，其性下趋，最易造成阳气下陷而作利。故治利先治水，当服茯苓甘草汤利水安中。水去则悸止，因而有阳复厥回之转机。若虚寒较甚，厥逆一时难回，再可专复其阳。

治法 温中利水通阳。

配穴 足三里、阴陵泉、中脘、心俞。

释义 胃乃后天之本，五脏六腑之海，中阳虚寒，水停心下之厥、悸，先取足阳明胃经合穴足三里，针用补法，调运升降、通达经脉、中兴胃肠而壮阳益气；配脾经合穴阴陵泉，平补平泻，健脾利水以消水邪，二穴先针后灸。继而灸胃募穴中脘，温运中宫，振兴中阳，令水谷之气布达以回厥；配心俞是为俞募穴相配，针用补法，激发脏腑功能，温补心阳而止动悸。四穴补虚散寒、温阳理中，可防止水渍入胃之下利。

（五）脏厥证、蛔厥证

（见前第 338 条分析与配穴）

四、下利证

（一）湿热下利证

第 370 条："热利下重者，白头翁汤主之。"

第 372 条："下利，欲饮水者，以有热故也，白头翁汤主之。"

分析 此二条言厥阴湿热下利证治。厥阴肝木内寄相火，肝主疏泄，体阴用阳。若厥阴经热邪下注于肠，火郁湿蒸，以致气机壅塞，肠中秽物滞而难出，热邪下迫灼伤脉络，症见里急后重、下利脓血。后一条"欲饮水者"，乃厥阴包络之火夹热邪上炎灼津。换言之，渴欲饮水确属里热外现，则"下利"必热无疑。方用白头翁汤，寒以清热、苦以坚肠、燥以除湿，且疏达肝木之郁，是为切合病机之理想方剂。

治法 清热利湿行滞，疏肝和血调肠。

配穴 合谷、天枢、上巨虚、大肠俞、膈俞、曲泉。

释义 大肠为传导之官。厥阴邪热下注于肠，气血壅滞，湿热内蕴，阴络受损，大肠传导不利，症见热利下重者，取手阳明大肠经原穴合谷，结合捻转、呼吸，针用泻法，清泻大肠热毒；配足阳明胃经天枢、大肠募穴，足阳明胃经上巨虚、大肠经下合穴，调理大肠气机而通腑气、行秽滞，是为清利大肠湿热的三个要穴，均针用泻法；配膀胱经背俞穴大肠俞，疏调肠腑气机；下利赤白者，加膈俞、血之会，刺络放血，以清血分热毒；合主逆气而泄，取足厥阴肝经合穴曲泉，疏调肝木郁滞，理气活血，清厥阴之湿热下注。诸穴配合，清利大肠湿热、调达厥阴气机、凉血解毒止痢，是为恰合病机之治。

（二）实热下利证

第 373 条：“下利，谵语者，有燥屎也，宜小承气汤。”

分析　此言厥阴化热成实证治。下利见谵语者，知胃肠燥热成实，必伴见脐腹坚痛拒按，则“下利”属燥屎结于肠中，热邪逼迫肠中津液下渗所致。此条乃厥阴风火之气与阳明燥金之气相合，风火交扇，灼伤阴津化燥，遂成阳明腑实证。惟虑其始于厥阴，故下法尤当慎重，故与小承气汤微和胃气为度。

治法　平肝泄热醒脑，逐秽调肠生津。

配穴　合谷、太冲、曲池、天枢、上巨虚。

释义　阳明为多气多血之经，病多气血壅滞。取合谷，手阳明大肠经原穴，清泄阳明热邪、宣导气血；配太冲，足厥阴肝经以输代原穴，清肝泻火、导热下行；二穴配合，为“开四关”，通窍解郁、疏风清热、醒脑安神。取手阳明大肠经合穴曲池，走而不守，功擅宣行气血以通腑调肠。天枢为大肠募穴，通肠腑除秽浊；配大肠经下合穴上巨虚，主调大肠津液、逐秽降浊。诸穴针时，紧提慢按，针用泻法，均给予一定的刺激量，以促进大肠蠕动，泄热理气消胀，增津润燥。

（三）虚寒下利证

第 363 条：“下利清谷，不可攻表，汗出必胀满。”

分析　此言虚寒下利误汗变证。脾胃虚寒，水谷不得腐熟运化，则下利清谷。这种情形即便有表证也不能发汗，治当舍表救里，此为定法。若强发虚人之汗，津气外泄而中阳愈虚，必运化大衰而生虚胀虚满。

治法　健脾胃，调气滞，消胀满。

配穴　气海、脾俞、内关、足三里。

释义　误汗中气大虚，气机不得健运而生胀满，取任脉穴气海，为元气之海，先针后灸，功能补益元气、疗脏腑之虚损、扶中土以运脾；配脾俞健运脾阳、益气统血；二穴针用补法，扶正固本。继而取手厥阴心包经之络穴内关、通阴维脉，理气降逆、开郁行滞，且调血脉而益阴和营；配胃经合穴足三里，紧按慢提，先针后灸，健脾益胃、升清降浊。足三里又为保健强壮穴，对虚性胀满尤其对证。二穴行中有补，则气机升降得以健运，津气四布，而虚胀虚满可除。

五、呕哕证

（一）阴寒呕证

第 377 条："干呕，吐涎沫，头痛者，吴茱萸汤主之。"

分析 此言厥阴病阴寒上逆证治。厥阴肝经夹胃、与督脉会于颠。厥阴受邪，肝木夹阴寒之气上逆，犯胃则干呕，夹饮上逆则吐涎沫，上冲于颠顶，清阳被扰，则头痛以颠顶为甚；阴寒内困，阳气不得宣达，则四肢不温。治用吴茱萸汤暖肝温胃降冲。

治法 暖肝温胃，降逆止呕。

配穴 大敦、大椎、百会、四神聪、肝俞、中脘、足三里。

释义 肝之经脉，自足大趾上行与督脉会于颠顶。厥阴寒邪循经上逆，当灸肝经最下之井兼根穴大敦，暖肝散寒、升清降浊；大椎为七阳之会，百会为三阳五会穴，取之可宣通督脉经气；四神聪为经外奇穴，是治头颠顶痛、眩晕之验穴。四穴同取，上下交贯，降冲逆而升清阳，且可宣通督脉阳气，疏通颠顶部之经气，而善治颠顶痛。中脘为胃募、腑会，灸之温胃散寒化饮；配足三里胃经合穴，功能健脾和胃、运调升降；肝俞为膀胱经背俞穴，取之加强疏肝、降逆、止呕之功，灸能温经散寒暖肝。以上诸穴具体操作：灸大敦、肝俞、中脘、足三里，10～20 麦粒状；百会艾卷灸 20 分钟。百会、四神聪平刺，1～2 分深。大椎直刺 1 寸许，令胀麻感传至肩臂。诸穴均施补法，留针 15～20 分钟。令胃气和则呕吐可止，寒饮去则涎沫可除。

（二）虚寒呕证

第 376 条："呕而脉弱，小便复利，身有微热见厥者，难治，四逆汤主之。"

分析 呕而脉弱，是厥阴肝木夹水寒之邪上逆，以致中土虚衰。呕势向上，一般当小便不利，然木乘土衰之虚寒作呕，表明上虚不能制下，脾土无力制水，故见"小便复利"；阴寒内盛，阳气不达四末甚至外脱，症见身有微热而厥。本证阳气濒危又以呕为主，预后不良，恐为药力所不及，故曰"难治"。试以回阳温中之四逆汤一法验后。

治法　益火温中，扶土降逆。

配穴　中脘、关元、内关、足三里。

释义　中土虚衰，寒呕频作，又现微热见厥之危，先重灸胃募穴中脘，配小肠募穴关元，二穴艾灸半小时或以上，以脉起厥回为度，益火之源以消阴翳，温运中土以回厥。继而取胃经合穴足三里，配心包经络穴内关，均徐徐进针而用补法，留针候气，扶土益气，调运脾胃升降以止呕。且足三里为保健要穴，先针后灸，或可望生。

（三）寒热呕证

第378条："呕而发热者，小柴胡汤主之。"

分析　此言厥阴病外出少阳证治。厥阴与少阳为表里，经脉络属脏腑之气相通。厥阴病最忌呕而厥利，本条无厥利，唯呕与发热并见，表明脏邪还腑，其病由阴出阳，外现少阳主证（其热型与往来寒热同）。故应本着"有柴胡证，但见一证便是，不必悉具"的原则，助以小柴胡汤，从少阳枢解。

治法　调和肝胆，枢解少阳。

配穴　太冲、光明、足临泣、外关。

释义　太冲为足厥阴肝经以输代原穴，功能疏肝解郁、清热散风；光明为足少阳胆经之络穴、别走厥阴，功能疏经活络、调和肝胆、清热明目；二穴原络相配，恰合从阴转阳之治。继而取手少阳三焦经之络穴外关、通阳维脉，足少阳胆经之输穴足临泣、通带脉，二穴为八脉交会穴，主客相应，同气相求，疏风退热止呕、调气开郁，助其枢机外达，是为转出少阳之正治。

（四）胃虚致哕证

第379条："伤寒，大吐大下之，极虚，复极汗者，其人外气怫郁，复与之水，以发其汗，因得哕。所以然者，胃中虚冷故也。"

分析　哕者，声作哕哕，出于胃。张令韶曰："伤寒至哕，非中土败绝，即胃中寒冷。然亦有里实不通，气不得下泄，反上逆而为哕者。"说明哕有虚实之分。本条伤寒误经大吐大下，致胃气极虚，津液化生无由，纵有外气佛郁之表证，亦当舍表救里。然医者不识，又舍本逐末而发表，因虑其津伤，竟复与之水以发其汗，终致虚阳尽脱而极汗出，饮聚胃中无阳以运化，致生哕逆，则中宫一派寒冷可知。

治法 益胃生阳，温中止哕；兼调营卫。

配穴 中脘、足三里；后溪、申脉。

释义 本证几经误治，胃阳虚极，病已危重。当急灸胃募穴中脘——正在胃中、腑之会，温运中宫，补脏腑虚损，功能消纳水谷、运化精微；配胃之合穴足三里，灸之益胃生阳、和中降逆，又为保健强壮穴，补诸虚劳损。二穴重灸以哕逆渐平为度，培补后天之本。若生气还，可用八脉交会穴，取通督脉的手太阳小肠经之输穴后溪，配通阳跷脉的足太阳膀胱经之申脉穴，压手重按，刺手徐徐进针，手法轻柔，宜随济之术，通阳益气，兼调和营卫以解表。

（五）哕而腹满证

第380条："伤寒，哕而腹满，视其前后，知何部不利，利之则愈。"

分析 本条属哕之实证。热邪结于里必实，实必腹满，满则胃气不降而哕。治疗当察其前后大小便，究系何部不利，因具体病情而通利之。总令其邪有去路，则气降而哕可止。

单玉堂按 本条哕而腹满之实，若属食滞中焦、肝木横逆，导致气机升降受阻，大肠传导失司，见大便不通者，可针泻腑会穴中脘、大肠募穴天枢，清肠导滞、通腑消胀；配合膀胱经背俞穴肝俞、大肠俞，疏肝调气、清热化滞，促进大肠传导；加足三里，胃之合穴，针用泻法，通运上下气机升降。若属于痰湿中阻、水饮内蓄、三焦水道不通，见小便不利者，当健脾化痰、利水逐饮。取足太阴脾经以输代原穴太白，配足阳明胃经络穴丰隆，二穴原络相配，健脾化湿调中、理气豁痰降逆，脾升胃降以治哕；继而针泻足厥阴肝经章门穴，又为脾之募，主治哕逆呕吐、腹胀如鼓、二便不利，长于疏调肝脾、通络化痰；加配足太阴脾经合穴阴陵泉，通调水道、消胀除满而利小便。当然仲景言"哕而腹满"之实，提示医者治疗从通利大小便着眼，这就有一个病邪的作用趋向问题，仲景主张抓住"实"之所在，因势利导。故针灸配穴同样要遵循这个原则，据病情之标本缓急而采取恰当的治法，正如《素问·标本病传论》所言："小大不利治其标，小大利治其本。"

主要参考书目

［1］隋・杨上善.黄帝内经太素 [M].北京：人民卫生出版社，1955.

［2］南京中医学院医经教研组.黄帝内经素问译释 [M].上海：上海科学技术出版社，1959.

［3］唐・王冰.黄帝内经素问注 [M].北京：人民卫生出版社，1963.

［4］陈璧琉，郑卓人.灵枢经白话解 [M].北京：人民卫生出版社，1965.

［5］清・陈修园.伤寒论浅注 [M].上海：上海文华书局.

［6］清・张隐庵.伤寒论集注 [M].北京：学苑出版社，2009.

［7］元・滑伯仁.难经本义 [M].北京：人民卫生出版社，1995.

［8］晋・皇甫谧.针灸甲乙经 [M].上海：商务印书馆，1955.

［9］明・徐凤.针灸大全 [M].新刻太医院参订（线装）.

［10］元・窦桂芳.针灸四书 [M].北京：人民卫生出版社，1983.

［11］明・杨继州.针灸大成（第 2 版）[M].北京：人民卫生出版社，1980.

［12］明・高武.针灸聚英 [M].上海：上海科学技术出版社，1978.

［13］滑伯仁著，承淡安校.校注十四经发挥 [M].上海：上海卫生出版社，1956.

［14］明・李时珍.奇经八脉考 [M].上海：上海锦章图书局.

［15］清・唐容川.中西汇通医经精义 [M].千顷堂书局（线装）.

［16］明・张介宾.类经图翼 [M].北京：人民卫生出版社，1958.

［17］张锡纯.医学衷中参西录 [M].石家庄：河北人民出版社，1957.

［18］成都中医学院．伤寒论释义 [M].上海：上海科学技术出版社，1964.

［19］单玉堂．伤寒论针灸配穴选注 [M].北京：人民卫生出版社，1984.

［20］刘渡舟．伤寒论临证指要 [M].北京：学苑出版社，1993.

［21］吴棹仙．子午流注说难 [M].成都：四川人民出版社，1958.

［22］陈璧琉，郑卓人．针灸歌赋选解 [M].北京：人民卫生出版社，1959.

［23］承淡安，等．子午流注针法 [M].南京：江苏人民出版社，1957.

［24］陈佑邦，等．当代中国针灸临证精要 [M].天津：天津科学技术出版社，1987.